ARCHITECTURE DU *CARE*
EN RÉPUBLIQUE DÉMOCRATIQUE DU CONGO
Repenser l'infrastructure hospitalière

Collection « Études africaines »

Forte de plus de mille titres publiés à ce jour, la collection « Études africaines » fait peau neuve. Elle présentera toujours les essais généraux qui ont fait son succès, mais se déclinera désormais également par séries thématiques : droit, économie, politique, sociologie, etc.

Dernières parutions

Salomon MAMPETA WABASA, *Gouvernance du parc national de la Salonga en RD Congo, Protectionnisme écologique et résistances locales*, 2025.
Ibrahim HAROUNA OUSMANE, Enjeux sécuritaires et mobilisation des jeunes dans les groupes extrémistes violents, Une analyse par l'exemple d'Abala au Niger, 2025.
Sous la direction de Saouré KOUAME, Philanthropie et développement de l'Afrique, 2025.
Romain KABONGO TCHISSENS, Gouvernance des entreprises publiques en République démocratique du Congo, Des sociétés à chartes aux sociétés commerciales, une déliquescence programmée, 2025. Ilunga MUKADI, *Afromanie. Essai d'études africaines*, 2025.
Jean NSONSA VINDA et Pascal KAMUFUENKETE LUVUMBU, *La République Démocratique du Congo peut-elle décoller ? Fédéralisme et développement de la RDC*, 2025.
Daniel NDITIFEÏ BOYSEMBE, *La crise sécuritaire en République centrafricaine (2012-2019). La vérité sur le mouvement des Anti-balakas*, 2025.
Amouzou ESSÈ AZIAGBÉDÉ, *Pouvoir et illusion du pouvoir en Afrique noire*, 2025.
Sous la direction de Raphaël PORTEILLA et Hélène TOURARD, *Afrique et paix, De la gestion des crises à la culture de la paix*, 2025.
Jean-Louis ATANGANA AMOUGOU (dir.), *La Constitution de la République du Cameroun. Commentaire article par article*, 2025.
Paulin MUNGONGO MAYAMA, *Conflits homme-faune sauvage en Afrique, Typologie, animaux emblématiques, acteurs impliqués et stratégies d'atténuation de l'impact*, 2025.
Jean Francis GABANA, *La carte nationale d'identité et l'identification des citoyens. Cameroun : une pratique administrative mal en point (1960-2024)*, 2024.
Gabriel FOUMENA BELINGA, *Équilibre régional et nation multiculturelle au Cameroun. Contribution à la régulation équitable des différences*, 2024.

Trésor Lumfuankenda Bungiena

ARCHITECTURE DU *CARE* EN RÉPUBLIQUE DÉMOCRATIQUE DU CONGO

Repenser l'infrastructure hospitalière

Préface de Judith le Maire

L'Harmattan

5-7, rue de l'École-Polytechnique - 75005 Paris
www.editions-harmattan.fr

ISBN : 978-2-336-51007-1
EAN : 9782336510071

Préface

Cet ouvrage est le produit d'un travail de recherche doctorale développé en République Démocratique du Congo et en Belgique. Il porte sur un aspect particulier de la médecine : l'idée qu'au-delà de soigner à l'aide de techniques médicales, il s'agit aussi de prendre soin, que traduit l'expression anglophone « *to care* ». Trésor Lumfuankenda Bungiena part à la recherche des espaces dédiés à l'une ou l'autre dimension, *to cure* et *to care* dans les hôpitaux de Kinshasa. Il montre, au fil de ses analyses, que dans une paradoxale infortune, la technique médicale importée d'Europe à la période coloniale est aujourd'hui exercée dans des hôpitaux dépourvus du personnel soignant nécessaire. Pour pallier ce manque, des fonctions d'aides-soignants se sont développées. Cette infortune, ce manque de personnel, est paradoxalement aussi un atout, en raison du fait que ces aides-soignants et la présence des familles à l'hôpital procurent aux malades — et ont maintenu dans l'hôpital — une importante proportion de *Care.* Ces soins d'accompagnement et les soins domestiques, que ne fournit pas l'hôpital à Kinshasa, sont assurés par la présence constante de personnes familières pour le malade, par une persistance de la coutume, des proches qui respectent les traditions populaires et les croyances… L'auteur s'applique dans cet ouvrage à identifier les espaces de l'architecture des hôpitaux qui sont détournés de leurs fonctions premières et permettent de déployer ces soins d'attention, de distraction, de bavardage, de veille de deuil… Il démontre combien le type pavillonnaire de l'hôpital Mama Yemo offre de possibilités pour que le *Care* se glisse dans les interstices du *Cure.*

Son analyse nous invite à penser ce que nous avons à apprendre des pratiques de la RDC, pour penser le soin en Europe. En effet, les hôpitaux européens ont longtemps été pensés de façon drastiquement fonctionnelle, ce qui a pu anonymiser les soins et isoler les malades.

L'auteur, Trésor L. Bungiena, architecte de formation, a développé un travail conséquent dans les archives coloniales en Belgique et en RDC des Ministères et institutions qui présidèrent à l'érection de deux hôpitaux majeurs : l'hôpital Mama Yemo et le Sanatorium de Makala. Le premier hôpital, Mama Yemo, de type pavillonnaire, est analysé et présenté dans l'ouvrage, le Sanatorium de Makala, hôpital « en bloc » lui servant de contrepoint et de comparaison. L'hypothèse centrale est que le type pavillonnaire, par la flexibilité qu'il offre, mais surtout par le lien entre espaces intérieurs et extérieurs qui le caractérise, est une structure adaptée aux pratiques de soin au Congo, des pratiques où le *Care* est très présent. Ces caractéristiques spatiales permettent en effet d'accueillir familles et garde-malades, dans un environnement pensé pour le *cure*.

La description, le dessin, les cartes de synthèses, donnent à voir ce que le discours ne dit pas, ce que nos langues et nos cultures différentes nous empêchent de penser et de percevoir et spatialisent les questions du soin et plus spécifiquement du « prendre soin », le *Care*. à l'aide de nombreux plans issus d'archives, et par le « re dessin » soigneux des transformations apportées aux lieux au fil du temps, il identifie les surfaces, les dispositifs d'espace nécessaires au *Care*. Il produit de nombreux relevés des usages issus d'observations et d'entretiens.

Trésor L. Bungiena se met à distance du monopole épistémologique occidental concernant la conception des hôpitaux qui impose ses grilles de lecture. Ayant pris acte de cette hégémonie et sans la rejeter, il propose une recherche qui se veut « située » dans le contexte congolais.

« Située » d'abord, dans le sens où il s'appuie sur des auteurs urbanistes et historiens congolais, issus de ce territoire et produisant des recherches sur l'architecture et l'urbanisme. « Située » d'autre part, parce qu'il arpente le terrain des cas d'études et interroge les usagers des services de soin à Kinshasa, les « enfants du pays » qui mieux que personne connaissent les façons de faire et soulèvent les problèmes locaux. Il développe donc une méthode de recherche qui est située, « dans le pays » au sens d'Elisée Reclus, « dans » le chercheur lui-même et « dans » les usagers qui l'accompagnent dans la recherche. Une recherche « située » enfin, parce qu'elle mène à l'élaboration d'une « matrice à penser » adaptée aux problématiques identifiées. Les questions opérationnelles sont nombreuses dans les recherches contemporaines sur l'architecture et l'urbanisme à Kinshasa ; ici, sur base d'une recherche fondamentale, Trésor L. Bungiena livre un outil pour des opérations concrètes de restaurations des hôpitaux kinois. C'est une matrice à penser qui identifie une série de marqueurs du *Care* à tenir en compte et à préserver auprès des fonctionnalités techniques de soins. Autant de questions pour faire réfléchir les opérateurs, qui leur permettront d'avancer, avec soin, pour intervenir sur les infrastructures hospitalières à Kinshasa, entre *Cure* et *Care*.

Professeure Judith le Maire

Avant-propos

À l'origine de l'approche « Pour une architecture du care »

Un des exemples criants des inégalités Riche-Pauvre dans la ville de Kinshasa est celui de l'hôpital du Cinquantenaire. Ce projet prestigieux a bénéficié d'une expertise et d'un financement chinois dans le cadre de la coopération sino-congolaise. Depuis son inauguration par l'ancien chef de l'État congolais, Joseph Kabila, en 2014, il est géré par le groupe hospitalier indien Padiyath HealthCare. Cependant, quatre ans après sa mise en service, l'hôpital n'a pas atteint l'objectif politique annoncé de le rendre « accessible » à toutes les couches sociales. Malgré une infrastructure de qualité, soutenue par une belle architecture et des équipements parmi les meilleurs du pays (cure), le projet est perçu comme un échec.

L'implantation de l'hôpital le long d'une chaussée à quatre voies en limite l'accessibilité : les usagers doivent soit traverser la route à pied au péril de leur vie, avec des accidents mortels quasi hebdomadaires, soit disposer d'un moyen de transport motorisé. Cela démontre que l'accessibilité pour une grande partie de la population n'a pas été prioritaire dans la conception de l'infrastructure. C'est ainsi qu'est née l'idée de ce projet de recherche.

De plus, la barrière linguistique constitue un autre obstacle : une partie du personnel est indienne et ne parle qu'anglais, alors que la population locale est majoritairement francophone, voire locutrice du lingala, sa langue maternelle.

Au départ, notre approche de recherche était très technique et factuelle, avec pour objectif de cartographier les hôpitaux publics de Kinshasa et d'interroger leur accessibilité géographique et économique. Il s'agissait de recueillir des données statistiques, d'inventorier les bailleurs de fonds et de comprendre leur rôle dans la production architecturale de ces infrastructures. Plus nous avancions dans nos analyses, moins nous abordions les questions humaines : nous parlions peu des usagers, des espaces et des soins eux-mêmes. Notre approche était essentiellement technique, proche de celle de Michel Foucault (1979), qui envisage l'hôpital comme une machine à soigner, ou de Le Corbusier, pour qui l'hôpital pouvait être reproduit comme un produit industriel moderniste (Boesiger, 1965).

Nous étions préoccupés par la notion de participation sans savoir exactement comment l'aborder : participation de qui ? comment ? qui prend soin de qui ? et comment accorde-t-on de l'attention aux malades ? C'est de ces interrogations qu'est née la notion de *care*, devenue le fil conducteur de cet ouvrage.

Introduction

Un système inégalitaire et insuffisant

Kinshasa, mégapole en forte croissance démographique, se dégrade rapidement en raison de l'incapacité des autorités urbaines à gérer efficacement la ville. Le véritable défi de l'urbanisation, comme dans de nombreuses mégapoles africaines, réside dans l'organisation de l'espace urbain. Les problématiques de mobilité, le manque d'infrastructures de base, les inégalités socio-économiques, l'assainissement et la monopolarité de la ville sont autant de défis majeurs qui nécessitent une approche novatrice où l'architecte peut jouer un rôle de transformation du paysage urbain.

Ce travail se concentre sur la question des infrastructures de base, en particulier celle des hôpitaux publics à Kinshasa, où les inégalités sont frappantes. Depuis quelques années, des projets ont été initiés par l'État congolais et des organismes internationaux, avec des financements majoritairement fournis par des bailleurs de fonds étrangers. Malgré ces efforts, on observe un manque et une inégalité flagrante dans la couverture en infrastructures hospitalières. Une enquête de 2011 par l'OCHA (Bureau de la coordination des affaires humanitaires des Nations Unies) révèle que seulement 5,7 % des 260 structures médicales de Kinshasa sont de véritables établissements de référence, principalement situés dans les anciennes zones résidentielles. Dans les autres quartiers, les établissements intermédiaires assument tant bien que mal un rôle de référence pour une population croissante. Les dispensaires, cabinets médicaux et postes de santé représentent 63,4 % de l'offre (OCHA, Kayembe, Muhindo, 2011). En 2024, ce constat reste inchangé.

La situation économique ne permet pas toujours à l'État de financer les infrastructures hospitalières à Kinshasa et moins encore dans le reste du pays. Cependant, le pays compte un grand nombre d'infrastructures hospitalières publiques qui datent de l'époque coloniale. La plupart de ces équipements, en état vétuste, renvoient une mauvaise image de l'organisation générale du système de santé en RDC. En effet, un bon nombre d'hôpitaux publics a une connotation morbide. L'anthropologue congolais, Joël Ipara, souligne que : « L'hôpital d'aujourd'hui n'est pas celui légué par les colons. Les choses se sont modifiées en fonction des habitudes, des pratiques différentes de l'esprit que se sont imaginé les colons » (2018). Malgré cette mauvaise image produite par ces infrastructures sanitaires, couplée à un déficit criant en lits d'hôpitaux, la population n'a pas de choix, car seuls les hôpitaux publics peuvent soigner des cas extrêmes. C'est le dernier recours même après une automédication ou une hospitalisation dans des centres hospitaliers privés.

En plus d'une couverture inégale dans les villes et dans les zones rurales, la pénurie de lits hospitaliers est estimée pour la capitale congolaise à près de 10 000 lits (Secrétariat ministère de la Santé, 2018)[1]. Cela exige la construction d'au moins dix hôpitaux d'une capacité d'accueil de 1 000 lits. Parallèlement, des idées émergent pour détruire l'héritage colonial, rappel d'un passé colonial douloureux, afin de construire de nouvelles infrastructures dites modernes. Ce patrimoine représente presque quatre-vingts pour cent des hôpitaux du pays, armature de l'infrastructure sanitaire publique.

Une approche architecturale pour répondre à ce contexte

L'infrastructure hospitalière, auscultée dans cet ouvrage, permet de cerner une autre problématique, celle des transformations spatiales issues des pratiques d'usage dites « informelles » à côté des pratiques formelles, reconnues par l'établissement hospitalier. L'accès aux soins de santé en Afrique est un défi majeur, même dans les villes qui disposent d'un héritage colonial d'infrastructures hospitalières. Ces infrastructures constituent, pour grand nombre des pays d'Afrique subsaharienne, l'armature du système de santé publique. Cependant, les hôpitaux construits avant l'indépendance, destinés aux Africains, sont peu adaptés aux us et coutumes des usagers d'aujourd'hui. Néanmoins, on y observe certaines formes d'usage d'espace qui se révèlent porteuses d'une résilience malgré l'état de vétusté des bâtiments et leur manque d'entretien. Ces formes des pratiques d'usage « informelles » sont le fruit de l'adaptation des usagers aux conditions difficiles des hôpitaux. Au fil du temps, ces formes d'usage informelles ont été intégrées dans les espaces de soins traditionnels. Elles sont devenues essentielles pour assurer la continuité des soins dans des conditions difficiles.

---

[1] Source : Entretien avec le directeur de la Direction des services des hôpitaux du Secrétariat général au ministère de la Santé à Kinshasa, le 25 janvier 2018. Il s'est basé sur un document de recensement des hôpitaux publics, paraétatiques et privés confessionnels de la RDC, intitulé « Formations hospitalières de la République démocratique du Congo _ 2015 ».

Dans cet ouvrage, est jugé « informel » ce qui n'est pas l'usage attendu par les gestionnaires. Ainsi, l'espace informel est un usage déplacé de l'espace par rapport à sa fonction d'origine ou celle qui lui était donnée par le gestionnaire de l'hôpital. Son contraire est dès lors considéré comme « formel ». L'étude des pratiques d'usage informel et formel vise la réintégration dans le projet architectural, réhabilitation ou nouvelle construction, une dimension qui s'appuie sur le concept de *care*, et qui vise à améliorer les infrastructures hospitalières en termes d'usages et de pratiques interculturelles.

Il est clair que l'architecte peut apporter des innovations pour améliorer la « forme » des bâtiments. Personne n'ignore que l'hôpital est un équipement très complexe par le fait de son dynamisme dans le temps et dans son programme. Dans le contexte africain et précisément congolais, l'architecte peut étudier et penser à trouver une meilleure réponse aux questionnements ci-dessous :

- Comment assurer une meilleure couverture et une évolutivité fluide des structures hospitalières dans un territoire donné ?
- Comment prendre en compte ou intégrer certaines pratiques informelles, comme celles des commerces qui se développent autour et à l'intérieur des hôpitaux ?
- Comment prendre en compte les pratiques de gardes-malades, qui souvent font partie des proches du patient et sont les garants d'une dimension de *care ?*
- Comment mieux orienter les financements pour les travaux d'entretien, de réhabilitation ou de construction ?
- Comment assurer la prise en charge des questions d'entretien des bâtiments ?
- Comment rendre l'hôpital — un espace — accueillant et familier ?
- Comment donner le confort, sans marquer l'inégalité riches-pauvres ?
- Comment organiser les espaces de restauration et de détente ?

Ces différentes questions ressortent également dans cet ouvrage comme des attentes des pouvoirs publics, des usagers ou de différents interlocuteurs interviewés au cours de nos descentes sur le terrain de la recherche. Ces attentes issues de l'opinion générale sont repérables avec des termes génériques tels que *: « il faut... » ou « il faudra... »* dans les différents extraits d'interviews reproduits dans cette publication.

Il y a un enjeu de précarité générale qui induit toute une série de demandes de réponses ou de résolutions de problèmes par les personnes interviewées. Le contexte économique et social semble influencer les réponses lors de nos entretiens. L'infrastructure hospitalière ne peut être analysée sans tenir compte d'un déficit économique structurel.

Dans *Critical care : architecture and urbanism for a broken planet,* la posture de l'architecte est responsabilisée. La description critique du *care,* portée par Angelika Fitz et Elke Krazny dans cet ouvrage (2019), nous induit à objectiver à la fois un discours de connaissances et d'action. Ceci justifie l'analyse prospective dans ce travail.

En effet, l'attente de résolution des questions opérationnelles est d'une réelle importance dans le contexte africain. Pourtant, pour mener une recherche scientifique, il faut à de nombreuses reprises essayer de se retrancher d'une posture plus activiste, plus militante à cet égard, se détacher d'une posture qui relève plus de l'expertise alors que la recherche fondamentale tend à effectuer une montée en généralité. Cet ouvrage permet donc d'objectiver un certain nombre d'éléments concernant des réponses plus adéquates en termes de *care*, une dimension qui risque de disparaitre dans l'urgence sanitaire et le référentiel omniprésent du *cure*. Michel de Certeau revient sur cette notion. Il opère une différence entre l'expert et le philosophe : « Tous deux ont tâche de médiateurs entre un savoir et la société, le premier en tant qu'il introduit sa spécialité dans l'aire plus vaste et complexe de décisions sociopolitiques, le second en tant qu'il réinstaure, relativement à une technique particulière (mathématique, logique, psychiatrie, histoire, etc.) la pertinence d'interrogations générales ». Pour de Certeau, l'expertise doit aussi être remise en perspective par des questions plus larges et doit être mise en débat permanent (Certeau, Luce, & Mayol, 1990). C'est ce que nous essayons de faire ici.

Ainsi, cet ouvrage s'adresse à un public varié, notamment les décideurs politiques, les professionnels de la santé, les architectes et aux citoyens intéressés par l'amélioration des soins de santé en Afrique subsaharienne.

Le *care* dans l'infrastructure hospitalière : une approche historique, socio-anthropologique et architecturale

Dans cet ouvrage, nous proposons une nouvelle approche qui réintègre dans le projet architectural (réhabilitation ou nouvelle construction) une dimension qui s'appuie sur le concept du *care*. Ceci passe par la compréhension de l'influence de la spécificité temporelle et contextuelle congolaise sur l'éthique du *care*. Nous nous donnons le devoir de comprendre si ces logiques sont en phase avec le contexte congolais, ou si elles sont juste une transposition de logiques occidentales.

Pour saisir ce que c'est le *care*, d'abord de façon conceptuelle, nous avons effectué des recherches dans la littérature. Selon la pensée « Gilliganienne » et dans le sens éthique qu'elle lui donne, le *care* se fonde sur le souci des autres et sur l'acte de prendre soin (Gilligan, 2010) (Nurock, 2010) (Paperman & Laugier, 2011). Par la suite, nous avons porté notre attention sur la manière dont ce concept peut être appliqué ou adapté à l'architecture. L'introduction du *care* en architecture est une démarche qui peut être appliquée à différents types d'architecture, pas seulement à l'architecture hospitalière. Par la suite, en ayant à notre disposition deux cas d'étude, nous avons cherché des marqueurs du *care* qui soient localisés. Nous nous sommes dit que le *care* « habitait » principalement dans les interstices qui ne servent pas au *cure* (actes médicaux techniques). Et qu'en observant ces espaces, leurs usages et leurs évolutions, nous pouvions sans doute avoir les éléments qui permettent d'objectiver ce que l'espace de l'hôpital permet au *care* et au *cure*.

Le *care* se présente comme l'apprentissage de ce qu'est la maîtrise d'usage et ce que celle-ci apprend aux maîtres d'ouvrages publics et aux maîtres d'œuvre. Le *care* intègre le destinataire final (l'usager de l'infrastructure hospitalière). Ses pratiques d'usage, généralement informelles, sont ainsi analysées à côté d'autres acteurs dont les pratiques alimentent le *care* dans les hôpitaux publics en République démocratique du Congo.

Notre hypothèse est que l'architecture hospitalière serait capable d'intégrer des dimensions supplémentaires (l'identité et le *care*) aux aspects infrastructuraux (accessibilité, techniques constructives et technologies des soins). L'architecture permet d'amener la dimension de l'identité et du *care*, c'est-à-dire les éléments de soin, sociopsychologiques, de confort et de familiarité en tenant compte des pratiques de soin et des usages des espaces. Au lieu de penser l'architecture de l'hôpital comme une problématique technocratique et exclusivement à partir de l'organisation fonctionnelle des pratiques médicales classiques (le *cure*), le concept du *care* attire à nouveau l'attention sur la dimension du confort physique et psychologique des usagers.

Après un premier chapitre qui nous donne un aperçu de l'éthique du *care* et son rapprochement avec l'architecture comme discipline, l'ouvrage s'articule ensuite autour de trois grands axes. Le deuxième et le troisième chapitre forment le premier axe qui se fonde sur l'analyse de la politique de santé, le financement et l'évolution typologique de l'infrastructure hospitalière en RDC depuis l'ère coloniale à la troisième république. Sans vouloir trop nous étendre sur l'époque coloniale (de 1885 à 1960), nous analysons en particulier les actions, projets et résultats engagés pendant les trois décennies (de 1975 à 2020), car cet ouvrage veut avoir un impact sur les pratiques dans les projets futurs. L'enjeu est de saisir le revirement occasionné par le basculement d'un État providence, avec une politique centralisée, à un État délétère qui bénéficie des initiatives privées et de l'aide extérieure. Ce premier axe d'analyse permet d'avancer l'idée qu'on a perdu quelque chose de l'ordre du *care* dans le projet de conception et de réalisation des hôpitaux par la technicisation amenée par la colonie. Dans l'évolution typologique des hôpitaux et des politiques mises en œuvre, c'est une prédominance de *cure* qu'on observe et une attention distraite aux considérations de *care*.

Le deuxième axe, aussi le quatrième et le cinquième chapitre, se focalise sur la question des acteurs, des usagers et des lieux de sociabilité dans les hôpitaux publics en RDC. Au regard de l'évolution dans la manière d'utiliser les infrastructures hospitalières, cette partie nous permet de poser les bases de notre réflexion sur la tension entre *To cure* et *To care*. Nous essayons de capter ce qui était de l'ordre du *care* au moment où ce *care* n'était pas pensé comme tel. Dans différents dispositifs architecturaux précédents, avec les bénéfices et les écueils du manque de personnel qui fait intervenir des gardes-malades, qui sont des personnages très typiques des soins au Congo. Dans les hôpitaux publics au Congo, le *care* se présente comme un prolongement des méthodes traditionnelles de soins, aussi bien que dans la compassion du *cure*. En effet, le manque de renouvellement des équipements médicaux, l'absence de certaines catégories de professionnels de la santé, l'absence des subsides dans les hôpitaux publics…, permettent le déploiement du *care*.

Et le troisième axe qui va du sixième au septième chapitre permet de présenter une analyse de l'infrastructure hospitalière publique à Kinshasa de façon périodisée, à travers deux cas d'études : l'ancien hôpital pour Africains (actuel Hôpital général de Kinshasa, hôpital Mama Yemo) et l'ancien sanatorium de Makala (actuel Hôpital général de référence de Makala). Ces deux hôpitaux témoignent de l'émergence d'une identité urbaine et d'une diversité culturelle. Les deux cas d'études sont bien documentés et permettent de mettre en évidence les enjeux du *care* dans les hôpitaux publics en RDC. Ce sont deux hôpitaux qui ont des problèmes beaucoup plus vastes qui touchent les hôpitaux d'Afrique subsaharienne. Leur passé colonial et le contexte de leur implantation nous permettent de réfléchir sur leur fonctionnement actuel et sur la façon dont les pratiques culturelles (porteuses de *care*) s'entremêlent aux soins médicaux (le *cure*).

Le huitième chapitre vient conclure cet ouvrage en présentant la matrice à penser. Il est question de décrire des marqueurs du *care* à trois échelles nationale, urbaine et architecturale (parcellaire) qui constituent une conceptualisation de la façon dont le *care* s'insère dans l'espace du *cure*. Ces marqueurs aboutissent à émettre des indicateurs à examiner lors de la réalisation d'un projet de construction ou de rénovation d'un ensemble hospitalier en RD Congo. Ce sont des « machines à penser » le *care* dans les hôpitaux et leurs abords, mais aussi dans les politiques publiques de la santé en RDC.

Qu'est-ce que le *care* signifie pour les politiques, les usagers et les concepteurs aux trois échelles ? Cette préoccupation se traduit clairement dans les deux cas d'études : les pavillonnaires de l'ancien hôpital pour Africains (actuel Hôpital général de Kinshasa/ex- Mama-Yemo) et le bloc (l'ancien sanatorium de Makala) ont tous les deux des avantages et des inconvénients. Le travail de description de leur évolution et de leur utilisation justifie la raison d'être de cet ouvrage.

Les approches méthodologiques

1) *Analyse diachronique de différentes politiques sanitaires et de financement des infrastructures hospitalières construites depuis l'époque coloniale :*

L'analyse comprend la période des premières missions préparatoires de la colonisation jusqu'à la première structuration organisationnelle de la politique sanitaire ; en passant par la période de construction des premiers édifices hospitaliers dans la colonie belge. Mais, cette approche permet également de dégager les rôles des acteurs institutionnels et paraétatiques qui influencent l'organisation des politiques sanitaires en République démocratique du Congo.

Les données ont été recueillies principalement à partir des archives historiques, incluant cartes, documents, et images 3D. Les archives consultées étaient situées à l'Institut national des Archives du Congo (INARCO) à Kinshasa et divers fonds en Belgique, couvrant la période de 1908 à 1960. Les archives belges incluaient celles de l'ancien ministère des Colonies et de l'administration du gouvernement général à Léopoldville, enrichissant la documentation avec des rapports économiques et des études historiques non disponibles en RDC.

En août 2017, des entretiens ont été menés à Kinshasa avec des experts congolais et belges pour discuter de la politique sanitaire et des pratiques en matière de projets d'infrastructure, complétés par des immersions dans les Services des passations de marchés de la Coopération technique belge (CTB), l'actuel ENABEL.

Les informations recueillies ont permis de développer une cartographie détaillée de l'infrastructure hospitalière à Kinshasa. L'analyse a révélé les dynamiques des politiques sanitaires influencées par les interventions des acteurs étatiques et les usages des infrastructures, avec une attention particulière aux transformations depuis l'époque coloniale.

L'étude diachronique a permis de comprendre les évolutions des politiques sanitaires en RDC et d'identifier des recommandations pour les futurs développements infrastructurels. Les témoignages et les documents collectés offrent une vue d'ensemble des pratiques historiques et contemporaines, essentielles pour les futures politiques de santé.

2) *L'observation du terrain :*

l'architecture est une expression de plusieurs contextes (politique, économique, social, culturel…) du rapport de l'homme à l'espace. L'approche par observation du terrain d'étude nous conduit à comprendre les formes d'usage, les pratiques individuelles et collectives des usagers, et des considérations locales sur l'infrastructure hospitalière publique à Kinshasa. Notre démarche globale s'est construite autour de l'observation des faits, d'identification des personnes-ressources capables d'interagir à nos questions, l'immersion dans certains lieux où sont pensés la politique sanitaire et les projets d'infrastructure sanitaire, et de l'organisation des ateliers avec un certain nombre d'acteurs dans les hôpitaux publics.

Malgré certaines difficultés organisationnelles et la complexité de réunir divers acteurs, nous avons pu documenter les pratiques courantes, formelles et informelles, au sein des hôpitaux de Kinshasa. Nous avons noté des limites, notamment dans la capacité à discuter de sujets comme le patrimoine culturel, souvent méconnu des interlocuteurs locaux.

Outils d'observation :

- *Cartographie et relevés graphiques :* Ces outils ont été essentiels pour documenter et analyser le terrain. La cartographie a permis d'explorer et de représenter graphiquement les transformations et l'accessibilité des sites hospitaliers. Nous avons enrichi cette analyse par des dessins des parcours et des relevés des lieux spécifiques, souvent complétés par des informations historiques tirées des archives.
- *Dessin architectural et photographie :* Le dessin a servi à documenter des détails non capturés par la photographie, comme les dispositions internes des bâtiments, aidant à visualiser des aspects tels que la circulation de l'air et la disposition des espaces de soins. Les photographies et les relevés graphiques ont également aidé à capturer les interactions et les usages au sein des hôpitaux, malgré les restrictions liées à la sensibilité de certains sujets.
- *Relevés graphiques complémentaires :* Lorsque la photographie était impraticable, nous avons utilisé des dessins pour représenter fidèlement les usages des espaces hospitaliers, permettant une analyse détaillée des écarts entre les utilisations prévues et réelles. Ces relevés ont été enrichis par des outils de dessin assisté par ordinateur pour redessiner et analyser les données historiques et actuelles.

Cette méthode nous a permis de créer une synthèse graphique des données spatiales à diverses échelles, de l'unité hospitalière jusqu'au contexte urbain global, en s'appuyant sur une documentation riche provenant des archives et des témoignages.

3) *L'analyse prospective :* la dimension prospective se repose sur trois outils d'analyse :

- La description graphique : elle est composée de différents types de dessins d'architecture (vues en plan, coupes) et la cartographie. Nous posons des diagnostics sur les objets d'études à différentes échelles et tentons de comprendre ce qui est d'ordre du *care* pour en tirer les conclusions.

- Et l'élaboration d'une grille de lecture des marqueurs du *care*. Celle-ci est discutée dans le dernier chapitre. Elle a permis d'énoncer ces marqueurs en les présentant comme des orientations pour une approche nouvelle que soulève cet ouvrage dans l'objectif de repenser les infrastructures hospitalières publiques.

À travers cette analyse prospective, nous essayons de répondre à la question de savoir laquelle de deux typologies, l'hôpital pavillonnaire et l'hôpital en bloc, est la plus résiliente et apte à favoriser une architecture du *care*.

Chapitre 1.
L'architecture du *care* : une nouvelle perspective de prendre soin

L'usage de ce terme anglophone, *care*, a donné lieu à des traductions diverses telles que *sollicitude*, *soin*... qui ne couvrent qu'une partie de son champ sémantique. Aucun terme, à ce jour, n'est en mesure d'étayer toute la complexité de sa portée (Paperman & Laugier, 2011). *care* traduit par « soin » ou « prendre soin » implique une dimension d'aide objective envers ceux qui en ont (enfants, handicapés, personnes âgées). « Sollicitude », quant à elle, met l'accent sur le sentimentalisme et renvoie le *care* vers l'espace intime. Cependant, comme le souligne Gilles Raymond (2010), l'éthique du « *care* » propose une vision alternative dans l'ordre social, en se démarquant d'une approche purement objective (« soin ») ou sentimentale (« sollicitude »). Pour une interprétation complète, l'éthique du *care* doit trouver sa propre place entre l'aide objective et l'attention subjective.

Avec l'évolution du concept, le *care* gravite autour du bien-être de l'homme. C'est la dimension de l'homme avant tout, au-delà des questions de genre, des minorités ou des majorités. Cette dimension humaine doit être questionnée dans l'exercice de chaque discipline. Le *care*, en tant qu'éthique, implique donc un sentiment de responsabilité envers le bien-être de l'autre et une attention particulière aux détails de sa vie. Les détails particuliers sont un ensemble de considérations « aussi bien des activités que des attitudes et dispositions psychologiques » (Raid, 2011).

1.1. Care et architecture

Dans le discours architectural, le *care* comme concept arrive tardivement dans la littérature et il est encore peu approprié dans les écrits théoriques du domaine de l'architecture.

Un des rapprochements du *care* et de l'architecture est exprimé dans l'ouvrage *Critical care : Architecture and Urbanism for a Broken Planet*, paru en 2019. Il explore comment l'architecture et l'urbanisme peuvent aider à prendre soin, réparer et faire revivre une planète brisée

(Fitz, Angelika; Krasny, Elke; Wien, Architektursentrum, 2019). Joan Tronto, y aborde la « Caring Architecture », arguant qu'appliquer le concept du *care* à l'architecture et à l'urbanisme devrait sous-entendre, une nouvelle façon pour l'expert (architecte, urbaniste) de voir les relations entre l'environnement, le bâti, la nature et les humains (2019). Ceci implique une réorientation fondamentale de l'architecture et de l'urbanisme comme disciplines. Les architectes et les constructeurs devraient s'engager avec l'environnement d'une façon plus respectueuse des formes de vie, avec une plus grande attention aux usages et aux engagements politiques qu'implique la conception de projets.

L'intérêt de cette collection d'articles, sous la direction de Fitz et Krazny, résulte aussi de la description critique du *care* par un éventail de praticiens et les applications dans une série de pratiques qui prouve que l'architecture et l'urbanisme ont les capacités de réparer et rendre la planète vivable. Joan Tronto prône un changement radical en architecture, passant d'une focalisation sur l'objet finalisé, le bâtiment, à une priorisation des responsabilités envers tous les usagers de l'espace bâti (Tronto J. C., 2019).

En quelque sorte, la posture du concepteur doit être revisitée pour arriver au *care*. C'est cette posture que Judith le Maire ausculte dans « *les figures d'architectes dans la grammaire participative* » (2009), elle y distingue des catégories dans un « ensemble théorique » dans l'histoire participative. Des « Maîtres », opèrent la distribution de savoir assortie d'un recueil des données, pour un projet et des « Pédagogues » qui se convainquent de dépasser les limites de la compilation des données pour aboutir à un échange des savoirs et des connaissances dans un projet réalisé sur un processus participatif. Des « pédagogues », l'auteur distingue les « co-constructeurs » qui sont « à la recherche d'un bonheur partagé… [Leur] seul but n'est ni la fonctionnalité, ni l'esthétique de l'objet construit, mais la création d'une communauté humaine particulière. ». Dans un processus participatif, il y a une volonté propre de l'architecte de prendre une position, « Maître » ou « Pédagogue » pour faire émerger, par, la puissance de sa discipline, toutes les pratiques auxquelles les normes ne prêtent pas attention. Nous considérons qu'il peut conjuguer les deux tout en se fixant des limites dans chaque posture, et qu'il peut s'y trouver la dimension du *care.*

Un autre rapprochement résulte d'une série de pratiques professionnelles et scientifiques qui apparaissent dans des ateliers qui voient la participation des communautés locales (usagers des espaces), des organisations associatives et des entités publiques du secteur social ou de la santé. Les plus visibles que nous avons trouvés en Europe sont ceux animés par la plateforme *Architecture Workroom Brussels.* En 2016, elle a assuré le rôle de maître d'atelier à côté de la Biennale internationale d'architecture de Rotterdam (IABR) pour étudier le lien entre la santé et le développement urbain dans la commune d'Utrecht. Avec la participation des groupes d'acteurs divers (pouvoirs publics, organismes sociaux et citoyens, acteurs du marché), les résultats de l'atelier ont fait l'objet d'une publication en 2019 intitulée « *From cure to care : Transitions in the healthy city of Utrecht* ». La publication identifie des « stratégies de développement spatial innovantes susceptibles de contribuer à créer une ville saine et inclusive axée autour de la solidarité intergénérationnelle, interculturelle et entre les groupes de revenus. » (Vervloesem & Wessels, 2019). Entre 2019 et 2020, *Architecture Workroom Brussels* organise à nouveau une série d'ateliers sur *Take care* en Belgique. Elle partage cette initiative avec des universités[2] belges, diverses agences du gouvernement flamand, concepteurs et professionnels des soins de santé. La série de cinq ateliers explore l'intégration socio-spatiale des approches politiques et professionnelles pouvant favoriser l'attention et le soin invisible dans la société (2020).

Un des cas d'études traités issus de ces ateliers est le projet *Bartholomeus Hospital*. Il s'agit d'un ancien hôpital spécialisé depuis 1956 dans le soin des personnes âgées grâce à un service de soins infirmiers. L'hôpital souhaite s'ouvrir au monde extérieur en partageant ses espaces avec les riverains. Pour ce faire, le projet a été conçu pour rendre certaines des activités de bien-être, dont profitent les personnes âgées, accessibles aux habitants des environs. Parmi les espaces partagés, on retrouve le salon de coiffure et une salle (*wellness facility* / de bien-être /polyvalente). Cette action est présentée à la fois comme une source de revenus supplémentaires, mais aussi comme un trait d'union entre les habitants du quartier et l'établissement. (Vervloesem & Wessels, 2019)

---

[2] Il s'agit particulièrement de l'Académie urbaine (Université de Gand — Faculté de travail social et de pédagogie sociale, Faculté d'architecture et urbanisme), département de l'aide sociale, de la santé publique et de la famille/VIPA (Fonds flamands de l'infrastructure affectée aux matières personnalisables), l'Université catholique de Louvain-KU Leuven (LUCAS/Groupe de recherche Politique sociale et Travail social).

En plus de fournir des conseils sur la programmation et la gestion de l'infrastructure, les cinq ateliers « *From Cure To Care* » visaient aussi, à travers les scénarios architecturaux, le rôle du *care* dans la pratique du design.

À côté des ateliers, se tient une série de colloques et conférences sur ce qu'induisent les pensées et les pratiques du *care* pour l'architecture[3] ou de prendre soin par le design[4].

Au-delà de l'intérêt grandissant des plateformes qui abordent la question du *care* sur l'architecture, des cycles de séminaires rassemblant architectes, urbanistes, et d'autres disciplines sur des questions de l'ordre du *care* méritent notre attention. C'est le cas de « l'hospitalité » et de « l'inhospitalité des espaces publics » qu'aborde le cycle de séminaires coorganisé par LASUR et Metrolab Brussels depuis mars 2021 dans le contexte migratoire et d'accroissement de mobilités dans les villes. Le *care* permet d'interroger la question d'hospitalité sur l'espace public ou sur la petite échelle qu'est la parcelle et sur la grande échelle qui concerne le territoire — la ville ou la région. Qu'il s'agisse d'une infrastructure seule ou d'un territoire. Le séminaire de Metrolab Brussels démontre les enjeux théorique et pratique d'une politique urbaine de l'accueil comme une dimension non négligeable dans nos sociétés modernes : l'hospitalité, que Stavo-Debauge définit comme « une qualité qui concerne la totalité des domaines de notre existence, privée comme publique… que l'on attend d'espaces publics urbains accessibles ! » (2017).

On constate donc une construction d'une littérature spécifique en architecture autour de l'éthique du *care* avec deux tendances : du *care dans et par l'architecture*. La première est celle qui considère *l'architecture comme une forme de care*. Dans ce cas, elle doit se munir d'une responsabilité vis-à-vis des destinataires de l'objet à concevoir. La deuxième, *l'architecture comme moyen d'extérioriser ou spatialiser le care* dans le sens de traduire les besoins et attentes des usagers et la maîtrise d'ouvrage *care* par l'architecture. Pour nous, ces deux

---

[3] « Qu'induisent les pensées et pratiques contemporaines du "care" pour l'architecture ? », Appel à proposition de thèse, Bourse, prix et emploi, *Calenda*, publié le vendredi 10 mai 2019 par SCAU _ Société de Conception d'Architecture et d'Urbanisme à Paris, https://calenda.org/624152

[4] « Prendre soin par le design », Appel à communications pour la 2e édition du colloque Intersections design prévu initialement en mai 2020, mais reporté en mai 2021 à Sherbrooke, Canada.

tendances ne se résument qu'en une réalité, à savoir que l'architecture peut conduire au *care*.

Care et architecture hospitalière

Le *care* en architecture hospitalière est orienté vers l'aspect de l'attention sociale que l'on doit porter sur les attentes des usagers (les patients dans le cadre d'une structure médicale) et le maître d'ouvrage (entité porteuse des besoins). Sans évoquer le concept du *care*, plusieurs architectes et ouvrages (Hoet, 1993) (Denormandie & Fortin, 2004) (Van den Berg & Wagenaar, 2006) (Wagnaar, 2006) (Verderber, 2010) (Guenther & Vittori, 2013) (Laroche, 2017) démontrent comment l'architecture participe à la thérapie morale et médicale.

Face à la complexité et au dynamisme, l'infrastructure hospitalière continue à faire l'objet d'études et critiques. Il suffira de voir, par exemple, l'ouvrage d'Annmarie Adams : *Medicine by Design*, qui expose comment et où l'architecture et la médecine se sont croisées dans l'arène de l'hôpital général et comment les médecins et les architectes ont travaillé ensemble pour moderniser l'hôpital (2008). Thierry Hoët, qui l'a précédée d'une décennie, prépare le XXIe siècle, en se demandant s'il faut modifier et repenser fondamentalement la construction des hôpitaux ou si nous devons reproduire les schémas issus des modèles contemporains quelque peu réadaptés (1993).

C'est une évidence qu'il ne s'agit pas ici de tout inventer. Nous pouvons postuler une reproductibilité éventuelle des constructions de typologies fondées sur la technique médicale, mais les auteurs ne prennent pas toujours en compte la valeur ajoutée par « l'architecture » à ces infrastructures hospitalières. Face à la révolution technologique et thérapeutique — qui pourrait justifier des innovations —, les vertus curatives de l'architecture s'imposent peu à peu dans la médecine (Nord & Högström, 2017) (Dongois, 2012) (Severo, 2012) (Severo, 2010) (Mol, Moser, & Pols, 2010) (Lüthi, 2005). Tout comme l'impact de l'architecture sur la psychopathologie et de la forme sur le sens, que Jean-Charles Pascal et Cécile Hanon auscultent dans les hôpitaux (2014). Stephen Verderber dans *Innovations in Hospital Architecture* arrive à identifier six valeurs thérapeutiques qui mettent en relation l'architecture, l'environnement bâti, la santé humaine et la durabilité à prendre en compte dans un projet hospitalier (2010). Ces valeurs furent observées au milieu du XIXe siècle et, si elles sont délaissées au milieu du XXe siècle, elles réapparaissent avec une plus grande acuité dans le siècle en cours (Verderber, 2014).

Dans le cadre de cet ouvrage, l'architecture, à travers des dispositifs spatiaux et des solutions architectoniques, est mobilisée comme un élément fédérateur pouvant rapprocher les deux dimensions *cure* et *care* dans l'infrastructure hospitalière.

1.2. Distinction chronologique entre « *cure* » et « *care* » en Europe et en Afrique

Rothier Bautzer considère que le souci des autres n'est légitimé que lorsqu'il sert une fin curative. On peut donc trouver le *care* dans les prises en charge d'une maladie, mais il demeure moins visible, par prééminence de la technique médicale. Par conséquent, *cure* est inclus dans *care* (Rothier Bautzer, 2012) (Morvillers, 2015). À ce niveau, aucune antinomie ne peut être considérée entre ces deux concepts. Nous constatons tout de même que le *care* a toujours existé avant même sa théorisation de même qu'avant l'intervention des professionnels. Considéré dans tous ses sens, il a toujours été présent dans les espaces de vie quotidienne. La faillite de l'hôpital occidental à l'apogée du modèle compact et d'innombrables innovations en médecine, fait naître une volonté de réintroduire les usages et les familles dans les soins et dans les espaces de soin. C'est le cas de l'hôpital européen Georges Pompidou à Paris, inauguré en 2000, où le patient est au cœur de l'attention avec des espaces d'hospitalisation spacieux, des appartements pour les familles et du confort assuré jusqu'aux personnels soignants (Fiessinger, 2004). C'est une des premières opérations qui fait participer les usagers pour réfléchir au *cure* et au *care* en Europe. Avec près de 800 lits, l'hôpital européen Georges Pompidou dispose d'une centaine de chambres individuelles disposant d'un lit pour l'accompagnant. Mais, il s'agit d'une attention aux choix onéreux qui ne s'offre pas à toutes les régions telle que l'Afrique subsaharienne.

Si le terme *care* est conceptualisé à un certain moment dans la littérature en Occident, dans la moitié du XXe siècle, le *care* a toujours existé. La notion du *care* est bien présente dans les hôpitaux, mais ceux-ci focalisent leur attention sur la thérapeutique physique, omettant la thérapeutique morale. Dans les sanatoriums notamment, à côté de la chirurgie, la *cure* hygiéno-diététique basée sur le repos, la ventilation naturelle et l'alimentation… sera considérée comme seule arme thérapeutique avant la découverte des antibiotiques (Cremnitzer, 2005). Cette optique de la thérapie a donné naissance, dans la première moitié du XXe siècle, à une architecture hospitalière particulière et bien différente des hôpitaux classiques.[5]

Avant qu'elles ne soient confrontées à un autre vocabulaire, ces deux orientations thérapeutiques jouissaient d'une existence bien réelle : le *cure* renvoyait aux soins de réparation par les techniques médicales tandis que le *care* était déjà présent dans les soins traditionnels en Europe ou en Afrique avant sa conceptualisation à partir du XIIIe siècle. En Occident, l'hôpital dès ses origines comme maison d'hôtes en faveur des indigènes, vieillards, pèlerins a su atteindre toutes les couches sociales en quête de sollicitude et d'hospitalité. C'est cette quête d'hospitalité qui s'exprime sous ses diverses formes : celles-ci révèlent ses paradoxes entre lieu de refuge et contrôle, lieu de convalescence et dépendance (Montandon, 2001).

L'hospitalité prend ici un ancrage dans différents espaces et dispositifs dans lesquels se joue la possibilité d'une politique d'hospitalité devant prendre place dans le milieu hospitalier. Une question d'hospitalité au cœur d'études dans la société contemporaine, loin de son contexte monastique du moyen âge, mais aussi révélateur d'enjeux sur le rapport entre *cure* et *care*.

Les travaux de Stavo-Debauge sur l'hospitalité montrent une tension entre les lieux d'hospitalisation en prise aux exigences du *cure* d'une part avec les techniques médicales et l'exercice de la profession des corps soignants et les exigences du *care* (2020). « En raison de leur autorité épistémique et du privilège de leur expertise, les soignants sont fondés à veiller à garder la maîtrise des lieux où ils reçoivent le "public" et à s'assurer d'un contrôle jaloux des protocoles de soins » (Stavo-Debauge, 2020).

Ainsi, l'avènement du *care* dans les années 1980 va coïncider avec une montée de critiques sur la faillite de l'hôpital, devenu de plus en plus technique, une machine à guérir (Foucault & al., 1979). Celle-ci se veut réparatrice par des soins (*cure*) en isolant l'homme « de son environnement, de sa niche écologique, de son groupe, et même de lui-même en tant que personne et donc de tout ce qui peut donner signification au processus santé-maladie ». (Demaison, 2011)

[5] Voir la discussion typologique du chapitre consacré au sanatorium de Makala.

La rupture du *care* est plus visible en Europe en raison de la technicisation à outrance de l'hôpital. Tandis qu'ailleurs, en Afrique subsaharienne notamment, le *care* est parfois le seul type de soin qui soit accessible. D'autres formes de médecine (douce, traditionnelle, parallèle), dispensées hors de l'hôpital, en adoptent parfois plus de dimensions.

Nous sommes en présence d'une société éloignée de l'occident, aux cultures différentes, qui essaye de préserver certaines valeurs en voie de disparition en occident ou que l'on essaye de réintroduire à l'image de la présence de la famille du patient que nous évoquions dans l'hôpital Georges Pompidou en France.

Les pratiques et savoirs traditionnels transmis, de génération en génération, au pouvoir « mystique », sont très conservateurs. Ils sont souvent accompagnés d'« incantations » et de « rituels » de soin (Sofowora, 2010) (Stengers & Nathan, 2016). À en croire Gilles Bibeau, sur le village-hôpital de Mbindo implanté aux limites de la forêt équatoriale de la RD Congo : l'hôpital _sous sa forme traditionnelle — est un endroit de thérapie où les malades vivent en communauté à côté de quelques membres de leur famille. Un espace où les anciens malades retournent pour participer à la cérémonie thérapeutique du mercredi consacrée aux esprits. Les malades et leur famille y vivent le prolongement de leur vie habituelle de villageois (Bibeau, 2013). C'est cette dernière dimension, liée à l'environnement familier, qui est préservée sans doute dans les espaces des pratiques traditionnelles.

Peu à peu, dans l'hôpital moderne au Congo, le *care* se dessine sous des formes d'expressions diverses : refus d'être éloigné de ses frères pendant l'hospitalisation, être chez soi, manger des repas traditionnels, être dans un espace familier… Ce sont des pratiques informelles, non considérées par la médecine moderne, qui s'insèrent dans les espaces traditionnels du *cure*.

Dans le contexte africain, c'est le projet colonial qui introduit la machine à guérir : « la modernité ». L'hôpital construit pour les indigènes, depuis ses premières formes, est instrumentalisé. Il fait l'objet de la propagande pour montrer l'apport de la colonisation aux civilisations africaines. La politique sanitaire construite durant la période coloniale est au cœur des réformes comme toute autre machine de l'État. En quête d'une main-d'œuvre en bonne santé, les premiers lieux des soins (les dispensaires) qui furent construits vont finalement céder la place à l'édification des infrastructures hospitalières dans lesquelles le pouvoir colonial exige :

- l'efficacité d'une organisation médicale — avec la création de l'inspection de l'hygiène comme organe législateur et de contrôle sanitaire à côté des organisations médicales paraétatiques et les services médicaux des sociétés (Duren, 1955) (Janssens, Kivits, & Vuylsteke, 1992) ;
- la fonctionnalité des espaces de soin — une typologie pavillonnaire qui impose le contrôle et le modèle à suivre sur tous les territoires. Au départ, ce fonctionnel est établi avec les médecins. Ce fut le cas dans l'histoire de la programmation de l'architecture de l'hôpital avant qu'une collaboration soit élargie aux architectes à la fin du XVIIIe siècle (le Maire, 2009) ;
- et du modernisme aux valeurs bioclimatiques (Chang, 2016) avec le passage du modèle pavillonnaire au monobloc, deux typologies chargées de spécificités climatiques tropicales modernistes (Lagae & Toulier, 2013). Les typologies ont su intégrer les contraintes et les bénéfices du climat tropical à travers des solutions architectoniques qui assurent le confort des bâtiments.

Cette démarche va s'imposer sur le modèle traditionnel du soin, au profit d'une médecine occidentale avec des ressources conséquentes, pour s'implémenter et dominer le territoire colonial.

Notre intuition de recherche est donc que l'espace peut permettre la persistance de plus de *care*, notamment dans le contexte de la RDC, où la médecine traditionnelle est vivace, où la précarité et le peu d'accès aux soins le rendent visible et où les infrastructures hospitalières coloniales ont été adaptées sans rénovations techniques massives.

1.3. Dépasser les modèles occidentaux pour une architecture inclusive et appropriée

La notion du *care* alimente celle du *social design* ou le discours du *building social*. Victor Margolin et Sylvia Margolin (2002) ont réfléchi sur une pratique du design qui vise la satisfaction des besoins des populations vulnérables ou marginalisées, comme celles à faibles revenus, les personnes à mobilité réduite, les personnes âgées. Il s'agit d'un « modèle social » de la pratique du design, plus que jamais nécessaire, duquel doivent s'inspirer notamment les concepteurs.

Jusque-là, le *care* conceptualisé dans les années 1980 est porté par un courant occidental.

Un regard spécifique sur la République démocratique du Congo et d'une manière générale sur la région subsaharienne de l'Afrique s'avère nécessaire. Une série de discours confortent notre position de lier le *care* à une région où les inégalités sont énormes.

C'est notamment une littérature qui porte le discours du *building social* ou encore de *l'activisme architectural* (Hebel, Heisel, & Wisniewska, 2018) (Keeton & Provoost, 2019). Les deux militent contre des projets romantiques. Ces projets riment avec la volonté de montrer l'œuvre architecturale selon un modèle de qualités et d'excellence qui ne reflètent pas toujours la réalité culturelle des bénéficiaires. Les besoins esthétiques, la technologie, ne suffisent pas et rendent parfois distante l'appropriation des infrastructures construites. Les deux courants précités, mobilisent le sens de produire avec peu de moyens des projets qui maximisent une forte intégration des pratiques locales et une couverture de vrais besoins de la population exposée aux inégalités et vulnérabilités persistantes.

La première référence, *Addis Ababa. A Manifesto on African Progress* (2018) est un appel à un urbanisme centré sur l'humain. *Build Infrastructure in Order to Connect, not Separate* est un des argumentaires clés de cet ouvrage. En se basant sur onze années d'expérience dans cette région d'Afrique, les auteurs invitent à construire des infrastructures qui rassemblent la société et non celles qui déchirent les couches sociales (Hebel, Heisel, & Wisniewska, 2018).

La seconde référence, *Afritecture building social change* (Lepik & Bainbridge, 2013), met en exergue des constructions innovantes et vivantes basées sur un langage architectural produit à partir de la collaboration avec les populations locales et s'appuie sur les cultures et spécificités sociales africaines.

La troisième référence, *To build a city in Africa : a history and a manual* (Keeton & Provoost, 2019), est un ouvrage centré sur le défi que représente l'urbanisation des villes africaines au milieu de la précarité, la fragilité des institutions et la pauvreté persistante. L'ouvrage dresse une série de critiques sur la manière dont certains projets ont été initiés par et sur les modèles occidentaux avec des effets de transformations spatiales qui méritent d'être questionnés. La grille ainsi dressée, dans cette publication, donne des points d'attention sur lesquels se baser pour repenser l'aménagement des villes africaines en fonction des réalités culturelles, économiques et démographiques spécifiques (Keeton & Provoost, 2019).

Dans ces trois références, trois acteurs clés se démarquent pour mener à bien le projet. D'une part l'acteur institutionnel (l'État, gouvernement, autorité locale) à qui incombe la responsabilité d'agir au nom de toute la population. Le second est l'usager du bien construit. C'est lui le bénéficiaire final de l'infrastructure qui portera un jugement décisif sur les biens. Le troisième niveau d'acteur est le groupe des concepteurs, chargés de la réalisation du projet. C'est à eux que reviendra la responsabilité de regrouper toutes les « voix différentes », y compris les leurs, pour matérialiser les attentes des bénéficiaires et des commanditaires. Ces trois acteurs représentent pour nous les niveaux d'intervention auxquels il faut agir pour mener à bien un projet d'architecture hospitalière induisant le *care*.

Ces questions peuvent être regroupées en quatre grandes caractéristiques que nous jugeons *fondamentales* en vue d'orienter la prise en compte de l'éthique du *care* pour repenser l'infrastructure hospitalière en République démocratique du Congo :

➢ *Espaces hospitaliers à dimension humaine*

L'hôpital n'est pas vécu de la même façon entre ceux qui y restent, qui y travaillent et ceux qui y passent sporadiquement ou qui le voient du dehors. Les expériences variées de ces deux groupes de gens sont cruciales pour comprendre et considérer les besoins. Ceux qui y restent (personnel de l'hôpital, malade, accompagnant, garde-malade…) ont un rapport à l'espace basé sur leur « vécu » quotidien ou périodique de l'organisation des espaces, des interactions entre usagers. Cependant, le passant, l'habitant du quartier ou de la ville qui n'y a jamais séjourné, fonde son « perçu » sur les témoignages, l'imaginaire ou toute autre expérience qui influence sa perception. Si le *care* est un fruit d'une donnée de notre humanité commune, comme De Rochegonde (2012) l'estime, il faut considérer le « vécu » et le « perçu » des usagers pour arriver à produire des espaces qui leur seront dédiés.

L'espace hospitalier est un lieu de rencontre des humeurs, de douleur, d'espérance et de volontés. La dimension humaine doit être tangible dans le projet de construction ou de réhabilitation d'un hôpital. Dans une approche programmatique du projet, le concepteur est censé déterminer les besoins ou les attentes des futurs usagers. En plus, il lui faudra identifier les pratiques actuelles d'usage d'espaces et les éléments d'attractivité.

Ces dimensions sont censées être articulées par le concepteur pour chaque projet à réaliser (Zetlaoui-Léger, 2009). L'architecture peut donner un langage aux ressentis des usagers par la création des espaces conviviaux, de cohésion sociale qui favorisent le respect d'intimité.

➤ *Approche collaborative interdisciplinaire*

Si l'éthique du *care* passe par la valorisation de la dimension morale et politique, une architecture hospitalière centrée sur le *care* peut être le produit d'un effort collectif (usagers, concepteurs, politique), d'une culture de soin. La contingente du *care* et sa disparition, telle que l'évoque Molinier (2010), peut faire l'objet d'une approche collaborative et interdisciplinaire qui visera sa préservation ou le transfert des connaissances acquises.

De la programmation à l'exécution du projet hospitalier, l'approche collaborative entre experts pluridisciplinaires est vivement souhaitée. Elle est censée s'élargir à tous les agents du *care* (experts, bénéficiaires, partenaires techniques et financiers, société civile et autorités locales), fédérés autour d'un processus participatif à chaque étape du cycle de la vie du projet (Fitz, Angelika; Krasny, Elke; Wien, Architektursentrum, 2019). Cette approche n'est pas toujours aisée à mettre en place parce qu'elle alourdit le processus d'exécution du projet dans la durée, dans la validation des étapes et dans son poids financier. Sa réussite réside au niveau de la diversité des compétences, de la qualité des acteurs et surtout de la médiation et de la coordination que peut jouer l'architecte. Étant le maître d'œuvre, ce dernier a la faculté de spatialiser les échanges et réflexions lors des séances de travail. Il lui revient, dans un cadre interdisciplinaire, d'opérationnaliser le projet pour son exécution par des études approfondies.

➤ *Adaptabilité et évolutivité*

En matière de conception des infrastructures hospitalières, une mise à jour régulière et une contextualisation périodique du cadre normatif s'imposent. Face à l'évolution de la technique de soin, l'hôpital doit s'adapter au dynamisme de la médecine et aux techniques constructives. Sachant que l'évolutivité n'affecte pas les espaces de la même manière, de l'échelle de la parcelle à celle de la chambre, l'architecture doit anticiper les mutations éventuelles par des solutions techniques et conceptuelles. Les interventions architecturales doivent concourir à réduire les contraintes aux transformations futures. Il faudra tenir compte, en harmonie avec les parties prenantes du projet, des espaces susceptibles de subir des changements plus vite que les autres. L'évolutivité à rechercher à l'intérieur comme à l'extérieur doit garantir la flexibilité (Hill, 2003), l'adaptabilité et l'extensibilité de l'hôpital, face aux mutations fonctionnelles/nouvelles affectations/nouveaux usages.

➢ *Autonomie financière et économie informelle*

L'Afrique demeure le lieu où le secteur informel est plus résilient que les politiques. C'est ce secteur qui est au cœur des changements et d'extériorisation des pratiques que l'expert refuse d'admettre. Ce sont des pratiques qui échappent aux normes préétablies. « L'économie informelle regroupe des activités qui ne sont pas ou peu observées ou encore qui échappent à l'observation. C'est à ce titre qu'elle serait caractérisée par la manière dont elle "échappe" aux institutions tant d'un point de vue légal que social, un aveu d'ignorance en quelque sorte, aveu assorti de prescriptions sécuritaires : la structuration d'un État policier devrait permettre la maîtrise et la réduction de l'économie informelle et sa transformation en économie formelle comme mode d'institutionnalisation, réduction qui tiendrait lieu de situation normale. Ce serait donc une sorte de phénomène anormal. Et pourtant, il serait intéressant de distinguer entre un "bon" et un "mauvais" informel, qualifié ici de "conforme" (sous-entendu, conforme à la situation socio-économique du pays, donc bien loin des référentiels institutionnalisés). » (Pesqueux, 2012).

Ce sont ces dimensions que nous avons exploitées pour l'analyse des deux cas d'étude et afin d'élaborer en conclusion une « matrice à penser » le *care*.

1.4. Vers une éthique du care en architecture hospitalière : perspectives décoloniales et pratiques culturelles locales

Les *gender studies* ne sont pas seules à éclairer le *care*. En effet l'implication des subalternes — tels que les usagers (Guha, 1982)[6] ou encore une *posture décoloniale du savoir* comme chez Achille Joseph

[6] La notion de *subalterne* selon Ranajit Guha invite à rompre avec les formes de domination des personnes de rangs inférieurs par les élites. Il s'oppose à cette ascendance caractérisée par l'ordre colonial sur l'ordre social traditionnel des autochtones. Cette subordination a traversé le temps de la colonie et n'a cessé de s'étendre sur les sociétés modernes.

Mbembe (2016) vont permettre de reconnaître les atouts des maitres d'usages. Ces perspectives valorisent les savoirs indiciaires apportés par les non-sachants, tels que les malades et les gardes-malades. Mbembe critique la valorisation exclusive du savoir des « sachants », ceux qui « pensent » de manière détachée. Il souligne l'importance d'être impliqué dans la situation et d'écouter les voix des parties prenantes. Le *care* inclut ici une dimension supplémentaire liée au *building social* et aux aspects participatifs des différents acteurs, ainsi qu'à l'identité culturelle. Pour pratiquer le *care* dans un contexte africain, il est essentiel de prendre en compte les spécificités locales, les obstacles à l'accessibilité aux soins, ainsi que les pratiques des usagers du soin, et de reconnaître la tension entre les soins traditionnels et leur transmission.

L'hôpital, selon l'anthropologue Gilles Bibeau (2013), ne peut être compris qu'en relation avec l'organisation sociale et les valeurs culturelles de la société dans laquelle il s'insère. Malgré l'occidentalisation des hôpitaux en Afrique durant l'ère coloniale et le sous-développement persistant des infrastructures hospitalières, il existe des formes d'usage de l'espace qui contribuent au *care*. Ces aspects sont explorés dans deux études de cas dans cet ouvrage : l'ancien sanatorium de Makala, devenu l'Hôpital général de référence de Makala, et l'ancien hôpital pour Africains, actuel Hôpital général de référence de Kinshasa.

L'Afrique a conservé certains aspects que l'Europe a perdus et qu'elle cherche à réintroduire à l'instar des pratiques de gardes-malade, des besoins quotidiens de bien-être et de familiarité dans l'hôpital (Fiessinger, 2004). Néanmoins, la problématique des soins dans les villes africaines inclut à l'évidence la précarité des populations, le manque d'infrastructure, l'impossibilité d'accessibilité aux soins, la déliquescence des infrastructures et des architectures et les difficiles relations entre soignants et patients (Jaffré & Olivier de Sardan, 2003). Ainsi ce travail veut repenser l'infrastructure hospitalière à l'aune de la théorie du *care* avec celle du *cure* au sein de l'hôpital, et en prêtant de l'attention aux pratiques culturelles locales. C'est ce que les recherches précédentes n'ont pas toujours su mettre ensemble. L'idée est de réinsérer cette notion du *care* dans la politique des infrastructures qui sont souvent construites dans une perspective du *cure* et non du *care*.

Ce qui est clé dans cet ouvrage, c'est de montrer comment l'éthique du *care* peut être au centre de la pratique de l'architecte qui s'engage dans le domaine de l'architecture hospitalière. À travers l'architecture, on pourrait introduire cette notion de *care* qui semble délaissée et non objectivée dans une approche technocratique et politique de réhabilitation et de construction des infrastructures sanitaires en RD Congo.

Chapitre 2.
Politique de santé et financement de l'infrastructure hospitalière en RDC : la prédominance du *cure*

Cette partie a pour objectif d'analyser les différentes politiques de santé initiées en RD Congo depuis l'ère coloniale jusqu'à la troisième république. Sans vouloir trop nous étendre sur l'époque coloniale (de 1885 à 1960), nous analysons les actions engagées, projets réalisés et résultats récoltés pendant les trois décennies (de 1975 à 2020). Nous questionnons les points d'attention de l'ordre du *care* qui se sont construits, perdus ou qui se maintiennent. L'évidence est de saisir le revirement occasionné par le basculement d'un État providence (Jewsiewicki, 1976), avec une politique centralisée, à un État délétère qui bénéficie des initiatives privées et de l'aide extérieure.

Concrètement, nous faisons une prospection et une analyse des archives consultées aux Archives africaines du ministère des Affaires étrangères à Bruxelles — les fonds GG relatifs aux actions et correspondances du Gouvernement général du Congo belge —. L'intérêt est également porté sur les fonds documentaires du Département d'Histoire contemporaine du Musée royal de l'Afrique centrale à Tervuren qui renferme plusieurs sources qui ne sont plus ou pas disponibles en RDC. Ils sont composés essentiellement des rapports économiques, des journaux, des collections photographiques sur les hôpitaux et des études sur l'histoire récente de la RDC. Mais aussi, nous nous servons des travaux de recherche de Simon de Nys Ketels : *Myths and Realities of the Belgian Medical Model Colony : A Genealogy.* (De Nys-Ketels, 2021) et de la collection dirigée par Pieter G. Janssens, Maurice Kivits et Jacques Vuylsteke : *Médecine et Hygiène en Afrique centrale de 1885 à nos jours* (Janssens, Kivits, & Vuylsteke, 1992). Nous nous servons également d'une base documentaire et publication collectée grâce à une période d'immersion d'un mois effectuée à la Direction d'Études et Planification [DEP] du ministère de la Santé de la RDC à Kinshasa en mars 2018.

2.1. Politique de santé et financement de l'infrastructure hospitalière : *entre 1885 – 1960*

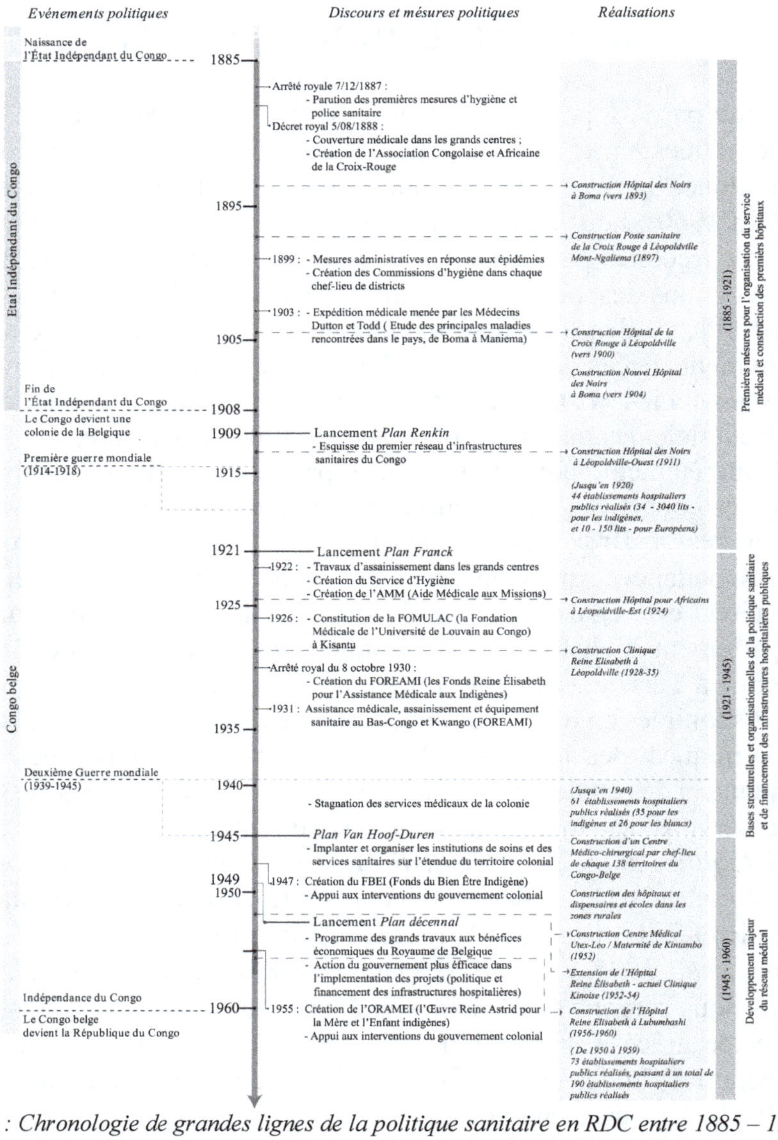

Figure 1 : Chronologie de grandes lignes de la politique sanitaire en RDC entre 1885 – 1960. Source : Auteur. Entre discours et mesures politiques, la période 1921 – 1945 marque le fondement de l'armature du réseau des infrastructures hospitalières au Congo. Mais elle recense peu de réalisations, les jalons de politiques sanitaires initiées en cette période donnèrent leurs fruits à la troisième période (1945- 1960).

Premières mesures organisationnelles du service médical et constructions des premiers hôpitaux (1885 - 1921)

Les préoccupations sanitaires étaient prioritaires dès les premières missions de colonisation. Initialement, aucun service médical n'était disponible pour les populations indigènes au début des expéditions coloniales portugaises et belges. Lors de la Conférence géographique de 1876 initiée par le roi Léopold II, la création de stations hospitalières était un objectif majeur pour l'Association Internationale Africaine explorant le bassin du Congo. (Kivits, 1971). Cependant, les premières équipes coloniales ont subi de nombreux décès en raison d'un manque de préparation face aux maladies inconnues (Janssens, Kivits, & Vuylsteke, 1992).

Pour répondre aux contraintes budgétaires et améliorer les conditions sanitaires, le roi Léopold II a fait appel aux missionnaires, aux entreprises privées et aux organismes privés. Malgré des fonds limités, des unités d'isolement pour les malades ont été construites, comme l'hôpital de la Croix-Rouge à Boma en 1882 (Janssens, Kivits, & Vuylsteke, 1992) (Quintin, 1897). Les premières mesures administratives de santé ont été instaurées avec l'arrêté royal de 1887, créant une police sanitaire et des Commissions d'hygiène dans chaque chef-lieu de district.

Le Plan Renkin et Fondations structurelles et organisationnelles de la politique sanitaire (1921-1945)

Le Plan Renkin, initié par Jules Renkin, Premier ministre de la Colonie, visait à créer un réseau d'infrastructures médicales à travers le Congo belge. Bien qu'ambitieux, il a eu un succès limité en raison des contraintes budgétaires, avec seulement une petite fraction de fonds alloués aux infrastructures sanitaires, comparée à ceux alloués aux routes. L'impact de la Première Guerre mondiale a également ralenti le progrès des postes médicaux (Kivits, 1971). Malgré ces défis, les bases d'une politique sanitaire structurée ont été posées, avec trois piliers : le service médical du gouvernement, les organisations médicales philanthropiques et les services médicaux des sociétés. Des progrès significatifs ont été réalisés, avec l'établissement de nombreux hôpitaux et la formation de travailleurs de santé auxiliaires (De Nys-Ketels, 2021) (Inst. roy. colon. belge, 1955).

Cette période est marquée par la contribution notable de Louis Franck, successeur de Jules Renkin au poste de ministre des Colonies de Belgique. Louis Franck a mis en place un programme appelé « Plan Franck », qui s'étendait de 1921 à 1931. Le budget annuel de ce plan était quatre fois plus important que celui de son prédécesseur Jules Renkin, mais les infrastructures prévues n'ont été réalisées qu'au cours de la décennie suivante, soit entre 1930 et 1940. Contrairement au « Plan Renkin », qui était déployé en milieu rural, le « Plan Franck » se concentrait sur la construction d'infrastructures hospitalières dans les zones urbaines et les grandes agglomérations, y compris les chefs-lieux de province et les sièges de districts. Le plan a également permis de détacher la direction des services médicaux de la métropole de Bruxelles et de la rendre autonome sous l'autorité du gouverneur général de la colonie basée au Congo. (De Nys-Ketels, 2021)

Dans les années 1940, le gouvernement dénombrait 26 établissements hospitaliers pour la population blanche et 35 pour les populations indigènes, totalisant 5 545 lits. Les organismes autres que le gouvernement disposaient de 250 lits pour Européens et 14 772 lits pour indigènes, ces derniers étant principalement destinés à la main-d'œuvre, ainsi que et 5 549 autres lits répartis entre les lazarets et les villages d'isolement de lépreux (Duren, 1955).

Développements majeurs et Plan décennal (1945-1960)

Après la Seconde Guerre mondiale, les services de santé au Congo belge bénéficiaient d'environ 10 % du budget de l'État, avec des contributions significatives des entreprises paraétatiques. Initié en 1945, le *Plan Van Hoof-Duren*[7] proposait de révolutionner l'accès aux soins en étendant les infrastructures médicales à travers la colonie. Ce plan ambitieux envisageait la création de centres médico-chirurgicaux dans chaque territoire, accompagnés d'un réseau de dispensaires satellites, ciblant une amélioration substantielle des infrastructures sanitaires existantes et un renforcement des services d'hygiène publique.

La mise en œuvre du *Plan Van Hoof-Duren* a jeté les bases

[7] Le *Plan Van Hoof-Duren* fut par Lucien Van Hoof (1890-1948) et Albert Nicolas Duren (1890-1971), respectivement médecin-chef de la Direction générale des Services médicaux, et Inspecteur général de l'Hygiène au ministère de la Colonie (1949-1956) et un des membres associés de l'Académie Royale des Sciences coloniales.

nécessaires pour le développement ultérieur du *Plan décennal* (1949-1959). Ce dernier marque une phase de maturité de l'administration coloniale, concentrant les efforts sur des travaux publics importants, y compris l'infrastructure de santé. L'approche n'était pas exclusivement médicale, mais s'inscrivait dans des objectifs de développement économique plus larges.

L'efficacité du *Plan Van Hoof-Duren* a été significativement renforcée par son intégration dans le *Plan décennal* en 1950. Ce dernier a permis de développer la recherche en laboratoire et la formation du personnel médical local, tout en consolidant les infrastructures sanitaires existantes. Le plan visait à assurer une protection sanitaire complète pour les populations africaines, en intégrant ces initiatives dans un projet plus vaste et ambitieux initié par Pierre Wigny[8]. Cette stratégie a non seulement visé l'amélioration des conditions de santé, mais aussi préparé le terrain pour une transformation plus large des infrastructures sanitaires dans les zones urbaines et rurales. (Duren, 1955)

Le *Plan décennal*, influencé par les précédents plans Renkin et Franck, visait de grands travaux publics avec des retombées économiques pour le Royaume de Belgique, tout en améliorant l'accès aux soins de santé. Dans « Investir c'est prospérer, les réalisations du Plan décennal », il est présenté comme un programme qui apportera « [...] un essor harmonieux et remarquable à l'ensemble des activités humaines... » dans la colonie (Secrétariat Plan décennal, 1960). Jacques Lefebvre y dégage ce qu'il appelle « le maintien d'un équilibre social » et le « relèvement de la qualification des populations autochtones » (Lefebvre, 1956). Ceci insinuait la recherche du bien-être, entre autres, de la population. Cette ambition est nourrie de caractère propagandiste qui l'accompagnera jusqu'à la veille de l'indépendance[9].

Le budget alloué à la politique sanitaire s'évaluait à l'ordre de 1,972 million de francs lors de la conception initiale du *Plan décennal.* Il fut majoré de 155 % lors de la mise au point du Plan en 1954. Ce montant repris sous la rubrique « Hygiène et installations médicales » représentait près de 6 % des dépenses du *Plan décennal* et 24 % sur l'enveloppe globale réservée au secteur à caractère social. Une analyse

---

[8] Ministre des Colonies belges de 1947 à 1950.

[9] Nous n'avons pas eu accès à une littérature qui nous permet d'évaluer l'appréciation des populations autochtones face à un tel investissement

de la répartition progressive des fonds montre que l'investissement dans le secteur de la santé était supérieur à l'investissement dans l'éducation, mais inférieur au secteur du logement des Congolais.

Tableau 1 : Tableau synthèse de distribution comparée des crédits affectés aux différents secteurs du Plan décennal

Secteurs d'activités	Prévision à la conception initiale du Plan en 1948 (en millions de francs)	Prévision à la mise au point du Plan en décembre 1954 (en millions de francs)	Budget sous la dernière forme du Plan en 1959 (en millions de francs)	Ratio sur le Plan total en 1959
Investissements à caractère économique (Transports : routier, fluvial et aérien, et électricité)	14 667	23 817	25 283	50 %
Investissement à caractère social (Approvisionnement en eau et électricité, éclairage public, logements pour Congolais, Hygiène et installations médicales, enseignement pour Congolais et Colonat)	7 592	12 724	13 134	26 %
Développement agricole (Agriculture et élevage indigène, pêche, pisciculture, sylviculture, recherche scientifique et programmes agricoles spéciaux)	1 388	2 597	2 966	6 %
Services publics (Urbanisme et bâtiments civils, entreposage et conservation des produits, cartographie et géodésie, géologie et hydrologie, météorologie,	1 865	8 938	9 599	19 %

télécommunications et transports en commun)				
Total général	25 512	24 259	50 982	100 %

Les dépenses d'investissement à caractère social représentent 22 % de l'enveloppe globale du Plan décennal, contre moins de 5 % pour le développement agricole dans les zones rurales où vivaient la majorité des populations autochtones. Sources : (Secrétariat Plan décennal, 1960)

Malgré leurs caractères complémentaires, le *Plan Van Hoof-Duren* et le *Plan décennal* avaient pour point commun : la création des instruments nouveaux pour le travail. Tout devrait concourir à l'augmentation de ressources pour un développement économique de la colonie. Le *Plan décennal* qui entra en jeu fin 1952 prévoyait des investissements médicaux importants moyens financiers pour contribuer à l'amélioration de la santé des habitants (Secrétariat Plan décennal, 1960). « Certaines institutions déjà anciennes se virent accorder une aide accrue pour continuer à développer une action médicale en collaboration avec le Service médical du Gouvernement » (Duren, 1955). L'analyse des correspondances de monsieur le ministre des Colonies à Bruxelles, A. Dequae et monsieur le gouverneur général à Léopoldville (Pétillon) pointe le problème spécifique de l'usage des équipements par les peuples autochtones. Entre-temps, Jacob Sabakinu évoque l'effet « plafond de verre » en montrant que malgré la bonne formation des auxiliaires médicaux, prouvant leur valeur dans leur profession, ils ont été privés d'ascension[10].

[10] Propos recueillis de l'entretien entre l'auteur et l'historien Jacob Sabakinu Kivulu le 27 décembre 2018.

2.2. Politique de santé et financement de l'infrastructure hospitalière : *entre 1960 - 2020*

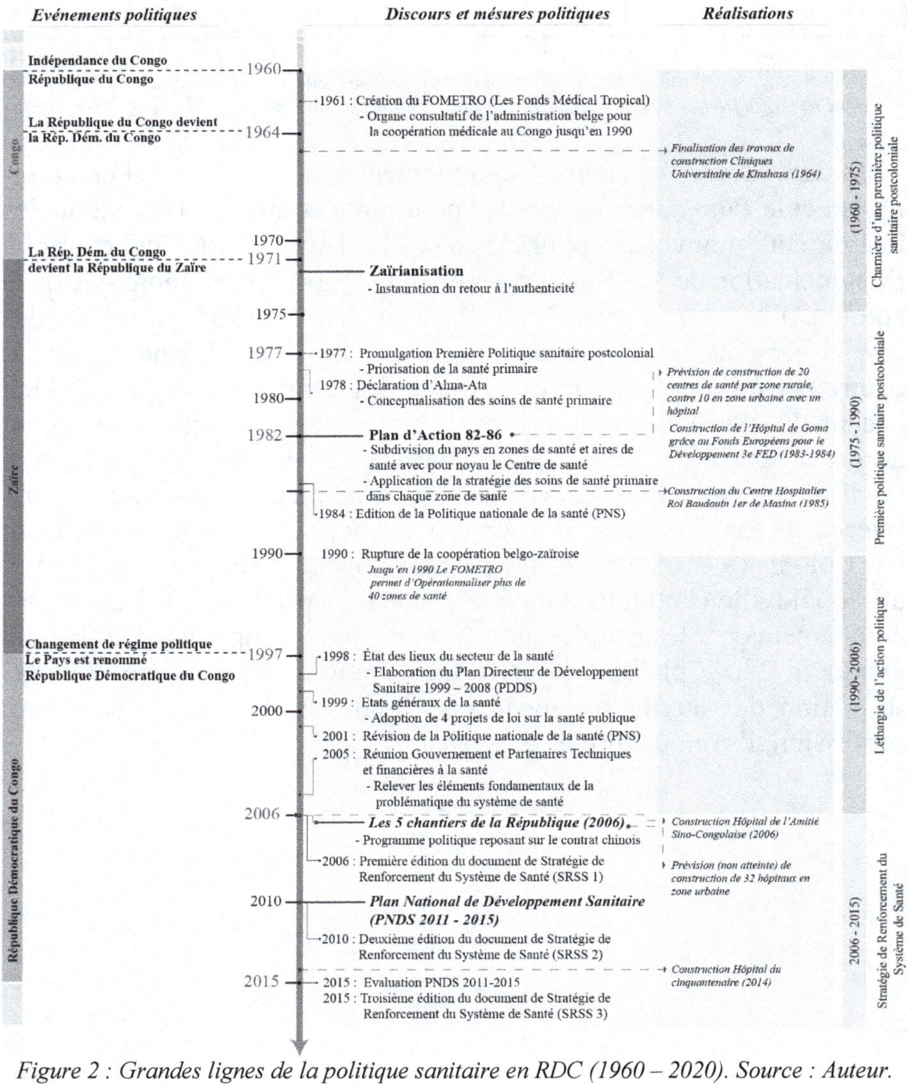

Figure 2 : Grandes lignes de la politique sanitaire en RDC (1960 – 2020). Source : Auteur.

De 1960 à 2020, le développement des infrastructures hospitalières en République Démocratique du Congo a été marqué par une stagnation notable durant la Seconde République (1965-1997), suivie d'une reprise modérée des efforts, principalement concentrés sur les centres de santé. Durant cette période, seulement trois grandes infrastructures ont été érigées à Kinshasa, le reste étant largement le fait d'initiatives privées et conventionnelles.

Coopération médicale FOMETRO : charnière de la première politique sanitaire postcoloniale

Le Fonds Médical Tropical (FOMETRO), fondé en 1961 par le ministre belge Apremont Lynden, a joué un rôle central en tant qu'organe consultatif pour la coopération médicale entre le Congo et la Belgique, en rassemblant divers acteurs médicaux et scientifiques belges (Brassinne, 1985). Cette collaboration a facilité la mise en place de la première politique officielle de santé publique de l'époque postcoloniale, notamment à travers des projets à Kisantu, Kasonga, Bwamanda, et Vanga, impliquant des institutions comme l'Institut Médical Tropical (IMT) (Ruppol, 2006) (MSP-RDC, 2006).

D'une population de 23 730 en 1924 à 402 422 en 1959, Kinshasa a vécu un dédoublement de sa population durant les décennies qui suivront l'accession du pays à l'indépendance au 30 juin 1960 (Saint-Moulin, 1976). Cependant, malgré cette croissance, l'amélioration des infrastructures sanitaires n'a pas suivi, en partie à cause de la défaillance des politiques gouvernementales et des crises économiques qui ont limité les financements disponibles. Les discours politiques, notamment celui du président Mobutu en 1965 reprise dans le « Manifeste de la Nsele ».[11], ont promis une prospérité renouvelée et une indépendance économique mais ont échoué à produire des changements tangibles dans le secteur sanitaire. Le programme « objectif 80 » lancé dans les années 1970 visait à améliorer le niveau de vie mais n'a pas suffisamment mis l'accent sur les infrastructures de santé.

Les infrastructures existantes étaient concentrées principalement dans le nord de Kinshasa, laissant les nouvelles zones urbaines gravement sous-équipées, comme l'illustre le travail de Marc Pain (1984). En dépit des efforts du FOMETRO et d'autres organismes, qui ont continué à financer des projets grâce au soutien de la Belgique, les ressources insuffisantes et les crises politiques ont empêché un développement sanitaire cohérent.

.

En 1973, la création du Conseil National de la Santé et du Bien-être a marqué une tentative de structurer davantage la politique sanitaire,

[11] Manifeste de la Nsele : Discours d'ouverture du président Mobutu au deuxième Congrès ordinaire du Mouvement populaire de la Révolution (MPR) à la cité de la N'Sele le 25 novembre 1977, en présence des chefs de délégation des pays et partis amis, des ambassadeurs et chefs des missions diplomatiques.

visant à coordonner et contrôler de manière plus efficace les initiatives de santé dans le pays. Malgré ces efforts, les difficultés économiques ont continué à entraver les progrès nécessaires pour une amélioration substantielle du système de santé en République Démocratique du Congo. (MSP-RDC, 2006)

Première politique sanitaire postcoloniale (1975-1990) et le Plan d'action 1982_1986

Entre 1974 et 1984, la République Démocratique du Congo a établi sa première politique sanitaire postcoloniale, marquée par la création de deux commissions en 1975 qui ont intégré divers réseaux de santé dans une structure unifiée. Le manifeste de la santé de 1975 et la politique sanitaire de 1977 ont accentué la santé primaire comme modèle de soin. Cela a précédé la Déclaration d'Alma-Ata de 1978, promulguée par l'OMS, qui a souligné l'importance d'une action globale et communautaire pour la santé, en promouvant l'accessibilité et la participation communautaire. La Déclaration d'Alma-Ata a également souligné la simplicité des équipements de santé primaires et la participation de la communauté dans leur gestion, préconisant une structure sanitaire où les soins primaires sont le pivot. En réponse, le président Mobutu a lancé en 1984 le Plan d'action 1982-1986, qui envisageait la création de zones de santé urbaines et rurales à travers le pays, établissant des centres de santé et des hôpitaux pour répondre aux besoins des populations locales. En 1985, environ 30 % de la population était couverte par ce réseau de zones de santé. Ce système a été conçu pour offrir une autonomie significative aux centres de santé en milieu rural, contrastant avec les zones urbaines où les structures existantes, comme les cliniques et polycliniques, ne suivaient pas toujours la stratégie de santé primaire prévue. (MSP-RDC, 2006)

Malgré ces initiatives, la définition claire de la politique sanitaire ne fut finalisée qu'en 1984, avec l'adoption de la Charte de développement sanitaire en Afrique et la finalisation du Plan d'Action 1982-1986. Ce plan visait l'autofinancement des zones de santé et cherchait à harmoniser le soutien international et national. Le Fonds National d'Assistance Médicale Sanitaire (FONAMES) était supposé coordonner ces efforts, mais a échoué à établir une gestion efficace, ce qui a contribué à la dilution du concept de zone de santé après 1985 (CNCD 11.11.11, 1989).

Les lacunes en matière de coordination et de financement ont continué à affecter l'efficacité du système de santé, malgré le soutien continu de divers bailleurs de fonds internationaux. Les conflits armés et les urgences sanitaires de la fin des années 1980 ont encore fragilisé la structure sanitaire du pays (Van Balen, 1989). En outre, la coopération internationale, bien qu'importante, a souvent été entravée par la complexité des interventions étrangères et les défis logistiques.

Ainsi, malgré des avancées notables dans la conceptualisation des politiques de santé, la RDC a continué à lutter contre les défis structurels et financiers qui ont limité l'application effective de ces politiques. Ce contexte a révélé la nécessité persistante d'une stratégie sanitaire plus cohérente et mieux financée pour répondre efficacement aux besoins de sa population croissante

Initiatives des organisations internationales face à la léthargie de l'action politique (1990-2006).

La période entre 1990 et 2006 a mis en lumière les défis significatifs auxquels le système de santé de la RDC a été confronté, exacerbés par des crises politiques et économiques. Bien que des efforts aient été faits pour améliorer l'infrastructure sanitaire, les résultats ont été mitigés, reflétant la complexité des défis à surmonter et la nécessité d'une meilleure coordination et d'un financement plus stable pour améliorer durablement la santé publique en RDC.

Entre 1990 et 2006, la République Démocratique du Congo a connu une période de turbulences politiques, entraînant la suspension de nombreuses coopérations bilatérales et multilatérales. Malgré ces défis, certains projets ont pu bénéficier du soutien de partenaires tels que l'Union européenne et le Royaume de Belgique. Cette période a également été marquée par l'adhésion à des politiques d'ajustement structurel, imposant un autofinancement des services de santé qui a aggravé les défis du système de santé. Les réformes politiques et économiques sous la direction du président Mobutu, notamment la nationalisation et la chute des prix des matières premières, ont accentué le déclin du système de santé. Des observateurs comme Tine

Dusauchoit de Médecins Sans Frontières (MSF).[12] ont noté une dégradation rapide des institutions, aggravée par des conflits continus qui ont limité l'accès aux soins de santé santé (Médecins Sans Frontières, 2002). Dans *Reinventing Order in the Congo*[13], des critiques similaires ont été exprimées par Peter Persyn et Fabienne Ladrière, qui ont dénoncé la persistance d'une hiérarchie médicale centralisée et une concentration excessive sur une approche hospitalière centrée sur les médecins. Ils ont pointé du doigt l'état lamentable des infrastructures hospitalières à Kinshasa, reflétant des lacunes majeures dans le système de santé (Persyn & Ladrière, 2004).

Malgré cela, le gouvernement a tenté de répondre à la croissance démographique et aux défis sanitaires par diverses initiatives. Cependant, comme l'ont souligné les travaux de Marc Pain (1984), les équipements sanitaires restaient insuffisants et mal répartis, particulièrement dans les grandes villes comme Kinshasa.

Le financement des infrastructures hospitalières, depuis l'époque coloniale, a toujours dépendu en grande partie du gouvernement. Cependant, après l'indépendance, peu de projets ont vu le jour jusqu'à l'avènement de la troisième république. C'est à cette époque que des partenariats significatifs ont été établis pour la construction et la réhabilitation d'infrastructures sanitaires, avec un financement important de la Banque mondiale, de la Banque Africaine de Développement, ainsi que d'autres coopérations internationales.

Depuis 1960, le financement interne des projets d'infrastructure a été insuffisant, obligeant le gouvernement à recourir à des financements externes. Les partenaires internationaux, en coordination avec les autorités locales, ont joué un rôle crucial dans la mise en œuvre de ces

---

[12] Médecins Sans Frontières est présent en RD Congo depuis 1981. Il est donc témoin des différentes crises de guerre que connaît encore le pays depuis 1996 dont il fit un ouvrage en 2002 et intitulé : « RD Congo, Silence on meurt : témoignages ». Les principales activités de MSF sont l'approvisionnement en médicaments, la supervision et la formation du personnel de santé, l'administration de vaccins et de soins prénatals, la surveillance épidémiologique, ainsi que l'amélioration des pratiques et les installations en matière d'eau potable et d'assainissement. Le secteur de construction ou réhabilitation n'est pas couvert en des interventions mineures sur l'entretien ou la réfection des locaux de service.

[13] L'ouvrage, sous la direction de Theodore Trefon, évoque les efforts des Kinois face à l'effondrement du pays touché par une succession des crises politiques et de conflits armés. L'ouvrage met un accent notamment sur les pratiques et les modes de vie des Kinois mis au point pour accéder à la nourriture, à l'éducation, à la santé et à l'accès à l'eau. (Trefon T. , 2004)

projets, souvent dans le cadre de stratégies d'aide diversifiées. Le Plan d'action 1982-1986, par exemple, visait l'autofinancement des zones de santé, mais les résultats ont montré que le pays était loin d'atteindre cet objectif (Van Balen, 1989).

Ce manque de financement adéquat a été un obstacle majeur, empêchant souvent une application effective des politiques sanitaires. Les projets étaient généralement soutenus par des partenaires multiples, ce qui complexifiait parfois leur mise en œuvre. Malgré ces efforts, la coordination entre les différents bailleurs de fonds et le gouvernement était souvent insuffisante, laissant persister un manque de cohérence dans les stratégies de santé.

Stratégie de renforcement du Système de Santé (SRSS) 2006 – 2015 : un nouveau cadre normatif

L'administration du système de santé est dévolue à l'État congolais afin de garantir l'intérêt public et l'amélioration des conditions sanitaires et d'en définir le cadre normatif. De David Livingstone (1813-1873), explorateur, pasteur et médecin écossais jusqu'après l'indépendance, la Politique nationale de la santé (PNS) de la RDC a été définie pour la première fois en 1984 sur la base du « Plan d'action 1982-1986 » (S. Wembonyama, S. Mpaka, L. Tshilolo, 2007). Il a donné lieu, en 2006 puis en 2015, à la Stratégie de Renforcement du Système de Santé (SRSS) visant entre autres à : réorganiser l'ensemble du système de santé du pays par le développement des zones de santé (MSP-RDC, 2006). Dans le pilier 3 du DSCRP2.[14] sur l'amélioration de l'accès aux services sociaux de base et renforcement du capital humain, le gouvernement congolais s'engage à l'amélioration de l'état de la santé et la réduction des inégalités. Cependant, il en ressort aussi bien clairement une faiblesse des institutions à encadrer un tel processus. L'État congolais reste dépendant des Partenaires techniques et financiers pour atteindre ses objectifs (Min.Plan-RDC, 2011).

L'arrivée au pouvoir de Joseph Kabila a mis un terme à deux décennies d'isolement du pays par les Bailleurs de fonds étrangers. Ces derniers, sans passer par le gouvernement, étaient arrivés à financer des programmes à travers les dons gérés par les confessions religieuses

[14] Document de la Stratégie de Croissance et de Réduction de la Pauvreté — deuxième génération (DSCRP2) 2011-2015

(catholiques, protestantes…), les structures de la société civile et les organisations non gouvernementales. La capitale congolaise fut la moins touchée par les violences armées qui sévissaient au nord et à l'est du pays. En dépit des pillages perpétrés par quelques affrontements des rebelles.

La SRSS 2006 a ressorti six axes : le Développement/revitalisation de la Zone de santé, la Réorganisation du niveau central et intermédiaire, la Rationalisation du financement de la santé, le Renforcement du partenariat intra et intersectoriel, le Développement des ressources humaines pour la Santé, le Renforcement de la recherche sur les Systèmes de Santé. Il en ressort bien la volonté de l'amélioration de l'accessibilité de la population aux services de soin de santé par la construction de nouvelles structures de soin de santé sur la base d'un plan de couverture. L'objectif apparaît clairement de ne pas s'éloigner des bases de la déclaration d'Alma-Ata, mais bien de renforcer et de réorganiser les structures pour un bon fonctionnement en se basant sur les principes de système des soins de santé primaire. [15]

La publication du document stratégique de Renforcement du Système de Santé (SRSS) résume bien en six points les problèmes et causes de la défaillance de la politique sanitaire postcoloniale :

1) Le prétexte d'exécuter les projets sur les facteurs imputables à des situations urgentes prévalues de fin 1980 à 2006. Nous stigmatisons ici la multiplication des infrastructures ne répondant pas à la politique sanitaire fondée sur le Plan d'action voulant le développement des soins de santé primaire en respectant les deux échelons d'Alma-Ata[16] sous la coordination d'un Hôpital provincial comme troisième échelon. Les différentes interventions des partenaires techniques et financiers ont favorisé la création des centres de santé (échelon primaire) équipée en infrastructure pouvant concurrencer l'échelon intermédiaire. Cette pratique a favorisé une diversification de typologie infrastructurelle ne cadrant pas toujours avec les

[15] Les principes du système des soins de santé primaires sont : la globalisation des soins, l'intégration des soins, la continuité des soins, la rationalisation des services, la déconcentration des services, la décentralisation des niveaux de décision, la participation communautaire et la pérennisation des services.

[16] Soit une zone de santé constituée de centre de santé ou Dispensaire pour l'échelon primaire ; un hôpital de référence pour l'échelon intermédiaire et les deux échelons de la zone de santé soutenue par un échelon central constitué d'un hôpital provincial.

normes édictées et c'est notamment la logique de rationalisation de la couverture sanitaire.

2) L'Absence de cadre normatif de référence opposable à tous définissant correctement les services de zone. « L'hôpital semble avoir été "oublié" comme élément structurant de la zone de santé et comme structure chargée de l'appui au développement des services de 1er échelon. La séparation des responsabilités entre la gestion de l'hôpital et de la zone de santé (médecin-chef de l'hôpital et médecin-chef de zone) constitue également un élément déstructurant du système » (MSP-RDC, 2006).
3) La participation très faible du Budget de l'État en fonction des besoins du secteur sanitaire public. Le système de financement du secteur de la santé en RDC reposant essentiellement sur le financement extérieur ; les patients et une faible participation du gouvernement à 1 % près du budget de l'État.
4) La mauvaise compréhension du processus participatif de la communauté utilisatrice de la zone de santé. La communauté, qui contribue à 70 % près au financement des charges récurrentes du fonctionnement des zones de santé, semble ne pas être impliquée considérablement sur les enjeux liés à l'offre des soins de sa zone de santé.
5) La pléthore du personnel dans les établissements hospitaliers publics. Sur un recensement de 2000 médecins et 27 000 infirmiers en 1998, aujourd'hui plus de 1500 médecins sont formés chaque année et 7 000 infirmiers depuis 2000. Ne trouvant pas d'emploi dans le secteur public pour certains personnels médicaux, ce dernier a créé de petites structures privées offrant des soins, sous le regard impuissant et complice de l'État congolais.
6) Absence de leadership du ministère sur le secteur : La réduction continue de la part du budget de l'État alloué à la santé a eu plusieurs effets négatifs. Premièrement, le ministère de la Santé a perdu une grande partie de son autonomie pour décider, orienter et conduire la politique nationale de santé et les politiques sectorielles. Deuxièmement, il y a une insuffisance de coordination parmi les bailleurs de fonds intervenant dans le secteur, en raison du manque de cadres nationaux compétents pour gérer cette coordination selon des politiques et stratégies clairement définies. Une partie de ces cadres a rejoint des

> partenaires externes ou s'est expatriée. Troisièmement, le Ministère a un contrôle limité sur le financement du secteur, ce qui fait que les responsables ne savent pas en début d'année budgétaire de quelles ressources ils disposeront ni d'où elles proviendront, compliquant ainsi toute planification à long terme. Enfin, le modèle de système de santé basé sur la Zone de Santé comme unité opérationnelle est perturbé par l'introduction d'autres modèles imposés par les bailleurs de fonds via leurs financements. (MSP-RDC, 2006)

Après la première publication de la Stratégie de Renforcement du Système de Santé en 2006, la RD Congo a pris l'option de l'actualiser tous les cinq ans. Ainsi en 2010 et 2015, deux autres éditions furent publiées par le Secrétariat du ministère de la Santé avec la participation des partenaires étrangers et locaux au secteur de la santé. Ces trois éditions sont accompagnées d'un Plan National de Développement Sanitaire (PNDS) dont la mise en œuvre reste faible par manque de financement (RDC-PNDS, 2016).

En dépit de la répartition sectorielle perplexe du budget de l'État, aucune infrastructure hospitalière publique ne reçoit d'une manière permanente le budget de fonctionnement venant du pouvoir public. Les recettes internes ne servent plus qu'à un entretien superficiel se bornant au nettoyage des locaux et pour peu de fois au ravalement et à la peinture des murs. À la Maternité de Kintambo située dans la partie est de Kinshasa, le chargé d'entretien témoigne de ses interventions mensuelles qui se limitent souvent au remplacement des serrures de portes, au rétablissement du courant électrique sur les points lumineux défectueux et à l'achat des produits d'entretien des sanitaires et des locaux.[17]

> *« Aucun partenaire étranger ne peut opérer en République démocratique du Congo sans que les services ministériels habilités ne soient informés et sans qu'il soit prouvé que son action s'inscrit dans la réalisation des objectifs de santé des gouvernements central et provincial. » (Tshiamala P, 2008)*

Aucune rénovation ou réhabilitation ne peut être réalisée par un établissement public faute de moyens conséquents. Les frais de fonctionnement issus des recettes propres à l'établissement ne suffisent pas à engager une action à impact visible.

---

[17] Entretien réalisé au mois de mai 2017 dans le cadre des enquêtes sur terrain en rapport avec les recherches doctorales.

Pourtant l'hôpital reste un maillon non négligeable de la politique sociale congolaise. Les langues s'accordent, qu'il faut redynamiser le système de santé du pays. Il est évident que les politiques mises en place, contenues dans le DSCRP ou le SRSS, n'ont pas un grand effet par suite de la faiblesse dans leur application et appropriation par les acteurs clés du secteur de la santé. Les infrastructures sanitaires publiques, héritées pour la plupart de la colonisation, requièrent un plan rigoureux de réhabilitation ou de rénovation. La difficulté majeure relevée est l'incapacité étatique à se doter des moyens de la mise en œuvre et du suivi de l'application des normes édictées. (Directeur DEP, 2018)

Pour Paul Bossyns[18], les normes existent, mais ne sont pas respectées. Ce qui se fait doit être encadré avec la collaboration des autorités locales pour un accompagnement efficient ; et celles-ci doivent faciliter l'appropriation par les bénéficiaires.

La première grande normalisation infrastructurelle sanitaire qui eut lieu en 1954 dans le cadre du projet décennal a enregistré des résultats palpables, dont la construction des hôpitaux, « patrimoine colonial ». Ces plans ne semblent plus fonctionner à la vue des experts de la Division d'Études et Planification du ministère de la Santé (DEP). L'Hôpital pour indigènes (ex- Mama Yemo — 1928) et la clinique Élisabeth pour les Européens (clinique Ngaliema — 1927) érigés à Léopoldville semblent être obsolètes selon certains utilisateurs.

« Nous avons changé des pratiques », s'exprime Thomas Kataba, expert en santé publique à la DEP. Le système de santé en RDC a connu d'énormes difficultés dans le secteur de développement des infrastructures adéquates pour les établissements hospitaliers. Dans sa responsabilité d'orienter les partenaires techniques et financiers (PTF) au secteur de santé, la DEP se base principalement sur trois documents depuis une décennie : (1) les normes de zone de santé 2006 ; (2) le Plan National de développement sanitaire (PNDS 2011-2015) ; (3) le « plan type » de centre de santé. À côté de ces trois documents, les hôpitaux construits avant 1960 servent bien de base à la planification de nouvelles études.

Seul subsiste le « plan type » pour les centres de santé en subissant plusieurs modifications en fonction des PTF et de l'enveloppe

[18] Propos recueillis le 8 décembre 2017 à Bruxelles. Paul Bossyns est médecin et coordinateur de la Cellule Santé à la Coopération Technique Belge (CTB — actuel ENABEL).

financière mise sur la table. Nos entretiens à la DEP nous ont permis de recueillir les informations suivantes :

1. À ce jour, un « plan type » (capacité d'accueil 17 lits/pour une population de 10 000 à 15 000 habitants) a été validé pour la construction des Centres de Santé dans le cadre du Projet d'Équipement des Structures Sanitaires (PESS). Ce « plan type » a subi deux fois des modifications majeures en fonction des certains partenaires dans le projet. Le premier, c'est le *Departement for international Developpement du Royaume-Uni* (DFID) qui, pour des raisons économiques a proposé la modification du « plan type ». Ces modifications ont donné naissance au Type 1 construit dans le Kasaï, à Ubangi-Nord, Tshopo et Maniema.
2. Le type 1 à une variante. Il s'agit d'un ajout sur le plan du centre de santé des dortoirs et d'une cuisine pour les aides malades en cas de fonds supplémentaires lors d'exécution d'un « plan type ».
3. La coopération sud-coréenne (KOICA) a modifié aussi les « plans types » pour des raisons financières. Suivant les discussions engagées avec la DEP, le « plan type » initial était jugé bon pour des grandes agglomérations et le plan type 1 n'entrant pas dans leur enveloppe, les modifications proposées ont conduit à l'adoption d'un « plan type » 2.
4. GAVI[19] (l'Alliance du vaccin) avec l'UNOPS[20], à leur tour, ont produit pour les mêmes raisons, le « plan type » 3 pour les nouvelles constructions et une variante pour le bâtiment à réhabiliter dans les agglomérations de moins de 10 000 habitants avec une capacité de 8 lits par centre hospitalier et 5 lits dans la partie maternité. Les deux plans types ont été exécutés dans le cadre du Projet Renforcement du Système de Santé *RSS 2 et RSS 3* dans 21 provinces en RDC.
5. La Coopération belge, qui appuie au premier rang le système de santé, et l'Union européenne sont les seuls bailleurs sur des

---

[19] *Gavi Alliance* est une organisation internationale créée en 2000 afin d'assurer aux enfants vivant dans les pays les plus pauvres du monde, un meilleur accès aux vaccins nouveaux ou sous-utilisés. Établie à Genève, en Suisse, Gavi est l'Alliance du Vaccin, qui regroupe secteur privé et public. L'objectif commun est de faire en sorte que les enfants aient un accès égal aux vaccins, quel que soit leur lieu de résidence.

[20] L'UNOPS est le Bureau des Nations unies pour les services d'appui aux projets.

projets de réhabilitation et d'agrandissement de certains hôpitaux. Les projets que ces deux bailleurs de fonds financent et pour lesquels ils sont partenaires techniques sont issus des modifications des plans de situation existante, construite à l'époque coloniale.

L'hôpital congolais s'institue comme le miroir de la représentation de la faiblesse des gouvernants à la gestion de la chose publique. À côté d'une population à éduquer en présence de nouvelles pratiques modernistes pas toujours aisées à s'approprier, les cahiers de charges des partenaires techniques et financiers semblent contraindre un modèle d'exécution du projet qui a des incidences sur la qualité des infrastructures construites. En dépit des améliorations du bâti existant dans les zones d'exécution du projet, le Plan-Type 3 et sa variante démontrent que les pratiques d'usagers ne sont pas véritablement prises en compte dans l'aménagement des espaces. Le budget alloué ne couvre que la construction du bâtiment avec des locaux essentiels pour les soins (le *cure*), les sanitaires et l'incinérateur. Les espaces d'accueil sont soit sous-dimensionnés, voire quasi inexistants. C'est ce que nous pouvons observer dans cette suite de plans-types et d'images qui suivent.

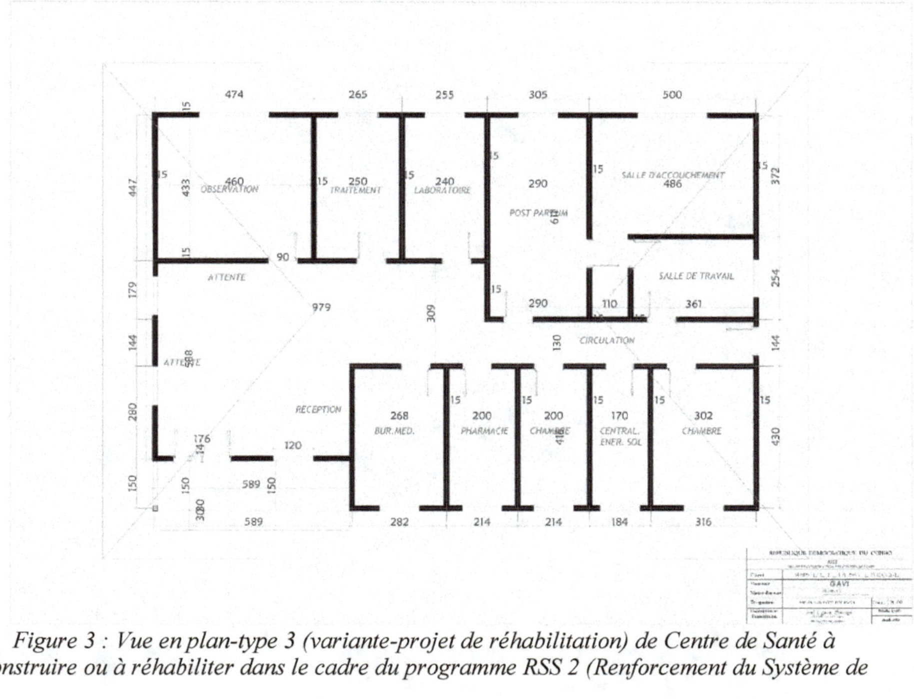

Figure 3 : Vue en plan-type 3 (variante-projet de réhabilitation) de Centre de Santé à construire ou à réhabiliter dans le cadre du programme RSS 2 (Renforcement du Système de

Santé) avec le financement GAVI Alliance — avec partenariat technique de l'UNOPS (Agence d'exécution). Source : Joël Egapa, architecte du projet, plan établi en 2015.

Ce plan présente une structure unique regroupant divers espaces fonctionnels, tels que la pharmacie, les chambres d'observation et le laboratoire, dans un seul bâtiment, favorisant ainsi une gestion centralisée. Bien qu'il s'agisse d'un plan-type pour un centre de santé, et non pour un hôpital général de référence, certaines améliorations sont possibles pour mieux s'adapter au contexte spécifique de la RDC. Ces ajustements devraient tenir compte des besoins socioculturels et des pratiques de soin traditionnelles. Des espaces d'attente plus spacieux seraient essentiels pour offrir une meilleure expérience aux usagers. De plus, l'ajout de vérandas permettrait d'améliorer la ventilation naturelle et d'accroître le confort pour les patients et le personnel, notamment entre les zones de soin et d'attente. D'autres ajustements, comme le repositionnement de la salle d'accouchement et du post-partum, dont la proximité avec les salles de traitement et la pharmacie pourrait induire un stress inutile, méritent également d'être envisagés.

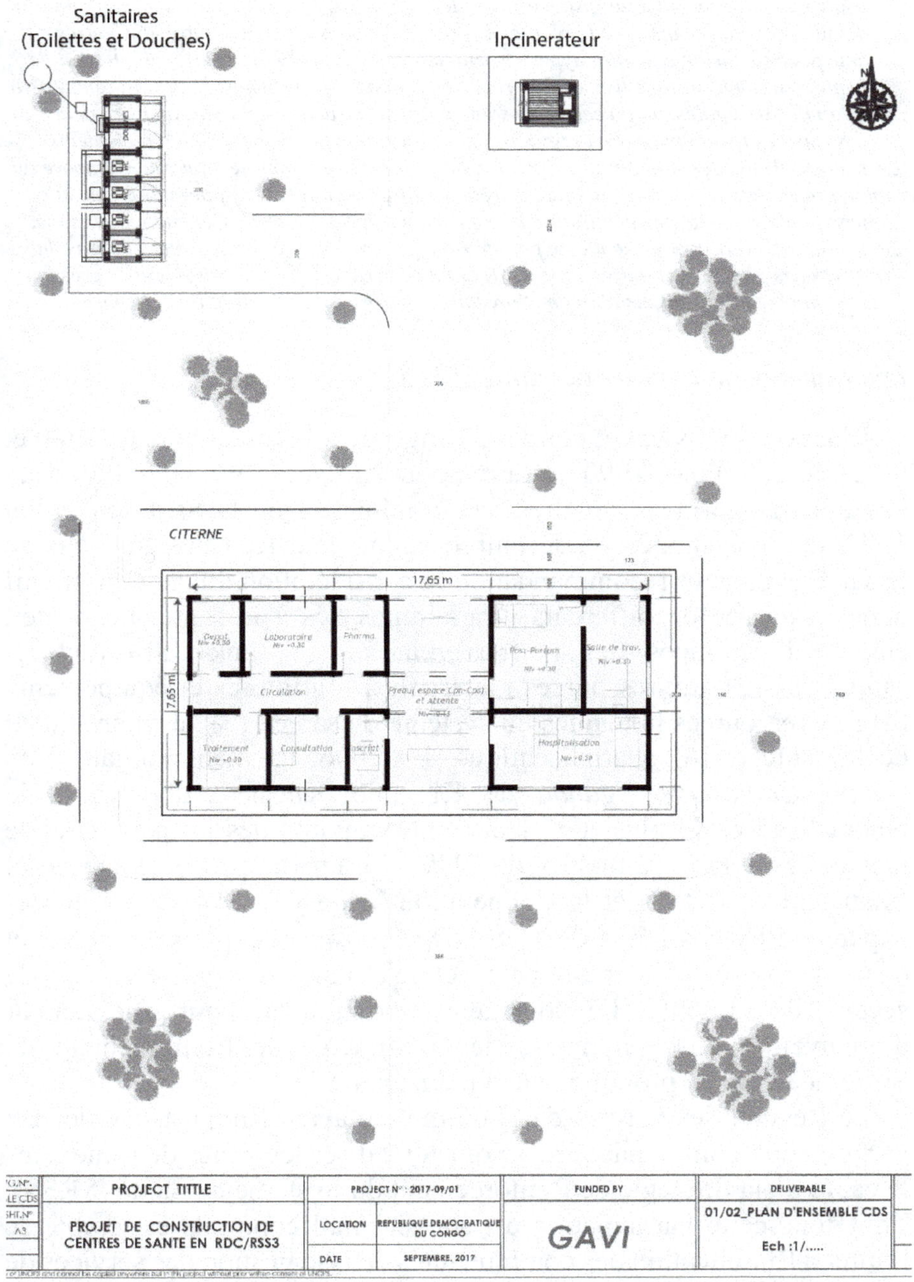

Figure 4 : Plan-type 3 (nouvelle construction) — projet RSS 3 (Renforcement de Structures Sanitaires), établit en 2017 dans le cadre de l'accord GAVI Alliance (bailleur de fonds) — UNOPS (agence de l'exécution) — ministère de la Santé de la RDC. Source : Joël Egapa, architecte du projet, plan établi en 2017.

Suivant le budget disponibilisé par le bailleur de fonds, 58 centres de santé seraient réhabilités ou construits avec le plan-type 3 (nouvelle construction) contre 46 Centres de Santé pour sa variante, le plan-type 3 (variante-projet de réhabilitation). Soit un total de 104 centres de santé sur une liste de 258 préinscrits dans le programme RSS. (Mawete, 2020). Ce plan illustre également un centre de santé avec une structure similaire au précédent, où les espaces fonctionnels sont regroupés dans un bâtiment unique. L'ajout d'éléments extérieurs tels que les sanitaires et l'incinérateur est pertinent pour le contexte. Comparé au plan précédent, ce modèle présente une répartition plus claire des espaces d'attente et de consultation, avec un préau qui offre un espace de transition abrité. Cependant, les zones comme la salle d'accouchement et le post-partum pourraient être mieux isolées pour réduire le stress des patientes et autres usagers. L'ajout de vérandas et de zones de repos près des chambres d'hospitalisation améliorerait le confort des patients et du personnel.

Les normes de la zone de santé 2006

L'action du PNUD et de l'OMS engagée à la fin de l'année 1980 et au début de l'année 1990 va faire aboutir le projet d'élaboration d'un Recueil des normes sanitaires par le ministère de la Santé en juillet 1999. La même année, en décembre furent tenus les États généraux de la santé avec pour recommandation la considération du cadre normatif dans l'exercice de différents programmes liés à la santé. Le recueil établit six groupes des normes relatives (1) aux infrastructures sanitaires ; (2) aux ressources matérielles, fournitures et équipement ; (4) aux ressources humaines du système de santé ; (5) au financement de la santé et (6) pharmaceutique. En 2006, un atelier organisé au *Centre Catholique Nganda* de Kintambo/Kinshasa aboutira à la réactualisation de plusieurs documents traitants des normes, dont le recueil des normes sanitaires, de 1999. [21] La participation technique et financière de l'OMS et la Coopération belge y est saluée à côté des experts de l'UNICEF et de l'USAID et plusieurs experts congolais et des organisations internationales et nationales spécialisées dans le secteur de la santé. Le document produit avait pour rôle majeur d'appuyer la mise en œuvre de la Stratégie de Renforcement du Système de Santé promulgué à la même période.

Le Recueil des normes de 2006 met en avant l'importance de la « participation communautaire » pour revitaliser les zones de santé dans le cadre de la Stratégie de Renforcement du Système de Santé (SRSS). Toutefois, cette participation est souvent mal comprise et semble se limiter à l'implication des communautés dans la gestion des services de

[21] Le document intitulé « Normes de la Zone de Santé », publié en 2006, ne fait pas explicitement référence au recueil de 1999. Il semble qu'entre 1999 et les années suivantes, plusieurs mises à jour des normes sanitaires ont été effectuées, mais seules celles de 2002 et 2003 sont mentionnées dans la bibliographie du recueil de 2006.

santé, sans aborder leur rôle crucial dans le financement, qui représente parfois jusqu'à 70 % des coûts de fonctionnement des zones de santé. De plus, les communautés ne sont pas suffisamment associées aux décisions concernant les infrastructures, qu'il s'agisse de nouveaux projets de construction, de réhabilitations, ou d'autres interventions liées à l'immobilier médical, malgré leur contribution significative.

Tableau 2 : Tableau récapitulatif des normes de l'Hôpital général de référence selon le recueil des normes du 9 octobre 2006. Source : (MSP-RDC, 2006)

Normes pour les hôpitaux de référence	Observation
1. Normes d'organisation	
- Fonction dispensation du Paquet complémentaire d'Activités (complémentaire au centre de santé) ; - Enseignement et recyclage des professionnels de santé ; - Recherche opérationnelle ; - Contrôle de qualité et encadrement des structures de santé de premier échelon	
- Services médicaux de base : Pédiatrie ; Gynécologie obstétrique ; Médecine interne ; Chirurgie	
- Service de diagnostic : Laboratoire ; Imagerie médicale	
- Service de réanimation et Soins intensifs	
- 2. Normes de l'environnement	
- Implantation : Milieu non pollué ; Zone Calme ; Abri circulation intense et loin des sources de vibration ; Facilité d'extension éventuelle ; Terrain pas trop accidenté et déclivité inférieure à 10 %	
- Accessibilité : Site relié aux voies d'accès au réseau routier existant	
- Autres : Protection contre les insectes nuisibles (mouches et moustiques) ; L'eau courante ; L'éclairage et l'énergie stable ; Traitement des déchets solides (trou à ordures — poubelles avec couvercles) ; Incinérateur ; Fosse à placentas ; Traitement des déchets liquides ; Latrines et douches ; Protection contre les bruits sonores (à l'abri des bruits et des vibrations) ; Désherbage de la cour ; Séchage des flaques d'eau ; Enclos/Clôture : pour empêcher la divagation des bêtes, des enfants dans la cour des installations	
- Climatologie : Locaux bien aérés ; Axe du bâtiment orienté Est-Ouest ; Fenêtres orientées sens Nord-Sud ; Dispositif afin d'empêcher l'infiltration des rayons solaires ; Ventilation transversale ; Climatisation à air conditionné	
3. Normes à la sécurité	
- Sécurité relative à la contamination (isolement des locaux et couloir spécifiques / zones septiques séparées des zones aseptiques) ;	

- Sécurité relative à l'incendie, aux rayonnements ionisants, à l'assainissement, à l'émission des bruits, et à la protection aux endroits dangereux		
4. Normes aux matériaux de construction		
- Matériaux locaux assurant une bonne isolation thermique ; Couverture en matériaux produits localement pouvant mieux assurer l'étanchéité ; Absence d'utilisation des matériaux contenant de l'amiante et autres matériaux similaires (prohibée).		
5. Normes aux dimensionnements		
- Hauteur sous plafonds des bâtiments de 3 m dans les bureaux, les locaux de services et les chambres individuelles ; Hauteur sous plafonds des bâtiments de 3,30 m dans les grandes salles d'hospitalisation dans les services de cuisine, pharmacie ; Surface des ouvertures dans les locaux de 1/5 de la surface du sol ou du plafond ; Couloirs de circulation auront 2,50 m de largeur		
6. Normes à la fonction		
- Pédiatrie ; Gynécologie obstétrique ; médecine interne ; Chirurgie ; Laboratoire ; Imagerie médicale ; Service de réanimation et Soins intensifs ; Pharmacie.		
7. Normes à la capacité d'accueil		
- En milieu rural, 100 à 150 lits avec possibilité d'extension ; - En milieu urbain, 150 à 200 lits avec possibilité d'extension		
8. Normes à la population	m^2	%
- Service administratif	135	5 %
- Service de médecine interne	265	9 %
- Service de pédiatrie	293	10 %
- Service de gynéco obstétrique	385	14 %
- Service de chirurgie	325	11 %
- Laboratoire	15	1 %
- Pharmacie	80	3 %
- Radiologie	87	3 %
- Service de consultation externe	52	2 %
- Bloc opératoire	259	9 %
- Service de gynéco obstétrique	385	14 %
- Maternité	146	5 %
- Buanderie	102	4 %
- Cuisine centrale	262	9 %
- Garage	48	2 %
Total	2839	100 %

Suivant le cadre normatif dressé, l'Hôpital général de Référence (HGR) doit avoir une capacité d'accueil de 1 lit pour 1 000 habitants, soit 100 lits pour une zone de santé urbaine couvrant 150 000 à 200 000 habitants. Pour chaque zone de santé, un hôpital général de référence est nécessaire à côté d'un ou plusieurs Centres de Santé. Ces derniers couvrent une population de 30 000 à 35 000 habitants. Il en ressort que Kinshasa, pour ses près de 12 millions d'habitants, dispose inégalement de 35 zones de santé. Suivant l'étude d'Ocha portant sur 260 formations médicales publiques et privées à Kinshasa à propos des causes de mortalité maternelle, la capitale connaît une dissémination des structures médicales dans la ville. Les communes à forte densité démographique sont les plus en manque de structures fonctionnelles et ne disposent que des entités de santé primaire et quelquefois des polycliniques privées (OCHA, Kayembe, Muhindo, 2011).

Cela amène à se demander dans quelle mesure les architectes ont été impliqués dans l'élaboration de ces normes, ou si elles ont été principalement développées par des techniciens de santé. Bien qu'il soit difficile de tirer des conclusions sans des recherches plus approfondies, l'implication limitée des architectes pourrait, dans certains cas, contribuer à des incohérences structurelles, notamment en ce qui concerne la qualité des infrastructures en lien avec les besoins des usagers. Une meilleure collaboration entre les professionnels de la santé et ceux de l'architecture pourrait potentiellement améliorer l'intégration des aspects humains, sociaux, et du « care » dans la conception des infrastructures hospitalières.

L'analyse du cadre normatif et de ce tableau récapitulatif nous laisse voir des moments d'ambition sur la question de politique, mais que le *care* n'a jamais été un souci. S'il est difficile pour nous de capter ce qui est d'ordre du *care* dans les dispositifs normatifs, comme nous l'avons fait remarquer pour les plans types de GAVI-UNOPS, un souci demeure. En effet, la présence, par exemple, des *normes relatives aux matériaux de construction* ou celles *à l'environnement*, ont le potentiel de soulever les marqueurs de *care*. Il nous semble également qu'il manque une occasion importante de mettre en place une bonne pratique sur un modèle de projet participatif comme l'a démontré Judith le Maire.

La participation a été l'objet de plusieurs études, mais axée assez peu sur les résultats. Judith le Maire dans sa thèse de doctorat d'architecture a participé à la construction de « l'histoire de la grammaire de la participation et sa fortune critique dans le domaine architectural et urbanistique ». L'auteur dans ses recherches a aussi « analysé des projets produits lors de processus participatifs avec en toile de fond les questions suivantes : en quoi l'architecture réalisée est-elle le produit des connaissances de l'architecte ? La participation des habitants permet-elle d'améliorer l'adéquation entre le bâtiment et leurs attentes ? Par quels types de savoirs les uns et les autres, et en particulier les architectes, documentent-ils la phase de conception du projet ? » (le Maire, 2014). Entre les deux postures d'architectes, les « maîtres » et les « pédagogues » (le Maire, 2009), le processus participatif constituerait un modèle possible pour repenser les pratiques en République démocratique du Congo.

Conclusion

Les archives examinées révèlent l'héritage d'un patrimoine colonial conçu grâce aux efforts combinés du gouvernement colonial, des entreprises privées, et des missions religieuses, fournissant une couverture substantielle en infrastructures hospitalières à travers le pays. Cependant, après l'indépendance, peu d'investissements ont été réalisés dans l'infrastructure, l'accent étant plutôt mis sur le financement de la lutte contre les maladies. Le gouvernement congolais peine à perpétuer et à développer la politique sanitaire, restant dépendant de l'aide extérieure. Cette situation est exacerbée par l'influence des bailleurs de fonds occidentaux qui, souvent à travers des organisations mondiales, orientent la politique sanitaire nationale, laissant le pays sans une politique sanitaire centralisée depuis son indépendance.

À Kinshasa, l'infrastructure hospitalière, bien qu'ayant servi efficacement par le passé, est aujourd'hui vétuste et ne correspond plus aux avancées médicales ni aux considérations sociales et communautaires actuelles. Le défi est de réformer et de repenser ces structures pour les adapter aux besoins contemporains, tout en planifiant de nouveaux projets.

Le « traité d'amitié de 1960 » entre la Belgique et le Congo prévoyait la continuité des activités médicales, mais la transition post-indépendance a été marquée par un ralentissement significatif et un manque de progression dans le système sanitaire, influencé aussi par des crises régionales. L'Organisation mondiale de la santé et la Croix-Rouge ont joué un rôle crucial à travers l'« Opération Congo de l'OMS », répondant aux crises sanitaires après le départ de nombreux professionnels européens.

L'intervention des organisations philanthropiques a également été notable, s'inscrivant dans une continuité des politiques de santé basées sur leur propre expérience. Toutefois, la stratégie nationale de renforcement du secteur sanitaire indique une reconnaissance des problèmes par le gouvernement, bien que l'impact reste limité à des aspects techniques des constructions hospitalières. Le cadre normatif adopté depuis 2006 n'a pas suffisamment évolué pour inclure des considérations de développement durable, malgré les documents de référence proposés par la Direction des Études et Planifications.

La politique coloniale centralisée a permis de couvrir les besoins essentiels, y compris la santé, grâce à une bureaucratie efficace impliquant architectes et professionnels de diverses agences publiques. Après la colonisation, l'accent a été mis sur le développement scolaire plutôt que sanitaire, malgré les contributions significatives de figures telles que Paul Dequeker (1930-2017)[22] ou Eugène Palumbo (1925-2008) engagé par l'UNESCO.

De 1975 à 2020, la politique sanitaire a surtout été influencée par des acteurs externes, notamment des organisations religieuses bénéficiant de dons et de soutiens techniques étrangers, conduisant à une politique sanitaire fragmentée et influencée par des intérêts externes. Cette période a vu un glissement vers des projets hospitaliers visant les classes aisées, reflétant une dérive vers une médecine plus commerciale et moins centrée sur les besoins de la population générale. La période a également été marquée par un focus sur l'éradication de pandémies et un soutien accru en équipement médical, laissant les hôpitaux régionaux jouer un rôle clé grâce à leur gestion autonome. Les réseaux publics se sont principalement concentrés sur l'offre clinique et la formation médicale, tandis que les établissements privés, souvent gérés par des entités religieuses, ont été cruciaux pour l'accès aux soins.

L'analyse des politiques et mesures postcoloniales montre une préoccupation majeure pour la couverture territoriale, mais avec une faible intégration du concept de *care*, essentiel pour une politique sanitaire plus inclusive. Le concept *care* devrait être réintroduit et développé pour mieux répondre aux défis actuels, nécessitant une réévaluation du patrimoine architectural existant et une réflexion sur sa protection et sa valorisation dans le contexte congolais actuel.

---

[22] Le révérend frère scheutiste Paul Dequeker, architecte et missionnaire belge au Congo depuis 1958. Il présida le Bureau d'Architecture de l'Épiscopat, un département du Centre Interdiocésain du nouvel archidiocèse congolais de 1961 à 1993. Il est connu pour son travail sur les édifices religieux et les écoles suivant les principes de l'architecture tropicale. Son ouvrage, *l'architecture tropicale : Théorie et mise en pratique en Afrique tropicale humide*, est la synthèse de son expérience et son savoir. Source : https://www.vai.be/nieuws/publicatie-over-het-werk-van-broeder-architect-paul-dequeker _consulté le 21 mai 2022.

Chapitre 3.
Evolution typologique du patrimoine hospitalier en RDC (1885 – 2020)

Ce chapitre examine l'évolution des infrastructures hospitalières construites en République démocratique du Congo, de l'époque coloniale à partir de 1885 jusqu'en 2020. Cette période permet de comprendre les changements typologiques, que ce soit vers une architecture fonctionnelle ou défaillante, inspirée par de modèles occidentaux et les échanges entre empires coloniaux. L'introduction par le projet colonial de ce qu'on peut appeler une « machine à guérir » nous pousse à analyser les infrastructures hospitalières pour identifier les grandes étapes de l'architecture hospitalière.

Selon Toulier, Lagae, et Gemoets (2010), l'architecture hospitalière a été guidée par des principes hygiénistes développés par des médecins, militaires et ingénieurs. Ces principes incluaient des éléments comme la barza, des systèmes de ventilation en toiture et des débords de toiture à faible pente. Après la Première Guerre mondiale, les architectes ont adapté et varié ces principes, créant ainsi un style métissé influencé par diverses sources, qui est devenu le style colonial.

Ce chapitre pose la question du devenir du patrimoine hospitalier, à l'instar de nombreuses architectures coloniales. À une époque où l'on propose de raser ces bâtiments en raison de leur vétusté ou de leur passé colonial, la présentation de l'évolution typologique de ces infrastructures pourrait sensibiliser les autorités, les professionnels et la population à l'importance de leur préservation.

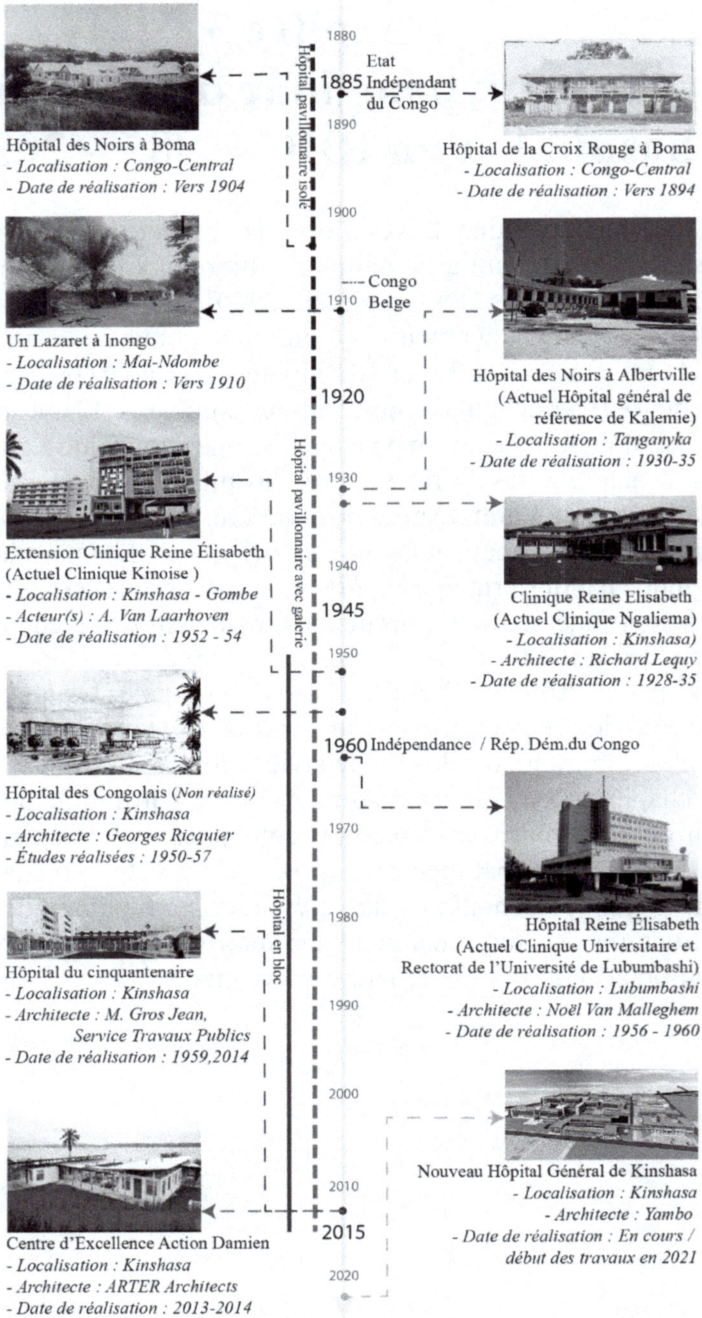

Figure 5 : Chronologie des typologies de l'architecture hospitalière en RDC. Sources : Auteur, 2022.

L'analyse typologique de l'architecture hospitalière en République démocratique du Congo peut se décliner en quatre grandes périodes. À chaque période, l'hôpital bénéficie des mouvements stylistiques, des techniques constructives et de l'usage des matériaux en vogue dans d'autres types de constructions tels que les bâtiments publics et les écoles. Les trois premières périodes (1880 – 1960) se déclinent selon le milieu (urbain ou rural), les catégories de patients (européens, africains) et les besoins liés aux maladies contagieuses (lèpre, tuberculose). Au cours de la période 1880-1960, deux typologies architecturales hospitalières principales se sont imposées : l'hôpital pavillonnaire, qui a émergé en premier, et l'hôpital en bloc. L'hôpital pavillonnaire, dominant entre 1885 et 1945, se caractérisait par des bâtiments séparés pour chaque fonction médicale, souvent utilisés en milieu rural et dans certains centres urbains. Ce modèle permettait d'isoler les patients selon les maladies, en particulier pour les maladies contagieuses comme la lèpre et la tuberculose. À partir de 1945, l'hôpital en bloc a progressivement remplacé le modèle pavillonnaire dans les grandes villes. Ce type d'hôpital, organisé autour de structures en plusieurs étages, a permis une meilleure centralisation des services et une utilisation plus efficace de l'espace, répondant aux besoins croissants des zones urbaines. Certes, la politique raciale d'avant 1950 laissera place à une différenciation sociale, dans laquelle on trouvera notamment une continuité d'organisation de l'hébergement en dortoir.

Dans la quatrième période, correspondant à l'époque postcoloniale, les typologies seront dictées par les bailleurs de fonds qui souvent importent l'expertise du pays donateur. Certaines de ces infrastructures sont tout de même dans la continuité ou la conjugaison des typologies existantes. Cependant, nous verrons apparaître dans la sous-région, l'Afrique centrale et l'Afrique de l'Est, de nouvelles orientations typologiques. Celles-ci se démarquent par le traitement unique de chaque bâtiment dans le site hospitalier. L'environnement du bâti, l'intérieur comme son ensemble sont étudiés de façon à faciliter les usages et la pérennité des infrastructures.

3.1. L'hôpital « pavillonnaires isolés » (1880-1920) : Entre sobriété, préfabriqué et architecture vernaculaire

La première typologie hospitalière, qui s'étend des années 1880 à 1921, comprend des infrastructures sanitaires composées de dispensaires et de centres médicaux. Les personnes atteintes de maladies contagieuses (lèpre, tuberculose…) étaient envoyées dans des camps d'isolement, éloignés des habitations. Face aux défis climatiques et sanitaires du Congo tropical, les premiers postes hospitaliers adoptèrent des styles importés, utilisant principalement deux systèmes de construction : des bâtiments préfabriqués en métal et des constructions sans étage avec une architecture sobre (Toulier, Lagae, & Gemoets, 2010) (Robert, 2010). Ces systèmes coexistaient avec une typologie particulière, celle du village-hôpital, qui intégrait des architectures vernaculaires transformées à partir des années 1920 par l'influence des techniques occidentales. Ce modèle marquait la cohabitation entre la médecine traditionnelle et occidentale, autorisant les guérisseurs à poursuivre leurs pratiques auprès des malades tout en introduisant des éléments de la médecine moderne. (Vellut, 1992) (Bibeau, 2013)

Architecture hospitalière préfabriquée pour Européens

L'organisation médicale des Européens ayant précédé celle des autochtones, les postes sanitaires aménagés étaient ceux des Européens.

Ces postes médicaux bénéficiaient d'une expertise constructive développée dans d'autres colonies. Les bâtiments étaient souvent préfabriqués en Europe et transportés dans la colonie pour être assemblés sur place. Conçus sur deux niveaux, ils se distinguaient par leur gabarit imposant, utilisant des matériaux métalliques et reposant sur des pilotis pour prévenir l'humidité et les insectes. Ces bâtiments incorporaient des éléments de l'architecture tropicale, tels que des vérandas et des systèmes de ventilation naturelle (œil-de-bœuf, lucarnes), largement inspirés des styles britanniques et américains en Asie et aux Amériques. Par exemple, le Sanitorium[23] de Boma et le poste sanitaire Mont Ngaliema (1897) à Léopoldville incarnaient ce modèle d'architecture préfabriquée pour les Européens (Toulier, Lagae, & Gemoets, 2010) (Janssens, Kivits, & Vuylsteke, 1992).

Le village-hôpital pour Congolais : empreinte d'une architecture vernaculaire

Parallèlement, l'architecture traditionnelle des Congolais, avec ses huttes et ses espaces naturels, persistait sous la forme du « village-hôpital ». Ces infrastructures, imprégnées de pratiques traditionnelles, permettaient aux malades de participer à des rituels thérapeutiques[24] et d'utiliser des plantes médicinales (Sofowora A., 2010). Certains éléments architecturaux observés dans les villages-hôpitaux, tels que les vérandas et les toits débordants, n'étaient pas étrangers aux autochtones. Ils incarnaient une continuité des savoirs endogènes, bien que modifiés par l'influence coloniale. Par exemple, les Bangala[25] construisaient des huttes avec des vérandas soutenues par de gros piliers en bois, témoignant d'une maîtrise locale des techniques constructives (Wauters, 1893).

Vers la fin du XIXe siècle, ces architectures « sans architecte » coexistaient avec des pavillons rectangulaires importés, dominant progressivement l'infrastructure sanitaire locale. Bien que plus modestes que les bâtiments préfabriqués pour Européens, ces constructions en matériaux locaux (terre, bois, paille) permettaient d'accueillir plusieurs malades et étaient adaptées aux conditions climatiques. Certaines infrastructures coloniales, telles que les villages de lépreux, récupéraient ces modèles pour remplacer les architectures vernaculaires jugées trop fragiles. Ces espaces, marqués par des échanges sociaux et commerciaux, se transformaient également en lieux de sociabilité, une des expressions du care qui sera abordée dans les chapitres suivants.

---

[23] Le sanitarium pour Européens à Boma fut le premier bâtiment sanitaire de cette typologie. Cependant, le bâtiment ne fut pas qu'un lieu de soins hospitaliers, mais aussi un lieu où s'organise l'accueil et l'hospitalité des Européens nouveaux arrivants dans la colonie.

[24] Gilles Bibeau évoque à ce sujet que : « le malade était encore envisagé par le thérapeute (le guérisseur) comme membre d'un groupe social et le plus souvent, en tant que membre d'un groupe familial » (Bibeau, 2013).

[25] Un groupe linguistique et ethnique situé dans le nord-ouest de la République démocratique du Congo, dans l'ancienne province de l'Équateur.

Architecture sobre pour Congolais — Les « pavillonnaires isolés »

À partir de 1908, avec le développement d'une médecine de masse, de nouvelles infrastructures hospitalières plus durables furent construites pour les Congolais. Le gouvernement colonial soutenait alors la mise en place de « plans types », facilitant l'implantation de sites hospitaliers dans les centres urbains et ruraux. En raison du manque de professionnels qualifiés, la construction de ces hôpitaux reposait en grande partie sur des artisans locaux sous la supervision d'Européens. Les bâtiments, sans étage, étaient construits avec des briques locales et un toit en tôle, remplaçant progressivement le chaume. Ces infrastructures, comme les lazarets et les villages de lépreux, permettaient l'isolement des patients atteints de maladies contagieuses.

La modularité de ces bâtiments facilitait leur construction rapide, même sur des terrains aux topographies variées. Cependant, malgré leur sobriété et leur adaptation aux besoins locaux, ces infrastructures restaient limitées face à l'évolution des soins médicaux modernes. Cette simplicité était souvent perçue comme un signe de pauvreté, d'autant plus que les architectures hospitalières évoluaient ailleurs dans le monde avec des innovations plus avancées. Cela justifia en partie la transition vers une typologie pavillonnaire plus sophistiquée, influencée par des architectes qui introduiront des touches et styles internationaux.

3.2. Le pavillonnaire pour Européens face au pavillonnaire pour Congolais (1920-1945)

Entre 1920 et 1945, l'hôpital public colonial connut son premier essor en réponse à l'organisation administrative du Congo belge et à la nécessité de lutter contre les endémies. Les autorités coloniales lancèrent des projets de réhabilitation et de construction de nouvelles infrastructures pour soigner à la fois les Européens et les Congolais. Durant cette période, les pavillons hospitaliers, plus imposants que ceux des périodes précédentes, s'étendirent sur de vastes espaces urbains et ruraux.

Alors que le mouvement pavillonnaire atteignait son apogée en Occident, cette typologie se développa également au Congo, mais avec des ajustements bioclimatiques adaptés aux réalités locales. Les architectes belges travaillant au sein de l'administration coloniale collaboraient avec les médecins et ingénieurs pour concevoir des hôpitaux alliant les pratiques occidentales à des solutions spécifiques aux impératifs du climat tropical. Ces constructions, bien que de petite ou moyenne taille, comparées aux grands complexes hospitaliers occidentaux, furent porteuses d'importantes innovations techniques et stylistiques.

Le pavillonnaire pour Européens

Durant cette période, le style « Art déco » émergea, notamment dans les cliniques pour Européens, telles que la clinique Ngaliema. Les pavillons étaient reliés par des galeries couvertes, avec une double circulation facilitant les déplacements entre les bâtiments. L'architecte Richard Lequy, du Service des Travaux publics, fut responsable de plusieurs de ces plans types, qui furent répliqués dans des villes comme Coquilhatville (Mbandaka) et Stanleyville (Kisangani). Ce style architectural reflétait le confort et le luxe réservés aux Européens, se rapprochant des hôpitaux européens de l'époque (Toulier, Lagae, & Gemoets, 2010).

Les pavillons étaient situés dans des environnements bien aérés, loin des cités indigènes, et intégraient des dispositifs bioclimatiques : toitures débordantes, impostes et lanterneaux pour assurer la ventilation et la lumière naturelle. Les matériaux utilisés, comme les carreaux de céramique et les maçonneries enduites, facilitaient l'entretien des espaces. À l'inverse, les hôpitaux destinés aux Noirs se caractérisaient par des finitions plus rudimentaires, avec des murs non crépis à l'extérieur.

Selon un rapport des Services des Travaux publics [26], l'architecture des hôpitaux pavillonnaires pour Européens présentait plusieurs avantages, tels qu'un couloir central permettant une meilleure aération des chambres, ainsi qu'une véranda réservée aux patients pour leur bien-être. Cependant, contrairement aux hôpitaux occidentaux, ces établissements pour Européens n'intégraient pas les grandes chambres-dortoirs, qui étaient réservées aux Noirs.

---

[26] Source : Archives Africaines. GG (15 899) — Hôpital européen à Kalina — rapport

De l'émergence du pavillonnaire en Occident à son obsolescence.

Apparu au XVIIIe siècle en Occident, l'hôpital pavillonnaire était conçu pour prévenir la propagation des maladies contagieuses grâce à la séparation des patients en fonction de leurs pathologies, de leur âge ou de leur sexe. Du Royal Naval Hospital de Plymouth en Angleterre (1756-1764) à l'Hôpital de Lariboisière à Paris (1854), ce modèle s'étendit rapidement en Europe. Ses principales innovations reposaient sur la bonne ventilation, la séparation des patients et l'aménagement des chambres-dortoirs. Progressivement, les pavillons furent reliés par des galeries et, parfois, des couloirs souterrains (Tollet, 1894) (Depage, Vandervelde, & Cheval, 1912).

Toutefois, dans les années 1920-1945, ce modèle fut remis en question par l'évolution de la science médicale. En Belgique, des architectes comme Victor Horta, avec son hôpital Brugmann (1923), furent critiqués pour les longues circulations horizontales des pavillons, jugées inefficaces (Dickstein-Bernard, Lelarge, Guilardian, & le Maire de Romsée, 2005). Cette période marqua aussi le passage des grandes chambres-dortoirs à des chambres plus petites, avec 2 à 3 lits, ou individuelles.

Le pavillonnaire pour Congolais

Parallèlement, la période 1920-1945 vit la prolifération d'hôpitaux pavillonnaires pour Congolais, basés sur des « plans types » adaptés à l'architecture tropicale. Bien que ces infrastructures aient été conçues pour accueillir un plus grand nombre de patients que les hôpitaux pour Européens, la différence de traitement entre ces deux groupes restait flagrante. Les pavillons pour Noirs étaient plus simples dans leur conception, avec des finitions sommaires comme les sols en ciment lissé et des maçonneries peu soignées. Les équipements étaient également sous-dimensionnés par rapport aux besoins, reflétant les inégalités sociales de l'époque.

Contrairement aux grandes infrastructures européennes ou américaines, les villes congolaises de l'époque, comme Kinshasa, étaient peu peuplées. En 1930, Léopoldville comptait 34 700 habitants et seulement 55 000 en 1945. Le plus grand hôpital pour Congolais, l'hôpital de Léo-Est, n'avait que 348 lits en 1935. Cependant, la ville croissant rapidement, atteindra une population de 400 000 habitants au moment de l'indépendance, nécessitant l'expansion de l'hôpital à 1 000 lits. Le modèle pavillonnaire s'avéra adapté au contexte colonial, car il permettait une construction progressive selon les besoins et le budget disponible. En cas d'augmentation du nombre de patients, de nouveaux pavillons pouvaient être ajoutés. Le modèle pavillonnaire présentait également l'avantage de pouvoir être implanté sur divers types de terrain, ce qui facilitait la création d'infrastructures dans les zones rurales et isolées. Pour les autorités urbaines, cette flexibilité en faisait une solution idéale pour répondre aux besoins évolutifs du Congo belge. Le couronnement de ces différents styles et typologies est le modernisme tropical qui combinera les différentes solutions architectoniques issues du bungalow tropical et de l'Art-déco.

3.3. L'hôpital pavillonnaire face à l'hôpital en bloc (1945-1960)

La dernière période coloniale, de 1945 à 1960, marque le deuxième essor de l'hôpital public et aussi le couronnement des efforts d'une administration forte expérimentée après les leçons apprises durant les deux précédentes périodes. Elle témoigne de l'évolution de l'hôpital pavillonnaire et de la naissance de l'hôpital en bloc à multiples étages.

Deux facteurs majeurs expliquent cette transition. Le premier est l'appui d'une administration publique composée de technocrates formés en Europe, épaulés par des dessinateurs-fonctionnaires, architectes et ingénieurs européens. Ces fonctionnaires architectes, souvent en concurrence avec des architectes indépendants, élevaient le niveau de qualité des infrastructures hospitalières par le biais de concours publics (Lagae, 2002). Le second facteur est la mise en œuvre du *Plan décennal*, qui permet d'importantes constructions dans tout le pays. Le développement de l'hôpital en bloc, plus adapté aux zones urbaines denses, se fait en parallèle de la continuité de l'hôpital pavillonnaire dans les zones rurales et périurbaines.

L'hôpital pavillonnaire de 1945 à 1960

Durant cette période, le modèle pavillonnaire bénéficie d'améliorations significatives grâce au plan d'implantation du Centre médico-chirurgical rural, élaboré par L. Van Hoof et A. Duren (*Plan*

Van Hoof-Duren). Ce « plan type », déployé à partir de 1946, connaît des adaptations dans plusieurs régions, urbaines comme rurales, et devient un modèle pour les hôpitaux destinés aux Congolais. L'architecture de ces hôpitaux tient compte des catégories sociales de l'époque. Les pavillons étaient aménagés de manière à répondre aux besoins des « évolués » [27], avec des infrastructures comme des cuisines libres permettant aux familles des patients de préparer leurs repas. Cette flexibilité architecturale témoigne d'une nuance entre le confort minimal requis et des infrastructures plus extravagantes, en fonction des réalités sociales des malades. Un exemple de cette évolution est l'hôpital pavillonnaire de Kintambo, où les colonnes classiques laissent place à des formes plus raffinées et où l'entrée devient plus monumentale. Si la ségrégation raciale reste visible, notamment à travers les zones séparant les « cités indigènes » des quartiers européens, l'architecture hospitalière commence à refléter une approche plus égalitaire. Les hôpitaux pour Africains et Européens reçoivent un traitement architectural similaire, bien que certaines disparités persistent, notamment avec les chambres-dortoirs qui continuent d'héberger un grand nombre de patients dans les infrastructures pour Congolais.

L'architecte Georges Ricquier[28] (1902-1963) est un exemple emblématique de cette période. Il propose un hôpital de 1 000 lits pour Congolais à Léopoldville en 1954, introduisant des principes comme la séparation des flux entre patients et personnel et un phasage des travaux pour une mise en service progressive.

---

[27] C'est une forme de ségrégation interraciale qui se transformera en une forme de mixité d'usage dans l'hôpital pour Congolais. Après la colonisation, les chambres pour « évolués » et les chambres individuelles des hôpitaux pour Européens porteront une autre appellation : « chambres privées », accueillant les malades en mesure de payer la somme plus importante que celle d'une chambre-dortoir.

[28] L'architecte belge, formé à l'Académie royale des Beaux-Arts de Bruxelles dans l'Atelier de Victor Horta, est une des grandes figures de l'histoire d'architecture et d'urbanisme au Congo, notamment pour avoir participé à l'élaboration de grands projets d'aménagement urbain et la conception d'une série d'immeubles pour l'Agence Maritime Internationale.

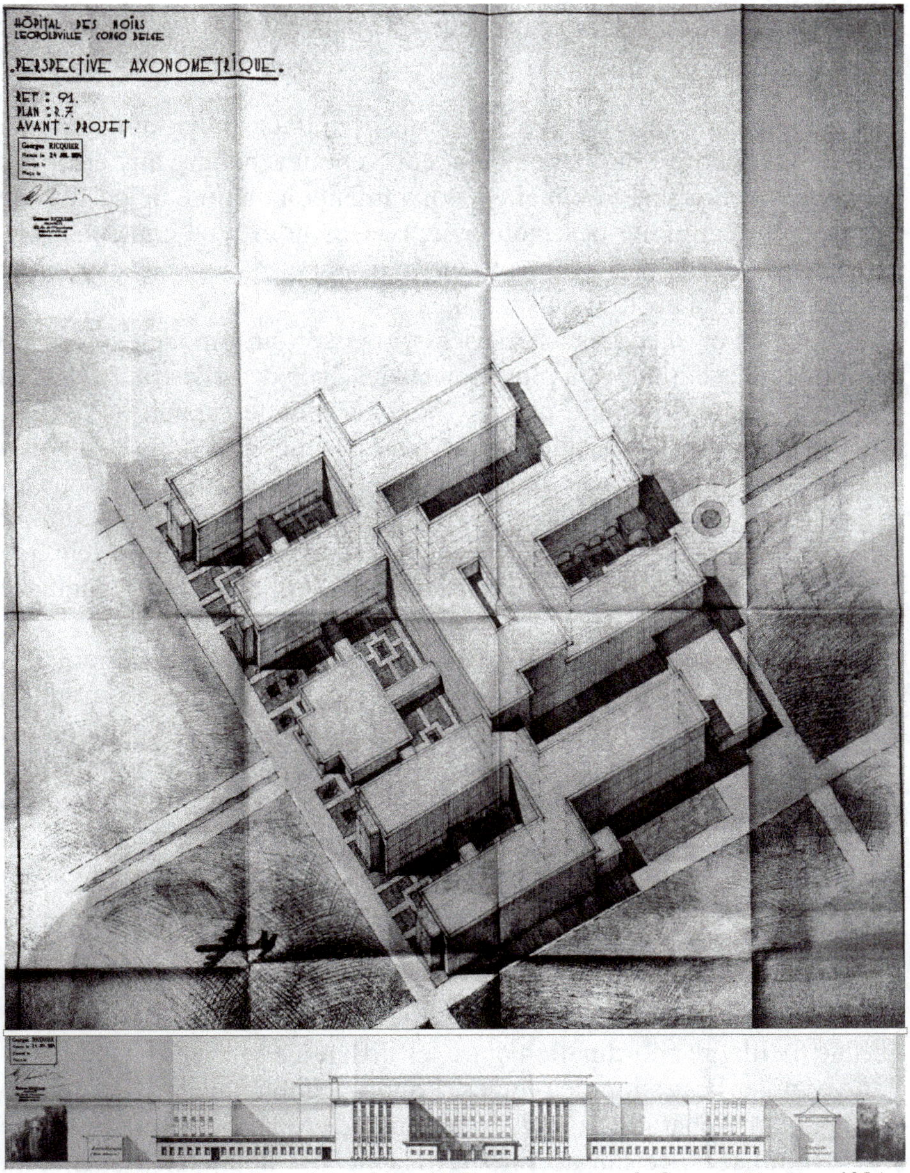

Figure 6 : Hôpital des Congolais à Léopoldville, Avant-projet de Georges Ricquier, 1954.
Source : (Archives africaines, fond H [4472])
Bien que son projet n'ait pas été réalisé, ses principes sur l'implantation des bâtiments, la séparation des entrées des malades et du personnel, et les cours intérieures formant des espaces verts, sont intégrés dans la proposition du Service des Travaux publics, jugée plus économique. Toutesfois, certains éléments, tels que la chapelle initialement prévue sur le côté droit de la façade, espace dédié à l'intimité et au réconfort, n'ont pas été retenus dans cette nouvelle version.

L'hôpital en bloc : Sur les traces de la proposition de Georges Ricquier

Parallèlement à la progression des hôpitaux pavillonnaires, la période voit naître l'hôpital en bloc, conçu pour répondre aux critiques des infrastructures pavillonnaires, notamment en matière de gestion de l'espace et de fluidité des mouvements. Ces nouvelles constructions, caractérisées par des bâtiments à plusieurs étages, se déploient principalement dans les grandes villes.

L'architecte Georges Ricquier propose un modèle hybride combinant des bâtiments à plusieurs étages avec des ailes rappelant les pavillons. Cette typologie permet une plus grande capacité d'accueil tout en optimisant l'utilisation de l'espace. Le modèle en bloc est perçu comme une alternative plus rationnelle au pavillonnaire, réduisant les distances de circulation, les coûts de construction, et améliorant l'efficacité des soins. Ricquier, ainsi que d'autres architectes tels que Van Malleghem, défend cette approche en soulignant ses avantages économiques et pratiques.

Van Malleghem, qui conçoit également un hôpital pour Congolais à Élisabethville (Lubumbashi), critique sévèrement l'ancienne structure de l'Hôpital Prince Léopold, caractérisée par des cours intérieures labyrinthiques et inefficaces. Dans son ouvrage *Technique hospitalière tropicale* (1950), il défend le modèle en bloc comme étant plus rationnel, notamment en termes de surveillance des patients et de collaboration entre les médecins et chirurgiens. Il met également en avant l'économie de temps et de personnel rendue possible par la concentration des services dans un seul bâtiment.

Ce modèle en bloc présente des avantages comme la réduction des trajets, la simplification de la gestion des soins et des ressources, ainsi qu'une meilleure coordination entre les différents services hospitaliers. Par exemple, la gestion des linges, l'approvisionnement en nourriture via des monte-charges, et la distribution des produits pharmaceutiques sont centralisées, ce qui accroît l'efficacité des hôpitaux. Cependant, Van Malleghem reconnaît que le modèle pavillonnaire possède aussi des avantages, notamment en matière de flexibilité et d'adaptation au contexte local. Il souligne qu'il n'existe pas de « plan type » d'hôpital applicable partout. Chaque projet doit être conçu en fonction des spécificités locales, du climat, des conditions sociales et des besoins de la population (Malleghem, 1950).

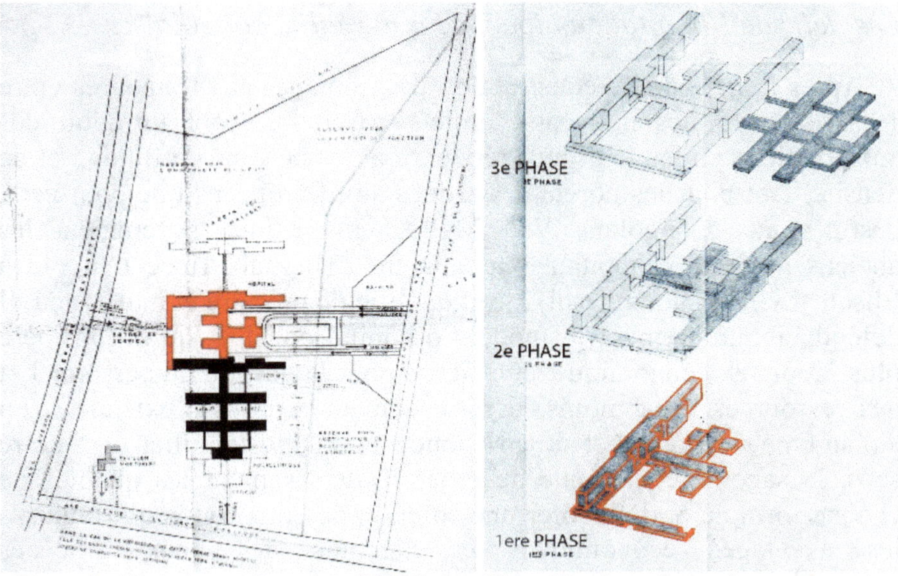

Figure 7 : Hôpital pour Congolais (1000 lits) — Plans d'implantation et phasage du projet, 1956. Source : Archives africaines, fonds H (4472). — retouchée par l'auteur

Le cas de l'hôpital du Cinquantenaire

Un exemple frappant de cette typologie est l'hôpital du Cinquantenaire à Kinshasa, dont la première phase a été achevée en 2014. Bien que ce projet ait commencé dans les années 1950 sous l'impulsion de Georges Ricquier, il fut longtemps interrompu avant d'être repris des décennies plus tard. La conception de l'hôpital, avec une aile centrale de cinq étages et des ailes latérales, marque un tournant dans l'évolution des infrastructures hospitalières pour Congolais.

Cependant, la construction de l'hôpital en bloc a soulevé des défis, notamment en matière d'entretien et de financement. Après l'arrêt des subventions publiques, l'hôpital a connu plusieurs projets de réhabilitation, financés par des bailleurs de fonds étrangers et privés. La gestion des ressources humaines et matérielles dans ce type d'infrastructure reste un défi, en particulier dans un contexte économique fragile.

Les défis de l'hôpital en bloc face à la réalité congolaise

Après la période de construction des hôpitaux pavillonnaires entre 1920 et 1945, les nouveaux projets hospitaliers ont introduit des constructions en hauteur pour répondre à des besoins de fluidité et de densité, tant pour les hôpitaux destinés aux Européens que pour ceux destinés aux Congolais. Van Malleghem critique sévèrement les anciens modèles d'hôpitaux, notamment l'Hôpital Prince Léopold à Élisabethville (Lubumbashi), qu'il qualifie de précaire et mal conçu. Il défend vigoureusement le modèle d'hôpital en bloc, qu'il considère plus rationnel, économique, et efficace pour la gestion du personnel et des ressources. Néanmoins, il reste convaincu qu'il n'existe pas un « plan type » d'hôpital et situe sa conception au juste milieu. « À notre sens, la sagesse commande de repérer attentivement les qualités de chaque formule et d'élaborer une solution de compromis qui réunisse les avantages économiques et humains des deux procédés antagonistes. ». (Malleghem, 1950)

Si l'hôpital en bloc présente des avantages indéniables en termes de rationalisation des soins et de gestion des espaces, il se heurte à des réalités locales complexes. Dans un contexte congolais marqué par des conditions sociales précaires, la construction et l'entretien de ces infrastructures se révèlent coûteux et difficiles à gérer. Contrairement à l'affirmation de Van Malleghem selon laquelle le pavillonnaire serait plus onéreux, la réalité sur le terrain montre que le pavillonnaire, avec ses matériaux locaux et une main-d'œuvre artisanale disponible, s'avère souvent plus économique. En effet, l'utilisation de matériaux locaux permet de réduire les coûts et de stimuler le développement économique local. De plus, les pavillons offrent une plus grande flexibilité d'adaptation aux besoins évolutifs des patients, contrairement à l'hôpital en bloc, plus rigide dans son organisation.

Van Malleghem souligne également l'importance de prendre en compte les caractéristiques de la population desservie avant de concevoir un hôpital. Il rappelle qu'un hôpital au Katanga ne sera jamais identique à un hôpital dans le Bas-Congo (Kongo Central) ou en Afrique du Nord. Chaque hôpital doit être conçu pour répondre aux besoins spécifiques de la communauté qu'il sert, en tenant compte du climat, du contexte social et des ressources disponibles.

3.4. L'hôpital public construit après 1960, continuité de l'hôpital pavillonnaire

Cette quatrième période typologique enregistre peu d'hôpitaux publics construits et marque une continuité de l'hôpital pavillonnaire. L'hôpital en bloc n'apparaît que pour les hôpitaux dont la conception ou les travaux furent entamés à l'époque coloniale et finalisés après l'indépendance. Trois des quatre principaux hôpitaux publics[29] construits entre 1960 et 2020 offrent une disposition analogue à la typologie pavillonnaire développée entre 1945 et 1960. En revanche, le quatrième, l'Hôpital de l'Amitié Sino-Congolaise à N'djili (2008), avec ses quatre pavillons à deux étages, présente une variante qui se déconnecte des acquis fonctionnels et architecturaux des hôpitaux construits sur la base de l'architecture tropicale sur le territoire congolais. En dépit d'une rigueur dans la finition des travaux, le fonctionnement de chaque pavillon et son architecture soulèvent un manque de prise en compte des progrès déjà enregistrés dans l'hôpital pavillonnaire et l'hôpital en blocs des précédentes périodes. La présence d'une longue file d'appareils de climatisation démontre suffisamment l'ignorance des dispositifs architecturaux bioclimatiques en milieu tropical.

Face à la vétusté des infrastructures et aux besoins criants d'hôpitaux sur l'étendue de la république, des projets de réhabilitation sont initiés et financés en grande partie par des bailleurs de fonds étrangers. Dans l'exécution de ces projets, de nouveaux bâtiments sont également construits pour agrandir les complexes hospitaliers existants. La Coopération belge est l'un des acteurs majeurs qui financent et accompagne techniquement l'exécution de ces projets à travers son agence d'exécution la Coopération technique belge (CTB, devenue ENABEL). Son intervention, comme celles d'autres partenaires techniques et financiers, apporte des améliorations à la ségrégation raciale et sociale des typologies coloniales.

Dans une série d'études commandées par la Délégation de l'Union européenne en RDC, à travers sa cellule d'appui à l'ordonnateur national du Fonds Européen de Développement (COFED), l'architecte belge Benoit Vraie a réalisé les Plans directeurs des Hôpitaux Généraux

[29] Il s'agit de l'Hôpital général de référence de Gbadolite (1970-75), l'Hôpital général de référence de Goma (1984), et le Centre hospitalier Roi Baudouin Ier de Masina (1985).

de Référence. En poursuivant la logique des plans types, La CTB exploite ces propositions dans quelques projets après des études architecturales détaillées.

De nouvelles orientations typologiques dans la région

À côté d'un développement encore flou[30] de la CTB, dont les études peinent à clarifier ou traduire les besoins des usagers, se développent sur le territoire congolais et dans la sous-région des projets qui apportent un nouveau langage. Les pratiques d'usage y sont auscultées et traduites dans la conception architecturale en partant de la « spécificité locale » et « ses obstacles » (Diop & Benoist, 2007).

À Kinshasa, le bureau belge *ARTER Architects* est l'auteur d'un projet implanté le long du fleuve Congo, dans l'enceinte de l'Hôpital de la rive de Kinshasa. Les nouveaux pavillons abritent le Centre d'excellence Action Damien (CEDA) destiné aux tuberculeux

[30] Durant notre période d'immersion à la CTB à Kinshasa en août 2017, nous avons consulté divers projets élaborés par la CTB sur le territoire congolais, notamment les documents suivants :

(1) Dossier d'appel d'offres 2012 — RDC10-1015711/01 — Marché des travaux : « Construction et réhabilitation de l'Hôpital Général de Référence de Kisantu » ;

(2) Dossier d'étude 2012 — RDC-1015711/05 — Atelier d'Architecture DDV Kin sprl, « Koco », portant sur l'« Étude complémentaire et contrôle des travaux de construction et de réhabilitation de l'Hôpital Général de Référence de Kisantu dans le Bas-Congo » ;

(3) Trois dossiers d'appel d'offres originaux de 2013 — RDC-1015711/04 et de 2014 — RDC-101511/08, portant sur le marché des travaux de construction de centres de santé dans plusieurs zones rurales et urbaines de la RDC ;

(4) Plans directeurs de l'Hôpital Général de Référence de Ngandajika et de l'Hôpital Général de Référence de Bwamanda ;

(5) Fichiers électroniques des Cahiers Spéciaux des Charges BTC/CTB, tels que RDC 07 101 11/17 pour le marché des travaux de « Réhabilitation et construction de l'Hôpital Général de Référence de Bwamanda » et RDC 07 101 11/04 pour le marché des travaux de « Construction/réhabilitation d'infrastructures sanitaires dans le district du Sud Ubangi, province de l'Équateur ».

Malgré l'abondance des études, celles-ci ne reflètent pas clairement les besoins spécifiques des utilisateurs. Les documents consultés révèlent une homogénéité dans les solutions proposées, sans réelle prise en compte des particularités locales. Les appels d'offres et études se basent sur des modèles standardisés, ce qui freine la diversification des réponses architecturales. Cette approche génère un « développement flou », où les projets manquent de précision pour répondre efficacement aux attentes des populations bénéficiaires.

multirécidivistes et à la recherche sur la tuberculose en Afrique subsaharienne. Le projet construit entre 2013 et 2014 optimise les acquis du site pour ventiler naturellement les bâtiments, combinant la disposition des bâtiments, le double toit, des cursives formant des terrasses, des galeries reliant les pavillons et les extracteurs éoliens sur le toit. Ces dispositifs peu complexes, mais qui intègrent soigneusement le milieu, sont un exemple d'une architecture bioclimatique.

Le bureau d'études *MASS Design Group*, actif en Afrique de l'Est depuis quelques années, développe des projets sur les hôpitaux et autres infrastructures socio-économiques de base. Comme cela apparaît dans le titre de l'ouvrage *The Architecture of Health : Hospital Design and the Construction of Dignity.* L'objectif de leurs projets est d'offrir un cadre digne aux usagers (Murphy Jr, Mansfield, & Mass Design, 2021). Au Rwanda, la construction de l'hôpital pavillonnaire de Butaro dévoile une architecture qui concilie la thérapie médicale et les vertus de l'environnement naturel. Pour atténuer et réduire les maladies aéroportées, les bâtiments sont disposés de manière à faciliter une ventilation naturelle croisée, avec des couloirs le long du bâtiment, permettant de limiter les flux de patients et du personnel à l'extérieur. Les grandes fenêtres avec vue panoramique et la hauteur au-dessous du plafond garantissent un confort thermique et apaisant pour les patients. La construction de l'hôpital du district de Butaro, d'une capacité de 150 lits, est un exemple du *social building* (Lepik & Bainbridge, 2013), où les artisans locaux ont largement participé grâce à leurs savoir-faire, notamment sur l'usage de la roche volcanique présente dans la région. Le site officiel de l'hôpital évoque un investissement de près de 85 % des coûts de construction dans l'économie locale issue de la participation des artisans locaux au projet[31] (Murphy Jr, Mansfield, & Mass Design, 2021).

Vers une réconciliation entre Cure et Care

L'évolution de la politique sanitaire et de l'infrastructure démontre peu de disposition visant le *care* où les pratiques locales et ses usages des infrastructures hospitalières. Des recherches plus approfondies pourraient aider à légitimer davantage notre point de vue.

Dans les chapitres suivants, nous focalisons l'attention sur cette question des pratiques locales, des usages des espaces à l'hôpital public

[31] Source : https://massdesigngroup.org/work/design/butaro-district-hospital

et des acteurs auteurs des pratiques dites du *care*. Nous verrons la manière dont les hôpitaux construits à la période coloniale sont utilisés aujourd'hui en laissant paraître des « formes d'usage », que concepteurs et politiques n'ont pas su prendre en compte. En revanche, loin des usages formels pour lesquels ces espaces furent conçus, ils permettent le développement des pratiques d'usage, une expression du *care* pour acteurs, concepteurs et politiques. Deux études de cas approfondissent l'analyse et montreront comment les politiques sanitaires et les typologies hospitalières se sont principalement focalisées sur le *cure*, au détriment de l'équilibre entre *cure* et *care*.

L'analyse typologique développée dans ce chapitre met en lumière ces usages contemporains et les adapte à une perspective critique. Le *care* implique un engagement envers le territoire, la culture et ses populations. Alors que l'Occident, dès le XIXe siècle, a dissocié l'hôpital de la religion et de la superstition, la médecine est restée seule à régner dans ce milieu. Cependant, les usages hospitaliers ont évolué pour intégrer d'autres fonctions, illustrant la rencontre entre la médecine occidentale et la culture africaine. Cela a favorisé l'émergence de modèles atypiques, comme l'hôpital-village, dès les premières périodes de colonisation.

En effet, la technologie médicale ne suffit pas à elle seule pour « prendre soin ». Comme l'a montré Cor Wagenaar dans son étude sur les cinq révolutions de l'histoire des hôpitaux, le défi est de « *returning hospital to the people* » (Wagnaar, 2006), en favorisant l'autonomisation du patient et la désinstitutionnalisation de l'hôpital.

Chapitre 4.
Entre *cure* et *care* : acteurs et usages dans l'hôpital public

> *« Pris depuis lors dans un tourbillon qui n'a cessé de s'accélérer, l'hôpital est condamné à s'adapter en permanence, car les pratiques médicales (et sociales) évoluent beaucoup plus vite que les infrastructures » (Vincent, 2018)*

Selon Serge Paugam, les sociologues reconnaissent que, dès la naissance, chaque individu vit en interdépendance avec les autres, et que la solidarité est fondamentale à tous les stades de la socialisation. Cette interdépendance forge ce qu'on pourrait appeler « l'homo sociologicus », un homme lié aux autres et à la société, non seulement afin de se protéger des aléas de la vie, mais aussi pour satisfaire son besoin vital de reconnaissance, source de son identité et de son existence en tant qu'homme (Paugam, 2013).

4.1. Le rôle du *care* dans l'hôpital public

Certaines formes d'usage des espaces à l'hôpital sont issues de l'accumulation d'expressions d'ordre du *care* telles que la sociabilité et la vulnérabilité des usagers. Ces usages, généralement informels, ne s'adaptent pas toujours aux dispositifs spatiaux existants. Ils sont source de tension avec les usages formels de l'ordre du *cure*, officiellement reconnus par le gestionnaire de l'hôpital ou le maître d'ouvrage. Ils entraînent une constante négociation de l'espace selon les affinités entre usagers (soignants, patients, visiteurs…) et font paraître au même moment des inégalités sociales. Elles provoquent ponctuellement des manifestations de l'ordre politique à travers des projets de réhabilitation de ces espaces, soit lors de la construction des espaces nouveaux (De Nys-Ketels, Lagae, Geenen, Beeckman, & Lumfuankenda Bungiena, 2019). Ces actions ne parviennent malheureusement pas à réduire cette tension.

Et pourtant, les pratiques d'usages informels révèlent le besoin de créer des espaces nouveaux ou d'organiser les espaces informels existants, porteurs des expressions du *care,* que nous désignons par « marqueurs du *care* ». Au cœur de ces expressions, nous identifions leurs auteurs comme acteurs du *care* que sont les usagers (personnel de l'hôpital, les malades, les visiteurs). Cependant, d'autres acteurs, dont les pratiques alimentent le *care* dans et autour de l'hôpital, sont identifiés comme des acteurs indispensables à la réduction de tension. C'est le cas des vendeurs, dont les commerces sont situés dans la parcelle ou autour de la parcelle, et le public (habitant du quartier, de la cité ou de la ville) qui se démarquent par une attitude d'évaluateurs de *care* et de *cure* qui se déploie à l'hôpital.

Ce chapitre met en lumière des faits observés sur le terrain pendant nos enquêtes et une série de témoignages recueillis auprès des professionnels, des auxiliaires médicaux, des patients et certains accompagnants rencontrés dans cinq hôpitaux publics à Kinshasa[32]. L'intérêt qui en ressort est d'interroger ces pratiques d'usage des espaces informels (c'est-à-dire *identifier leurs acteurs et les usages informels* porteurs de *care*), leurs impacts sur le *cure* (par exemple connaître de quelle manière elles contribuent à la thérapeutique) et au bien-être des usagers (du personnel et des patients), leur impact sur le flux des usagers et des matières, sur le confort des espaces et enfin leur impact sur les autres espaces formels.

Trois publications issues des travaux de recherche des équipes pluridisciplinaires inspirent ce chapitre. Le premier, c'est l'ouvrage *Une médecine inhospitalière : les difficiles relations entre soignants et soignés dans cinq capitales d'Afrique de l'Ouest* sous la direction de Yannick Jaffré et Jean-Pierre Olivier de Sardan (2003). En se basant sur des données empiriques, nourrie des témoignages, d'observations issues de huit mois d'enquêtes menées simultanément dans cinq villes d'Afrique subsaharienne (Niamey, Abidjan, Dakar, Bamako et Conakry), les auteurs démontrent le dysfonctionnement des services de santé avec au centre des tensions continues entre soignants et patients. Pour Jaffré et Olivier de Sardan, en dépit des tendances communes et des variantes relevées, les dysfonctionnements restent les mêmes dans toutes ces capitales africaines. Ces dysfonctionnements, également observables dans les hôpitaux publics congolais, alimentent les tensions entre usagers et influent les usages des espaces.

[32] Il s'agit de l'Hôpital général de Kinshasa, la Maternité de Kintambo, l'Hôpital général de référence de Makala, les Cliniques universitaires de Kinshasa et le Centre Hospitalier Roi Baudouin de Masina. Les hôpitaux ont été sélectionnés sur la base de la facilité d'accès au site et du personnel qui nous était favorable et disponible à être interviewé. Le travail sur le terrain s'est déroulé de juillet 2017 à juin 2021 sur une période de 11 semaines, soit en moyenne des trois jours par semaine.

La seconde référence est l'ouvrage *Lieux de sociabilité urbaine en Afrique.* Sous la direction de Laurent Fourchard, Odile Goerg et Muriel Gomez-Perez (2009). Issu d'un colloque international, l'ouvrage rassemble une série de contributions d'anthropologues, historiens d'art, géographes et politologues. C'est une approche interdisciplinaire qui permet une lecture de différentes formes de sociabilité qui s'expriment dans des lieux publics et les tensions qui en résultent, notamment lors des tentatives de réglementation par les pouvoirs publics. Les auteurs qualifient ces espaces de « véritables laboratoires d'expérimentation sociale… (et)… contribuent à l'émergence d'une identité citadine plurielle. ». Il est surprenant qu'ils omettent « l'hôpital » dans une série de lieux de sociabilité qu'ils ont identifiés. Ainsi nos recherches permettent de montrer que l'hôpital est un lieu de construction identitaire, de pouvoirs, de rencontre et de mixité culturelle, comme le sont les lieux religieux (église et mosquées), les palais royaux, les centres culturels, les terrains vagues de banlieue, les galeries d'art, le bar, la rue et les espaces de commerces.

La dernière référence est celle de Huda Tayob : *Subaltern Architectures : Can Drawing "Tell" a Different Story* ? (Tayob, 2018). L'autrice y démontre le potentiel du dessin d'architecture capable de faire émerger de valeurs spatiales négligées dans des lieux comme les marchés des réfugiés. Cette méthodologie nous a permis la visualisation des pratiques « invisibles » à cause de leur caractère informel ou de la pression qu'elles subissent à cause de tensions qu'elles suscitent sur les espaces formels. Le temps passé à dessiner devant ces espaces est accompagné d'un dialogue avec nos guides et des usagers (malades, aides-malades, infirmiers) qui n'hésitaient pas à nous faire part de leur peine, souhaits, expérience du lieu… C'étaient des occasions de capter les informations qu'une photographie ne pourrait réussir à capter, les bénéfices d'un dialogue avec le lieu.

4.2. Acteurs du *cure* et *care* dans l'hôpital public

Des groupes de personnes sont identifiés comme acteurs du *care* ou du *cure*. Ils représentent *les niveaux d'interventions* impactant directement ou indirectement les usages des espaces dans l'hôpital public. Une description synthétique de chaque acteur est dressée. Elle porte sur leur vécu ou leur perception de l'hôpital, qui influencent les pratiques d'usage. Elle traite également de l'analyse de leurs pratiques d'intervention. Trois catégories d'acteurs se distinguent : la première catégorie est constituée des usagers réguliers de l'infrastructure. La seconde regroupe ceux dont les actions impactent l'infrastructure par leur pouvoir décisionnel. Enfin, le troisième groupe d'acteurs est constitué de ceux qui émettent des opinions à partir de leur perception et de la représentation sociale de l'hôpital public, et dont les activités influencent les pratiques dans l'hôpital.

Premier groupe d'acteurs : Les Usagers

Nous faisons une distinction entre deux types d'usagers : les usagers actifs et passifs. Le premier type regroupe les utilisateurs courants de l'infrastructure. On y retrouve les patients, le personnel de l'hôpital, les visiteurs et les accompagnateurs de malades. Le deuxième type comprend les potentiels usagers issus des populations faisant partie de la zone de desserte de l'hôpital. Ce sont des habitants du quartier, de la ville ou d'un territoire donné et de la société civile qui les représentent. Mais aussi, une catégorie d'acteurs qui sont en contact en lien avec l'infrastructure grâce aux activités qu'ils mènent autour ou dans l'hôpital. C'est le cas des commerçants.

1) Les patients :

Les patients ambulatoires et ceux en hospitalisation font partie des acteurs clés du *care*, car les soins tournent autour d'eux. Ils vivent et perçoivent l'hôpital en fonction des affinités, des expériences personnelles et de celles des autres. Par exemple, un malade peut bénéficier d'un régime de faveur suivant les relations qu'il entretient avec les soignants. Dans le cas contraire, ils font face à l'indifférence et vivent différemment leur passage à l'hôpital.

- Régime des « faveurs » et personnalisation des soins :

Les récits suivants mettent en lumière la personnalisation des soins dans les hôpitaux publics de Kinshasa.

> *Lyly, venue de Luanda (Angola) à Kinshasa avec son fils malade, illustre l'usage informel de l'espace dans le système hospitalier. Bien qu'elle consulte un pédiatre à l'Hôpital général de Kinshasa, les soins ne suivent pas le circuit classique du malade. Au lieu de passer par les étapes formelles de l'enregistrement et du paiement à la caisse, Lyly est directement reçue dans le bureau du médecin, un espace qui, ici, sert davantage à établir la légitimité de la relation avec l'hôpital qu'à prodiguer des soins. Ensuite, le traitement se déplace vers des espaces informels : un laboratoire privé pour les examens et, surtout, le domicile du médecin pour*

les consultations ultérieures. (Faits observés par l'auteur du 4 au 7 septembre 2019 à Kinshasa)

Cela montre que l'hôpital, bien qu'un espace formel destiné aux soins, devient parfois un simple « lieu de transit » dans un réseau plus large de soins informels.

En revanche, Anièce raconte son expérience à la Maternité de Kintambo, où les infirmiers et médecins refusent de prendre en charge la femme de son ami faute de paiement préalable. Ils attendent à l'extérieur, assis au pied d'un arbre (un espace précaire non conçu pour le care), que le mari paye à la caisse avant toute prise en charge. Anièce critique le manque d'urgence et de respect du serment des soignants. (Anièce, une couturière, Kintambo, 18 août 2018)

L'attente à l'extérieur du bâtiment montre une exclusion de l'espace formel de l'hôpital, privant ces femmes de soins immédiats. Cet usage rigide des espaces hospitaliers formels, associé à un manque de flexibilité dans la gestion des urgences, conduit les patients à rechercher des alternatives dans le secteur privé, où l'accueil est jugé plus organisé.

Ces deux récits soulignent la manière dont les espaces formels (hôpitaux publics) et informels (domicile du médecin, laboratoire privé) coexistent et se substituent selon les ressources des patients et la flexibilité du système de soins.

- Payer les extras pour son confort :

« Mon amie y était hospitalisée, mais elle a payé 500 francs congolais pour utiliser les douches propres qui se trouvent au rez-de-chaussée... » (Maman Mamie-Sabine, ménagère, habite derrière la Maternité de Kintambo, 20 août 2018)

« La douche de l'étage où j'étais hospitalisé manquait d'eau et était très. Nous sommes obligées de descendre les escaliers pour prendre une douche au rez-de-chaussée. Ce qui ne facilite pas l'accessibilité pour une femme qui vient d'accoucher » (Mado, commerçante à l'étalage, habite sur une adjacente à la Maternité de Kintambo, 20 août 2018)

Les deux récits concernant les conditions d'hygiène à la maternité de Kintambo sont complémentaires. Ils nous montrent que lorsque les conditions ne sont pas réunies, les usagers cherchent à créer leur propre confort. Pourtant, ce confort devrait être inclus dans les frais payés pour leur hospitalisation. Elles étaient toutes surprises de l'incommodité provoquée par les espaces, mais certaines d'entre elles finissent par payer des frais supplémentaires pour améliorer leur confort.

- Les barrières linguistiques :

Un autre récit nous amène à l'hôpital du Cinquantenaire de Kinshasa, où les barrières linguistiques compliquent l'orientation des patients. Cela pousse parfois ces derniers à retourner vers des infrastructures plus familières, même si cela limite l'accès à de meilleurs soins.

> *Lydie, une mère trentenaire qui parle lingala et comprend difficilement le français, s'est rendue au service de gynécologie lors d'une campagne de consultations à prix réduit. Incapable de lire les inscriptions en langues étrangères et termes médicaux, elle s'est perdue dans les couloirs et près des ascenseurs. Même après avoir trouvé le cabinet médical grâce à un infirmier, elle a eu du mal à communiquer avec la gynécologue indienne qui parlait uniquement anglais. (Lydie, Kinshasa, 3 juin 2021)*

Lydie rapporte : « *Malgré ba machines na bango ya propre pe sophistiqué, na yebi te soki to se comprenaki penza* (malgré leurs machines sophistiquées et propres, je doute que nous nous soyons compris) ». Elle a finalement refait sa consultation à la clinique Ngaliema, un hôpital public où elle avait l'habitude d'aller.

Le patient, en tant qu'acteur, vit au quotidien l'infrastructure hospitalière et se forge une opinion en fonction de sa prise en charge, de la qualité des espaces et du prix. Ceci influe sur sa capacité à évaluer la qualité des soins et des espaces de cette infrastructure.

2) Le personnel soignant, administratif et paramédical

Les médecins, assistants médicaux et infirmiers, ainsi que d'autres catégories de personnel tels que les paramédicaux, le personnel administratif et les techniciens de surface. Ce groupe vit l'hôpital en fonction de sa qualification professionnelle et des services auxquels il est affecté.

- Les Inégalités spatiales, du confort pour les uns, de l'inconfort pour les autres :

Nous avons observé deux types d'inégalités liées à l'affectation du personnel et à leur qualification. Les aides des bailleurs de fonds sont souvent dirigées vers les services les plus rentables ou favorisés, ce qui entraîne la rénovation sélective de certains pavillons. À l'Hôpital général de Kinshasa, l'hôpital de Kintambo et la clinique Ngaliema, le confort varie d'un service à l'autre, souvent en fonction des financements reçus.

Par exemple, à l'Hôpital général de Kintambo, le pavillon 9 a été rénové grâce à un financement japonais, offrant des chambres plus confortables. En revanche, d'autres pavillons n'ont bénéficié que de simples coups de peinture. Certains services sont mieux équipés en fonction des enveloppes budgétaires des partenaires financiers.

Les médecins, considérés comme « chefs », bénéficient souvent de meilleurs locaux, avec des climatiseurs et du mobilier neuf, tandis que les infirmiers travaillent dans des conditions plus précaires, avec des installations vétustes. Cette disparité est visible dans des hôpitaux comme la maternité de Kintambo et le sanatorium de Makala, où les locaux des médecins contrastent fortement avec ceux des infirmiers. Certains personnels, malgré leurs bas salaires, cotisent pour améliorer leurs conditions de travail, tandis que d'autres, diplômés à l'étranger, mobilisent des fonds pour réhabiliter leurs espaces de travail. Cette situation révèle des inégalités dans la répartition des ressources au sein des hôpitaux.

- La hiérarchie sociale :

Une étude ethnographique réalisée dans un hôpital du Bangladesh révèle l'importance de la hiérarchie sociale, similaire aux scènes observées dans les hôpitaux publics de Kinshasa.

> *« Lors des interactions à l'intérieur du service, les membres du personnel se soucient en premier lieu de délimiter les frontières et de maintenir les inégalités institutionnalisées entre eux-mêmes et les patients accompagnés de membres de leurs familles, et entre leurs différents grades. Le professeur [...] fait montre de son pouvoir en donnant des ordres, en réprimandant et en intimidant tous les autres membres du service qui lui sont statutairement inférieurs.» (Zaman, 2013)*

À Kinshasa, nous avons observé des infirmiers saluant poliment les médecins, des agents d'entretien se précipitant pour nettoyer les bureaux. À l'arrivée du médecin, le silence règne et les gardes-malade quittent précipitamment la pièce, souvent poussés par les infirmiers. Ces dynamiques sont particulièrement visibles dans des milieux ruraux ou là où les divisions sociales sont prononcées.

Zaman résume ces comportements :

> *« De même, les autres acteurs se comportent en fonction de leur statut et de leur position. [...] La répartition de l'espace et des lieux au sein du service montre également les différences de statut. Le professeur dispose d'une salle privée [...] tandis que les internes n'ont qu'une petite salle commune avec un mobilier de mauvaise qualité. Les infirmières ont une salle commune bien*

moins privée [...] Les garçons de salle et les aides-soignantes [...] n'ont même pas le luxe d'une salle bien à eux.» (Zaman, 2013)

Ces interactions, comme le notent Jaffré et Olivier de Sardan dans *Une médecine inhospitalière* (2003), conduisent parfois à des tensions, des violences verbales et un manque d'écoute des patients.

3) Les accompagnateurs

Le rôle de l'entourage du malade (famille, garde-malade, visiteurs) a un impact significatif sur l'organisation hospitalière et doit être pris en compte dans la conception des infrastructures. Comme le souligne Marie Schnitzler (2014), l'analyse de la présence de l'entourage « permet de renouveler l'approche actuelle de l'organisation hospitalière et de la relation thérapeutique ».

Un directeur administratif de l'Hôpital général de Kinshasa témoigne : « Lorsqu'un parent malade reste plus d'une semaine à l'hôpital, la prise en charge devient difficile. Certains regroupent leur famille à l'hôpital, cuisinent sur place avec des braseros, ce qui surcharge nos infrastructures. Nous limitons à un seul accompagnateur par patient, mais à cause de la pauvreté, plusieurs se présentent. C'est un vrai casse-tête. » (Directeur administratif et financier à l'Hôpital général de Kinshasa, octobre 2019)[33]

Ce témoignage démontre le défi organisationnel que représente l'arrivée massive de l'entourage dans l'hôpital public.

- La pratique de garde-malades :

Le garde-malade est avant tout un accompagnateur d'un patient en incapacité physique ou dans l'incapacité de prendre des décisions (comme les enfants ou les patients dans le coma). À la différence d'un accompagnateur qui assiste le malade lors des déplacements, le garde-malade assure une présence à côté du malade hospitalisé au rôle de substitut des soignants (Schnitzler, 2014) et du représentant familial. La pratique du garde-malade en Afrique subsaharienne est l'un des exemples de la préservation du *care* dans l'hôpital moderne. Le *care* est préservé dans les pays du Sud en raison de la défaillance de l'État et de

[33] Tiré de l'interview du journaliste Israël Mutombo dans l'émission « Bosolo na politik » avec l'intitulé : « AGIR EN URGENCE PONA SITUATION YA-HÔPITAL MAMAN YEMO EZALI PASI », le 14 octobre 2019. https://www.youtube.com/watch?v=wU7SEWgTafQ

l'économie trop faible pour opérer des transformations majeures[34] à l'occidentale. Le manque de certaines expertises, telles que les aides-soignants, dans l'hôpital a renforcé les besoins en garde-malades. Ils remplissent gratuitement les tâches du personnel absent ou inexistant, favorisant ainsi le fonctionnement quotidien de l'hôpital.

- Prise en compte spatiale des accompagnateurs :

Dès l'instauration de la médecine occidentale dans la société congolaise, l'architecture hospitalière se limitait à concevoir des cuisines extérieures et des sanitaires comme espace pour les accompagnateurs. Mais depuis quelques années, de nouvelles typologies des architectures hospitalières ajoutent des logements pour ces accompagnants des patients. À Goma, par exemple, grâce à l'appui de l'Union européenne et de la Coopération ULB (l'Université libre de Bruxelles), l'Hôpital provincial de Goma a bénéficié d'un bâtiment destiné à abriter les chambres des garde-malades (Prignot & Leloutre, 2018). Ces chambres[35] sont très souvent réservées aux accompagnants (membres de famille) en provenance d'autres villes et villages que ceux du lieu d'hospitalisation du patient[36].

4) Les visiteurs

- Gestion difficile des flux et des espaces :

Les visiteurs font partie des groupes d'acteurs qui influent sur le flux des usagers, posant le même défi que les accompagnateurs. Leur nombre est difficilement gérable. Ceux qui viennent pour la visite des malades sont plus nombreux, donc les heures de visite sont régulées. En revanche, ceux qui viennent pour le personnel de l'hôpital semblent difficilement maîtrisables et échappent parfois au contrôle et aux défis

---

[34] Marie Schnitzler (2014) évoque plutôt un désir de l'État de réduire les dépenses publiques. Dans le contexte de la RDC, il s'agit d'une défaillance profonde de gouvernance, et non d'un choix politique.

[35] À la direction d'études et planification du ministère de la Santé, de récentes typologies architecturales, issues des échanges avec les bailleurs de fonds, prennent en compte des espaces pour garde-malades. Mais aucune étude n'a été menée jusqu'à présent pour montrer les résultats et la satisfaction des usagers sur cette approche.

[36] Source : témoignage d'Isabelle Prignot, architecte et enseignante à la Faculté d'architecture de l'Université libre de Bruxelles. Propos recueillis le 15 janvier 2021. Elle a participé aux travaux d'extension de l'Hôpital provincial du Nord-Kivu dans la ville de Goma.

organisationnels de l'hôpital. Il est difficile de leur interdire l'accès, ce qui motive certains à user de la ruse. Dans certains cas, la présence de ces derniers est exagérément facilitée par le personnel médical :

> *« Il suffit de te présenter au nom d'un docteur ou d'une infirmière que tu connais là-bas, et les gardiens te laisseront entrer. Tu pourras ainsi rendre visite à la personne hospitalisée. Parce que pour la visite des malades, le contrôle est plus strict à l'entrée de l'hôpital, mais à l'intérieur, tu peux être confondue avec un garde-malade, qui n'a pas beaucoup de restrictions. » (Landu, Matadi, le 27 décembre 2019)*

Dans ce contexte, les visiteurs font partie de ces acteurs méconnus, malgré leur présence constante dans la fonction hospitalière. Leur présence à l'hôpital est souvent limitée à l'entourage des malades, mais elle n'est jamais comprise comme celle de simples passants, curieux ou proches du personnel médical et paramédical.

5) Les habitants

Les habitants, bénéficiaires de l'infrastructure hospitalière, forment un groupe hétérogène (riches, pauvres, jeunes, vieillards, hommes, femmes, personnes handicapées). Leur perception de l'hôpital public, influencée par leurs expériences et connaissances, joue un rôle crucial dans la conception et la réhabilitation des infrastructures hospitalières. La participation des habitants dans ces projets est considérée comme un « modèle de gouvernance » (Gatta, 2013). Leurs attentes et exigences influent sur la qualité des projets hospitaliers, l'hôpital étant perçu comme un projet urbain et social.

Quelques témoignages recueillis autour de certains hôpitaux publics à Kinshasa illustrent ces attentes :

- Inconfort lié à la vétusté des infrastructures

> *« Nous recherchons des partenaires pour réhabiliter les toilettes des malades. Un projet a construit des sanitaires externes, mais le budget ne permettait pas de rénover tous les étages. » (Michaux Nkiere, administrateur gestionnaire de l'Hôpital général de référence de Makala, décembre 2018)*

- Absence d'éthique du personnel soignant ;

> *« les médecins demandent de l'argent, quel que soit le niveau d'urgence, et nous vendent les médicaments. Si tu n'achètes pas, ils deviennent indifférents. » (Samba, commerçante devant l'hôpital de Kintambo, décembre 2018)*
> *« En 2017, à l'hôpital de Kintambo, un soignant a confondu les résultats de mon mari. Au lieu de s'excuser, il nous a fait payer pour refaire les examens. » (Ma Kele, ménagère, décembre 2018)*

- État défaillant, incapacité de gouverner, absence de sanction disciplinaire, manque d'ordre dans la gestion des infrastructures hospitalières ;

«Oko fundela wapi? Na ba konzi, bango na bango; bakipa ka na bango te. Oyo eza hôpital ya l'État (auprès de qui penses-tu te plaindre, même leurs responsables se comportent de la même manière. Ils ne s'en soucient pas, parce que c'est un hôpital public). » (Kyungu, décembre 2018)

« On construit de tout et de rien, mais ça s'appelle clinique, centre médical. Où est l'état ? Les centres de santé se confondent aux boutiques et pharmacies dans notre quartier. » (Auguy, Ingénieur en construction, décembre 2018)

- Souhait d'une cohabitation entre la médecine moderne et la médecine traditionnelle ;

« Qu'on ne nous trompe pas mon fils, notre médecine traditionnelle soigne mieux certaines maladies, surtout celles de sources mystiques, que la médecine des blancs. Il faut que l'État construise des hôpitaux qui favorisent aussi la médecine traditionnelle. » (Mama Coco, commerçante, août 2018)

« Ma mère souffrait d'un ulcère de Buruli sans traitement efficace à l'hôpital Mama Yemo, mais un tradipraticien a cicatrisé sa plaie en peu de temps.» (Anselme, ingénieur, décembre 2018)

6) La société civile :

Elle est une coalition d'associations non lucratives et apolitiques qui militent pour les intérêts et le bien-être de groupes de personnes (les professionnels), de consommateurs et de la population en général. Certains d'entre eux, comme les organisations professionnelles, sont censés apporter de l'expertise dans un domaine particulier.[37]

> *« Quant à cette société civile que les bailleurs recherchent (et invoquent) désespérément, elle se réduit le plus souvent à diverses associations locales spécialisées dans les droits de l'homme, le dialogue avec les ONG du Nord, et le captage de ressources extérieures. On a vu que les comités de santé ne pouvaient en tenir lieu. Dans le domaine de la santé, on ne peut que déplorer l'absence d'associations de malades ou d'usagers (hors les cas très particuliers du SIDA et de la drépanocytose). Les protestations publiques sont très rares, les plaintes en justice encore plus rares, et l'instruction jusqu'à terme de celles-ci devient exceptionnelle. » (Jaffré & Olivier de Sardan, 2003)*

[37] Nous n'avons pas été en contact avec la société civile ou une organisation professionnelle pour émettre une analyse objective sur cette catégorie d'acteur.

Ces propos des auteurs démasquent l'inefficacité des projets qui ne traduisent pas les besoins exprimés issus des réalités et les pratiques locales. Et pourtant leur niveau de participation dans un projet devait traduire la position des habitants face à l'image qu'ils ont de l'hôpital public. Néanmoins, nous avons identifié une catégorie spécifique d'acteurs de la société civile qui organisent une série d'activités sociales dans les hôpitaux. Ce sont les organisations philanthropiques et religieuses. Certaines d'entre elles se sont vu céder la gestion de quelques hôpitaux publics au terme de conventions avec l'État congolais. À Kinshasa par exemple, la Croix-Rouge de la RDC a la gestion de l'Hôpital pédiatrique de Kalembelembe depuis 1997 et l'Armée du Salut gère le Centre hospitalier Roi Baudouin Ier situé dans la commune de Masina depuis 2003.

On retrouve également des aumôneries catholiques, protestantes et kimbanguistes disposant des services spécifiques qui assurent un accompagnement moral et spirituel des patients hospitalisés. Elles assistent également les malades dans l'octroi des repas et très souvent d'une assistance médicale à travers leurs réseaux de partenaires financiers et de donateurs.

7) Les commerçants :

Nous y regroupons les personnes qui exercent le commerce de détail, les pharmacies, les restaurants et autres activités lucratives autour de l'hôpital et dans la parcelle. Que leurs activités soient formelles ou non formelles, ils ont pour principale clientèle les usagers actifs de l'hôpital. Pour eux, l'hôpital représente une dynamique économique autour duquel le quartier et ses habitants tirent les dividendes.

En effet, l'hôpital est l'un des rares équipements sinon le seul qui tourne sans interruption. Leur présence incarne aussi l'incapacité de l'hôpital à organiser la prise en charge de la restauration des malades et la mise en place d'une série d'activités devant faciliter le séjour du malade et d'autres usagers. Il y a toujours un malade à nourrir, un médicament à acheter à la pharmacie, une boisson à prendre, des objets de première nécessité. Une analyse approfondie de ces acteurs se situe dans les chapitres sur le cas d'études.

Deuxième groupe d'acteurs : les politiques et partenaires financiers

Ce groupe rassemble les acteurs décisionnels, institutionnels, et les partenaires bilatérales et multilatérales qui interviennent dans un projet d'infrastructure hospitalière.

8) Le maître d'ouvrage

C'est le responsable principal de l'infrastructure et des projets de réhabilitation ou de construction de l'infrastructure hospitalière. Il est représenté par des délégués (ministères, agences, hôpitaux).

- Faible organisation des missions de la maîtrise d'ouvrage public

En RDC, la loi n° 10/010 de 2010 et un arrêté de 2013 définissent les rôles et missions de la maîtrise d'ouvrage publique, mais des défis subsistent. Claudien Mulimilwa, ancien président de l'ARMP, a déclaré : « La RDC n'a pas évolué dans la standardisation des outils de gestion comme le Cahier général des charges […] Le Document Type d'Appel d'Offres de 2010 reste limitatif, notamment en termes de qualité et de durabilité des ouvrages. » (Claudien Mulimilwa, novembre 2021)

La réforme, initiée en 2001 et clôturée en 2010, a permis de structurer les processus de marchés publics en séparant les organes responsables de la préparation, validation et évaluation des projets. Six décrets accompagnent cette loi et précisent les modalités des marchés publics. Cependant, le Document Type d'Appel d'Offres, calqué sur le modèle de la Banque mondiale, reste insuffisant, car il ne détaille pas suffisamment des aspects essentiels comme la qualité et la durabilité des ouvrages. L'ARMP travaille depuis quelques années à produire un Cahier général des charges, qui reste encore inexistant.

Il existe un manque de documents intégrant les spécificités locales, notamment sur les aspects sociaux et de développement durable adaptés au contexte congolais. À ce jour, les textes élaborés ne sont que des recommandations non contraignantes. L'absence de documents normatifs obligatoires laisse une marge de manœuvre aux autorités contractantes, permettant ainsi l'intégration de spécificités locales, mais ouvrant aussi la porte à des initiatives qui peuvent ne pas être en adéquation avec les réalités locales.

- Les obstacles administratifs :

Théodore Trefon souligne que l'administration publique congolaise est marquée par son caractère ambigu, arbitraire et hybride. Selon lui, les procédures administratives sont souvent influencées par l'humeur et les besoins personnels des agents de l'État, qui profitent de l'ambiguïté de leur environnement de travail. Ces agents peuvent, en fonction des circonstances, soit appliquer rigoureusement la réglementation, soit interpréter ou inventer des règles selon leur convenance (Trefon T. , 2004).

Ces défis sont confirmés par deux experts congolais travaillant pour la Coopération technique belge à Kinshasa. Ils rapportent que, souvent, leurs collègues congolais prennent des décisions qui ne correspondent pas aux réalités locales. Parfois, ces agents cherchent à se mettre en avant, même sans expertise ni données de terrain. Dans le but de satisfaire les bailleurs de fonds, ils poussent le gouvernement à soutenir des programmes qui ne reposent pas sur des besoins clairement exprimés par les populations cibles ou sur des évaluations de projets antérieurs (Anonyme, Expert CTB, Kinshasa, août 2017).

Face à cette situation, ces experts déclarent être contraints d'anticiper les orientations des projets à financer, en s'appuyant sur les leçons tirées des projets précédents ainsi que sur des études et rapports de différents organismes internationaux.

9) Les bailleurs de fonds[38]

Plusieurs d'entre eux se dressent en partenaires techniques et financiers.

> *« Les effets pervers sont en effet nombreux dans le domaine de l'aide au développement, et la santé n'y échappe pas. Du fait de leur parfois très surprenante méconnaissance des réalités locales, les bailleurs de fonds se satisfont des documents officiels qui leur sont fournis sans comprendre les multiples dérives qui interviennent entre les "projets" et leur mise en œuvre, et les innombrables processus d'"informatisation" qui s'interposent. » (Jaffré & Olivier de Sardan, 2003)*

[38] Pour une compréhension large des pratiques de bailleurs de fonds, veuillez lire à la page 47 le point sur les « Initiatives des organisations internationales face à la léthargie de l'action politique ».

Troisième groupe d'acteurs : les concepteurs

10) Le concepteur :

Dans le cadre des débats actuels sur le développement durable, la responsabilité du concepteur, en tant que maître d'œuvre, est d'intégrer durablement ces enjeux dans le projet. Les conceptions des bâtiments hospitaliers doivent être interrogées pour identifier celles qui permettent de favoriser une démarche axée non seulement sur le *cure*, mais aussi sur le *care*. Cette approche est une question de posture (le Maire, 2009) par rapport aux autres acteurs, aux usagers et à l'infrastructure pour laquelle le concepteur déploie son expertise.

Le pouvoir décisionnel qui lui revient découle de sa responsabilité d'assurer la maîtrise d'œuvre, en passant par la conception du bâtiment et l'élaboration de propositions techniques ou opérationnelles pour l'exécution du projet. Il peut s'agir d'un professionnel ou d'une personne morale désignée par le maître d'ouvrage. La manière dont le concepteur appréhende le projet influence fortement les décisions prises et les pratiques d'usage. Reconnu comme expert en architecture hospitalière par les autres acteurs, son statut d'« autorité de spécialiste » (le Maire, 2009) ainsi que sa capacité à collaborer avec les autres parties prenantes ont un impact considérable sur l'utilisation des espaces hospitaliers. La qualité de son intervention dépend, en grande partie, de la vision qu'il développe pour les futurs utilisateurs de cette infrastructure publique.

4.3. Usages formels des espaces hospitaliers

Les usages formels des hôpitaux publics en RDC se réfèrent aux fonctions définies dans le *Recueil des normes sanitaires* (MSP-RDC, 2006). L'hôpital, en tant que lieu de soins, d'enseignement, de formation continue et de recherche, dispose d'espaces spécifiques dédiés à ces missions, qui incluent :

- L'accueil et la circulation des usagers et des matières ;
- Les soins de santé : de l'accueil à la consultation, de l'observation à l'hospitalisation ;
- L'alimentation[39], le repos et la détente des patients hospitalisés ;

[39] Pour les hôpitaux qui ont un restaurant et les espaces de consommation, ces derniers sont souvent confiés aux privés qui les organisent et facturent à la commande les repas.

- La visite et l'accompagnement des malades ;
- Le travail du personnel soignant, paramédical et administratif ;
- La formation du personnel, l'encadrement des stagiaires et la recherche.

Ces usages, bien que formels, peuvent évoluer en fonction des besoins des usagers ou des décisions des gestionnaires. Cela peut entraîner des transformations ou des réaffectations des espaces en vue de nouvelles utilisations. Il est donc essentiel d'anticiper ces évolutions en prenant en compte les pratiques d'usages informels déjà en place, un processus appelé « maîtrise d'usages »[40] (Boldron, 2016).

Transformation des espaces formels sous l'effet des pratiques informelles

Certains usages informels complexifient la gestion des flux dans l'hôpital, tandis que d'autres répondent aux besoins exprimés par les usagers face aux défaillances de gestion et au manque d'espace. Ces pratiques sont souvent liées à des dysfonctionnements (Jaffré & Olivier de Sardan, 2003) et à une « forte valeur d'usage » (Malsch, 2017) de certaines typologies architecturales comme l'hôpital pavillonnaire. Elles reflètent également l'imaginaire social des usagers quant à ce qu'est un hôpital public. Les espaces qui accueillent ces usages informels découlent des besoins suivants :

- **Le passage :** dans un article sur l'itinéraire des piétons forçant le passage de l'Hôpital général de Kinshasa pour atteindre le marché central, Kristein Geenen et Simon De Nys-Ketels montrent que, même si l'emplacement d'un hôpital gêne la mobilité urbaine, cela n'empêche pas les habitants d'utiliser les espaces intérieurs comme itinéraire alternatif (Geenen & De Nys-Ketels, 2021).
- **La protection** : pendant les intempéries, commerçants et passants s'abritent temporairement dans des espaces publics comme l'hôpital, lorsque ces derniers sont sur leur trajectoire. S'abriter dans un hôpital semble légitime dans le sens où il est

[40] La « maîtrise d'usage » apparaît dans la littérature comme un concept urbanistique qui implique le futur usager dans le projet. Comme Benoit Boldron le décrit, elle contribue à appréhender notamment les valeurs d'usage des espaces publics, leurs diversifications, les actions publiques à mettre en œuvre pour impliquer les habitants, les orientations du projet qui favorisent la valorisation et la conservation des architectures et espaces, considérés comme patrimoine.

considéré comme lieu public. Dans certains hôpitaux de Kinshasa, les habitants de quartier stationnent leurs véhicules dans l'enceinte de l'hôpital pour des raisons de sécurité, en l'absence de parkings dans leurs quartiers ou à cause des risques de vols et de vandalisme.

- **Le commerce** : En plus des activités formelles (pharmacie, restaurant), des activités commerciales informelles s'organisent au sein de l'hôpital, constituant une réponse populaire à la faillite de l'État (Trefon, Sumata, & Cogels, 2004).
- **La prière, l'aumône et les actions caritatives** : La foi étant très ancrée chez de nombreux Africains, l'hôpital devient un lieu où se manifestent des pratiques religieuses avec l'intervention de pasteurs, prêtres et aumôneries. L'hôpital public est perçu comme un lieu social accueillant les pauvres, incitant ainsi des actions de charité menées par des individus ou des groupes apportant vivres, médicaments et argent aux patients. Ces espaces se transforment alors en lieux de solidarité, de propagande politique et de visibilité pour des personnalités publiques ou des entreprises privées.

Ces usages formels et informels révèlent non seulement les dysfonctionnements de l'hôpital public, mais permettent aussi d'évaluer la qualité de ces lieux, où se rencontre un public diversifié. L'analyse approfondie de ces espaces montre différentes expressions de *care*, telles que la sociabilité, la solidarité et l'hospitalité. Ces dimensions apportent une valeur ajoutée, comme une « thérapeutique morale », qui complète la thérapeutique médicale et les technologies de soins.

L'hôpital public révèle des tensions entre le *cure* et le *care*, souvent amplifiées par des usages informels qui ne correspondent pas aux structures formelles de gestion. Ces pratiques informelles, telles que l'entraide et la solidarité, naissent de l'inadéquation des infrastructures hospitalières face aux besoins réels des usagers, qu'ils soient patients, soignants ou accompagnateurs. Les inégalités d'accès aux soins et le manque de confort poussent les usagers à trouver des alternatives en dehors des cadres prévus, créant ainsi des dynamiques qui peuvent perturber les espaces formels.

Ces usages informels révèlent néanmoins des besoins essentiels qui méritent d'être intégrés dans la planification et la réhabilitation des infrastructures hospitalières. La gestion des flux, la qualité des espaces et la prise en compte des accompagnateurs doivent être repensées pour améliorer l'expérience des usagers. L'hôpital, loin d'être un simple lieu de soins, devient alors un espace d'expérimentation sociale où se confrontent et cohabitent des pratiques d'usage formelles et informelles.

Chapitre 5.
Espaces de sociabilité et dynamiques d'hospitalité dans les hôpitaux publics

Comment les espaces hospitaliers, qu'ils soient formels ou informels, se transforment en lieux de sociabilité, de solidarité et d'hospitalité ?

L'identification des acteurs amène à interroger la présence et les activités des usagers dans un hôpital public en République démocratique du Congo, en particulier à Kinshasa. La présence des usagers dans un espace hospitalier est directement liée aux fonctions assignées à cet espace. Toutefois, l'usage de ces espaces devient informel lorsque ceux-ci accueillent des activités supplémentaires, au-delà de celles initialement prévues par les gestionnaires ou la conception de l'infrastructure.

5.1. Lieux de sociabilité et de solidarité dans l'hôpital public

Le sociologue Serge Paugam considère la notion de lien social comme une manière d'interroger ce qui continue de faire société dans un monde où l'individualisme est omniprésent (2018). Dans l'hôpital public congolais, la notion de *care* permet de renouer ce lien social dans une société où l'autonomie des individus coexiste avec la vulnérabilité. Selon Agata Zielinski (2010), le *care* établit un lien entre la vulnérabilité et le lien social, car la vulnérabilité de l'un invite l'attention et la participation de l'autre à travers l'action de « prendre soin ». Ainsi, les actions réciproques issues de cette dynamique se déroulent dans des espaces physiques (couloirs, chambres, entrées, lieux de travail…). Ces lieux deviennent alors les scènes d'expression du *care*, révélant la sociabilité et la solidarité des usagers.

Parmi de nombreux travaux qui se penchent sur les espaces de sociabilité, l'ouvrage *Lieux de sociabilité urbaine en Afrique* (Fourchard, Goerg, & Gomez-Perez, 2009) dresse une série de lieux spécifiques où s'invitent de nouvelles pratiques d'usage des espaces. Ces espaces (mosquées, église, bars, salles de concert, cinéma, galeries d'art, centres culturels, terrains vagues, bornes-fontaines publiques…)

fabriquent des formes de sociabilité qui échappent parfois au dispositif réglementaire. Ces lieux deviennent des marqueurs sociaux et culturels puissants.

L'hôpital public, de même, est un lieu où se tissent des liens sociaux et où la solidarité se manifeste entre usagers. L'hospitalisation d'un membre de la famille peut être l'occasion de retrouvailles entre proches, anciens amis ou voisins, donnant lieu à des moments de partage, de soutien moral et d'émotion. Nous avons identifié plusieurs lieux dans les hôpitaux de Kinshasa où cette sociabilité et solidarité émergent à travers les interactions des usagers.

La chambre, entre cohésion familiale et solidarité

Selon la psychologue Ruth Bukabau[41], l'hospitalisation chez les patients africains suscite la crainte de la fatalité. Dans la tradition africaine, le mourant souhaite souvent finir sa vie, entouré de ses frères et sœurs. Ainsi, une fois admis à l'hôpital, le malade désire la présence de ses proches à ses côtés. Cette présence dans la chambre d'hospitalisation renforce les liens familiaux (Schnitzler, 2014) ainsi que les interactions sociales avec d'autres usagers. C'est un moment privilégié pour échanger des souvenirs et des anecdotes, et parfois pour apporter des vivres et de l'argent aux malades. Ces interactions créent divers besoins en termes d'espace et d'équipements. Être seul ou à plusieurs dans une chambre peut générer des sentiments variés : désirs, émotions, douleurs… La question se pose alors de savoir si les chambres, notamment celles conçues à l'époque coloniale, permettent d'accueillir convenablement ces interactions. La disposition des lits facilite-t-elle la circulation des proches ?

Prenons l'exemple de Yenge[42], hospitalisée depuis près de deux semaines à l'Hôpital général de Kinshasa, dans une chambre-dortoir d'une dizaine de lits. Sa sœur, Zola, est désignée comme garde-malade diurne, tandis que leur mère, Ngudi, passe les nuits à l'hôpital. D'une grande générosité, Ngudi partage souvent les repas de sa fille avec

---

[41] Ruth Bukabau est comportementaliste et professeure de psychologie clinique à l'université de Kinshasa. Entretien réalisé le 3 juin 2021 à Kinshasa.

[42] La mise en scène des faits et commentaire sont ceux rapportés le 30 août 2019 à l'Hôpital général de Kinshasa (Ex- Mama Yemo) par les guides (constitués d'un agent de sécurité, un agent du service de maintenance et un infirmier trouvé au pavillon 6 [Chirurgie]) pendant la visite de l'hôpital. Ce récit concerne une patiente d'une vingtaine d'années que nous appelons Yenge, un nom d'emprunt.

Koko Munga, une voisine octogénaire sans garde-malade permanent, car sa propre fille, commerçante, n'arrive qu'en fin de journée. Cette situation n'échappe pas à l'attention des autres malades et du personnel soignant, qui n'hésitent pas à lui venir en aide. Chaque matin, Jacob, le père de Yenge, se rend à l'hôpital avant d'aller travailler pour s'assurer que tout va bien, payer les factures et remettre de l'argent à sa femme pour les dépenses journalières.

Le vendredi, lors des heures de visite, Yenge reçoit Jacquie, Fifi et Solange, ses amies et voisines de quartier. Elles découvrent le couple pasteur de l'église familiale en train de prier dans la chambre, ce qui pousse les visiteuses à attendre à la véranda avant de retrouver Yenge pour discuter.

L'histoire de Yenge illustre bien la fréquence des visites à l'hôpital, qui influe sur la capacité d'accueil et l'organisation de l'infrastructure hospitalière. Elle met également en lumière la manière dont les liens sociaux s'organisent autour de la vulnérabilité du patient. Ces liens ne se limitent pas au cercle familial immédiat, mais incluent également la communauté élargie, transformant ainsi l'hôpital en un lieu de cohésion sociale et de solidarité. La chambre d'hôpital devient alors un espace de sociabilité, tout comme d'autres lieux de la ville (Fourchard, Goerg, & Gomez-Perez, 2009).

Le regroupement des proches autour d'un patient, en fonction des liens sociaux existants ou naissants, peut affecter le confort des usagers. Cependant, les dortoirs, conçus à l'époque coloniale, favorisent ces interactions, apportant la chaleur familiale et sociale à l'hôpital. Ces espaces partagés deviennent, le temps d'une visite, des lieux de sociabilité comparables à ceux que l'on trouve en ville. Bien que cette dynamique puisse parfois entraîner des dysfonctionnements, elle permet aussi des expressions sociales impossibles à expérimenter dans une chambre individuelle. À l'inverse, la chambre individuelle offre des dimensions uniques, telles que l'intimité et la tranquillité, recherchées par certains patients dans le dortoir.

Lorsque ces interactions deviennent gênantes ou pour d'autres raisons, elles se déplacent vers d'autres espaces (couloirs, sous les arbres ou le long des galeries), créant ainsi de nouveaux lieux de sociabilité au sein de l'hôpital, qui peuvent parfois surpasser ceux de la chambre en termes d'intensité.

La solidarité découle également des mauvaises conditions d'hospitalisation. Dans les chambres-dortoirs surchargées, l'équipement se résume souvent à quelques lits et un mobilier limité, partagé entre les usagers (tables, armoires, chaises). Pour plus de confort, certains garde-malades apportent leurs propres chaises et autres objets, comblant ainsi les manques de l'hôpital. L'Administrateur de la maternité de Kintambo confie[43] que, face à cette précarité, l'hôpital public compte sur l'entraide et les dons de bienfaiteurs, qui fournissent des meubles et des accessoires médicaux.

[43] Propos recueillis par l'auteur à Kinshasa le 21 juin 2017.

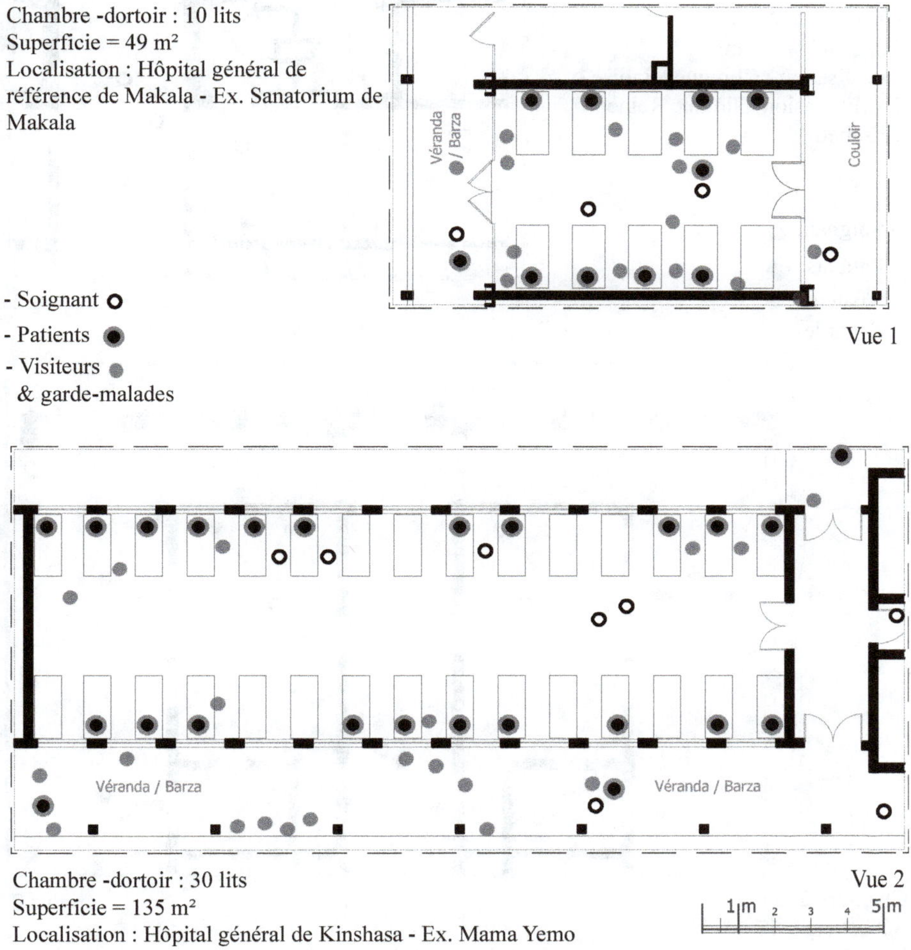

Figure 8 : Chambre-dortoir — Représentation de l'occupation spatiale des usagers (soignants, patients, visiteurs ou garde-malades) durant l'heure de visite, dans la chambre-dortoir, le couloir, et la véranda/barza. Source : Auteur, 2021.
Ces plans illustrent deux configurations de chambres-dortoirs, l'un de 10 lits avec une superficie de 49 m² et l'autre de 30 lits sur une surface de 135 m². Dans les deux cas, les dortoirs souffrent d'un manque d'espace évident. Dans la chambre de 10 lits, comme dans celle de 30 lits, il est difficile de disposer deux chaises pour les gardes-malades entre les lits sans occuper l'espace de circulation. Par conséquent, les visiteurs ou gardes-malades sont souvent contraints de se regrouper dans le couloir ou sur la véranda/barza, ce qui réduit l'intimité et la fluidité des déplacements à l'intérieur des dortoirs.

Chambre à 2 lits
Superficie = 17 m²
Localisation : Clinique Kinoise - Ex. Extension Clinique Reine Elisabeth

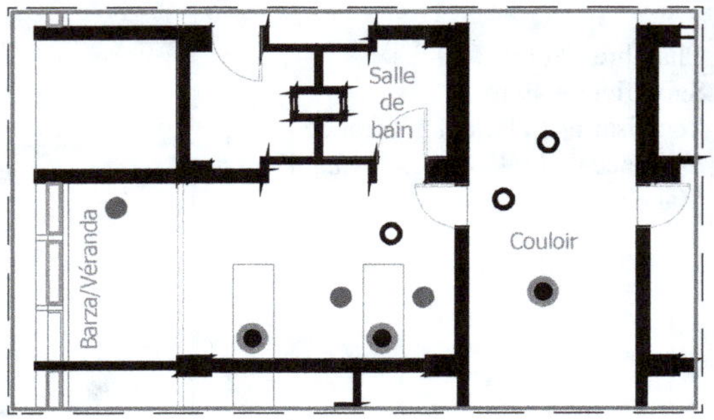

- Soignant ○
- Patients ●
- Visiteurs ● & garde-malades

Vue 1

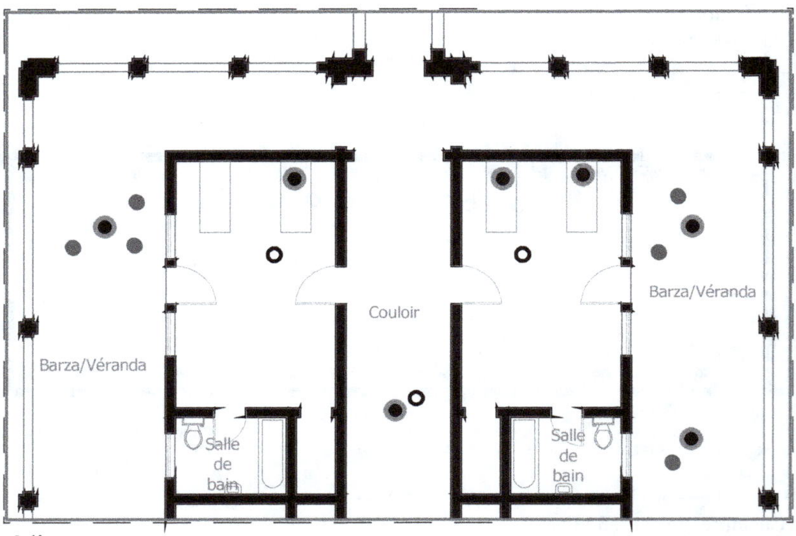

Chambre à 2 lits
Superficie = 17 m²
Localisation : Clinique Ngaliema - Ex. Clinique Reine Elisabeth

Vue 2

1m 2 3 4 5m

Figure 9 : Chambre à 2 lits — Représentation de l'occupation spatiale des usagers (soignants, patients, visiteurs ou garde-malades) durant l'heure de visite, dans la chambre, le couloir, et la véranda/barza. Source : Auteur, 2021.
Ces plans montrent des chambres à 2 lits dans des hôpitaux construits à l'époque coloniale, avec une distinction raciale dans l'aménagement des espaces. La Vue 2, construite vers 1935, présente des espaces plus ouverts et partagés, avec une véranda et un couloir collectifs. La Vue 1, construite entre les années 1950 et 1960 comme extension, propose une disposition plus privative, avec des vérandas individuelles et des salles de bain attenantes.
Cette évolution marque un changement dans la conception des espaces hospitaliers, passant d'une architecture collective à une approche davantage centrée sur l'intimité des patients. Ces vérandas deviennent des lieux où les membres de la famille peuvent s'éclipser pour discuter avec le patient sans déranger son voisin de chambre. De plus, lors des soins, le garde-malade peut occuper la véranda sans interférer avec le travail des soignants, optimisant ainsi l'espace et la tranquillité dans la chambre.

Le couloir, le hall, la paillote : entre partage, liberté d'expression, rencontre et repos

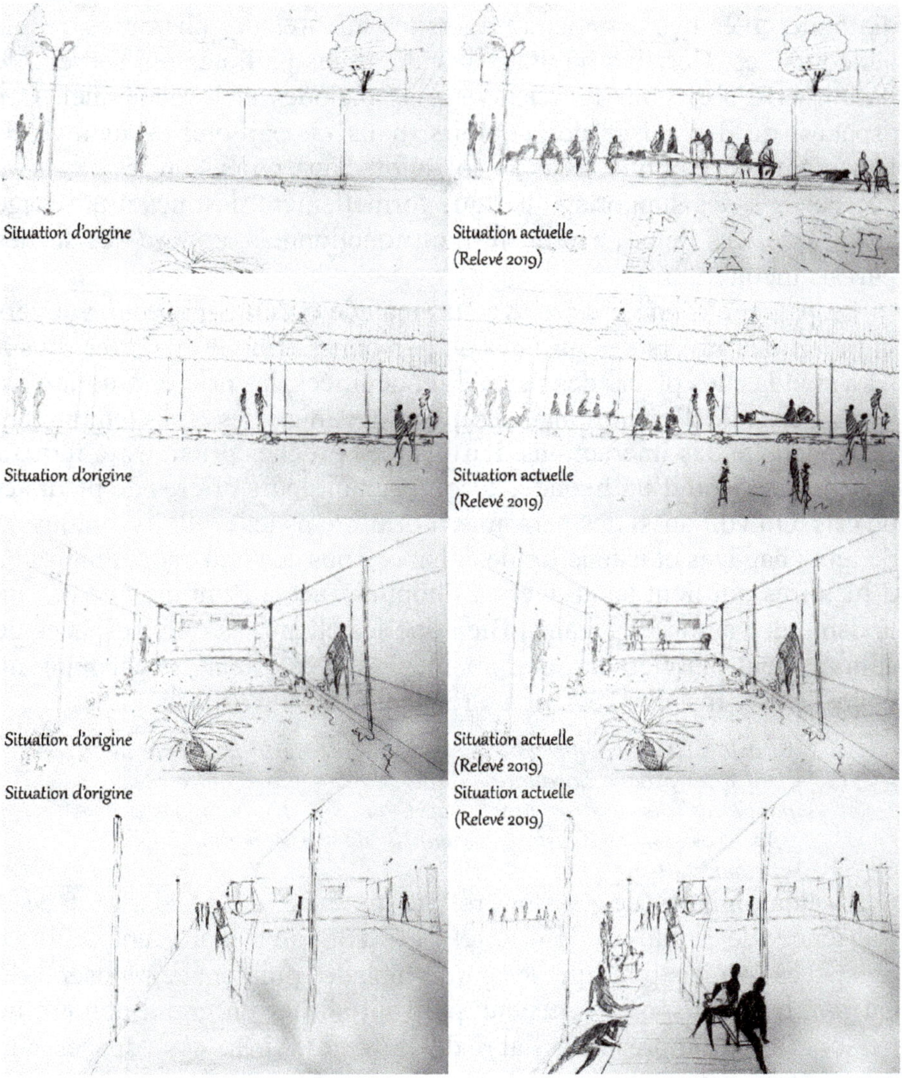

Figure 10 : Illustrations des scènes observées dans quelques hôpitaux publics à Kinshasa.
Source : Auteur, 2019.
La « situation d'origine » de ces dessins est imaginée selon les plans d'archives consultés et des fonctions auxquelles ces espaces étaient destinés. En milieu urbain comme en milieu rural, les mêmes scènes sont visibles dans les hôpitaux publics. À côté des visages fatigués et éprouvés des garde-malades, nous avons vu des seaux d'eau qui étaient entreposés et utilisés pour la douche et le lavage des habits des malades hospitalisés.

Malgré les affiches dans les entrées de pavillons indiquant des restrictions de visite, il n'est pas rare de voir des visiteurs dans l'enceinte de l'hôpital, devant les urgences, ou même en train de dialoguer avec des patients à travers les fenêtres des chambres depuis les coursives. Certains hôpitaux installent des paillotes qui servent de parloir et d'abri pour les visiteurs, les malades et le personnel. Ces espaces, qu'il s'agisse des couloirs, halls ou paillotes, sont investis librement par le public, assis au sol, adossé aux murs, sur des bancs ou accrochés à des supports. Bien que formellement destinés à un usage spécifique, ces lieux deviennent multifonctionnels, malgré des scènes parfois incongrues.

Le passage d'une civière avec un malade ou un corps sans vie vers la morgue à travers des groupes de personnes dans les galeries ou sur les vérandas, les pleurs des familles endeuillées, les prières autour d'un patient en salle d'opération, et les allées et venues des repas témoignent de l'intensité des interactions. Parfois, des proches prient avec ferveur pour la guérison d'un malade, accompagnant leurs prières de pleurs et de cris. On voit aussi des personnes dormir dans les couloirs, entourées de leurs bagages et ustensiles de cuisine. Tous ces lieux sont empreints d'histoires qui lient les usagers à l'hôpital, face à l'impuissance ou au laxisme des autorités locales. Bien que les chambres et les espaces de soins soient strictement réglementés, « l'extérieur » échappe au contrôle. S'y installer revient à « revendiquer » un espace.

> *« Parfois, nous comprenons leur situation face à la gravité de l'état d'un proche hospitalisé. Nous n'avons pas d'autre choix que de les laisser s'installer, pourvu qu'ils restent éloignés des espaces de soins. » (Gaston[44], Administrateur d'un hôpital public, septembre 2019)*

Le témoignage de Gaston reflète un acte de solidarité face à l'absence de solutions. En effet, les hôpitaux manquent souvent d'espaces formels pour que les garde-malades puissent se reposer, et il est rare qu'ils disposent de lieux pouvant abriter un grand nombre de personnes à l'ombre ou à l'abri de la pluie. Ainsi, ces espaces non prévus pour cet usage deviennent des refuges improvisés, répondant à des besoins de repos, de dialogue et de protection bien au-delà de leur fonction initiale.

---

[44] Nom d'emprunt.

Le commerce : entre lieux de consommation et d'évasion

Les kiosques, les restaurants « Malewa » et d'autres petits commerces sont des lieux à la fois de consommation et de partage d'informations (faits divers, actualités urbaines, etc.). Situés dans l'enceinte ou à proximité des établissements hospitaliers, ces espaces accueillent malades, visiteurs et personnel de l'hôpital. Certains kiosques sont même équipés de télévisions diffusant des programmes de chaînes publiques et privées, transformant ces lieux en espaces d'évasion et de détente. Le personnel médical y trouve un moyen de décompresser après une journée de travail stressante, tandis que les patients, en quête d'un moment de répit, peuvent s'y soustraire aux contraintes de l'hospitalisation, qu'ils comparent parfois à une forme d'emprisonnement. Ces lieux leur permettent également d'échapper aux odeurs de médicaments.

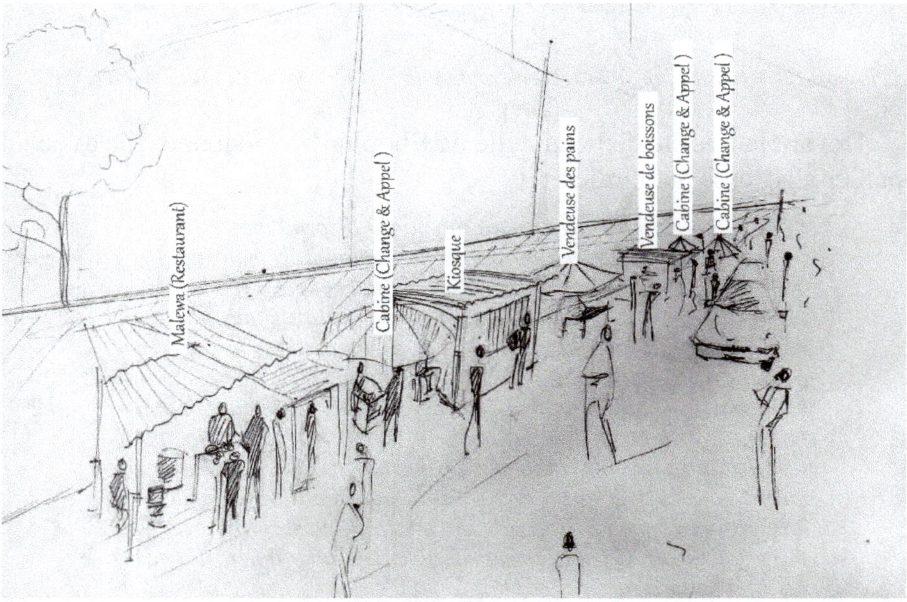

Figure 11 : Vue sur l'avenue derrière l'Hôpital général de Kinshasa. Source : Auteur, 2019. Dans les commerces, les malades et usagers oublient qu'ils sont à l'hôpital. Cette déconnexion avec le lieu médical participe à la thérapeutique morale des malades et un moment de pause pour le personnel soignant. C'est un moment d'évasion loin des odeurs de médicament et des stress des urgences ou du travail.

L'entrée de l'hôpital et la guérite : entre la négociation spatiale et la manifestation du pouvoir

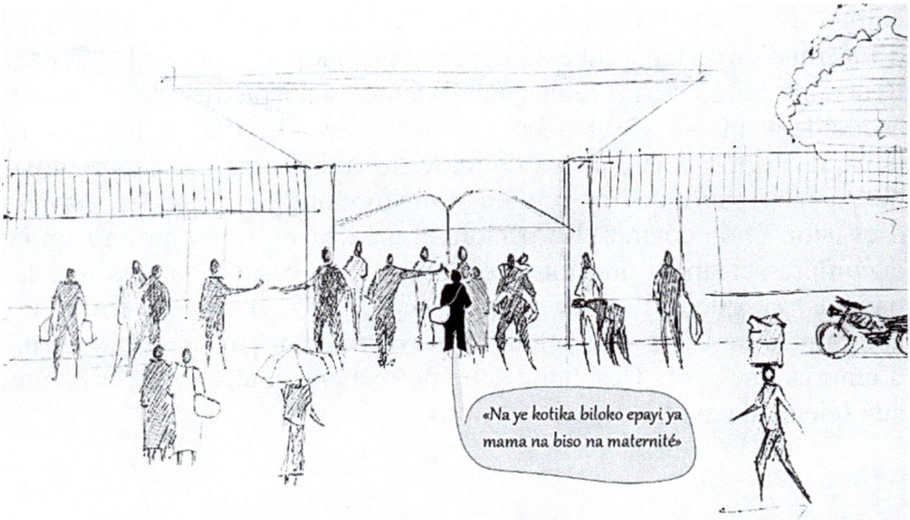

Figure 12 — Illustration de la scène devant l'entrée d'un hôpital. Source : Auteur, 2019.

Devant la guérite de la parcelle de l'hôpital[45], une jeune fille avec un panier s'adresse au gardien :

> *« Na ye kotika biloko epayi ya mama na biso na maternité » (je viens déposer la nourriture pour ma maman à la maternité). Le gardien rétorque : « Heure ya visite nanu ekoki te » (ce n'est pas encore l'heure de visite). Après un moment d'insistance, la jeune fille finit par susciter la sympathie du gardien, qui la laisse entrer quelques minutes plus tard, accompagnée de deux autres visiteurs. Un autre jour, nous voyons un gardien demander poliment à un groupe de visiteurs de libérer l'entrée principale, les invitant à revenir à l'heure des visites. Au même moment, un militaire se dirige vers l'entrée, et le gardien dit aux visiteurs : « Bopusana kuna. Bo lekisa Mokonzi » (Écartez-vous. Laissez passer le Chef). Ce militaire, probablement un officier, n'a pas à justifier sa présence à l'hôpital.*

La grille d'entrée ou la guérite de l'hôpital sert à gérer et contrôler les allées et venues, mais elle devient aussi un espace de négociation où s'exercent les affinités, les moyens financiers, et l'autorité militaire. Les gardiens se retrouvent parfois impuissants face à l'influence des militaires, des policiers, ou des citoyens d'apparence influente. Cette

---

[45] Ce récit est une compilation d'actions observées par l'auteur le 19 mars et le 30 mars 2018 au Centre hospitalier Roi Baudouin de Masina (CHRB Ier).

situation illustre les conditions d'accueil des usagers dans les hôpitaux publics. Les dysfonctionnements liés à l'accueil se manifestent dès l'entrée de l'hôpital et s'étendent aux autres espaces : les chambres de malades, les salles de soins, et les galeries. Les interactions qui déterminent si ces lieux sont « hospitaliers » ou « inhospitaliers » dépendent souvent des usagers et du comportement des soignants (Jaffré & Olivier de Sardan, 2003) (Zaman, 2013), mais elles sont aussi amplifiées par la conception architecturale des espaces.

Dans certains hôpitaux publics visités à Kinshasa et dans d'autres territoires, il existe des halls d'accueil ou des espaces aménagés avec des chaises et un comptoir d'accueil. Parfois situés sous un hangar, ces espaces organisent l'accueil des malades et des visiteurs, ou regroupent le tri des malades ambulatoires, les urgences, et les visiteurs dans un même endroit, à l'entrée principale de l'hôpital. L'accueil peut se limiter à un box ou un guichet où le secrétaire travaille avec un registre ou un ordinateur, protégé du public par un grillage ou une fenêtre vitrée. Parfois, un agent de sécurité est posté à l'entrée, devant la guérite, pour orienter les visiteurs vers les services ou pavillons appropriés.

Atelier de maintenance : un modèle de résilience entre la débrouille et l'illégalité

La sous-exploitation de certains services et espaces dans les hôpitaux, tels que les ateliers de maintenance ou les terrains constructibles non valorisés, pousse parfois le personnel en charge de ces lieux à entreprendre des initiatives audacieuses. Face aux opportunités d'affaires qui se présentent, et motivés par un esprit d'entraide et de solidarité, ces espaces se voient attribuer de nouvelles fonctions : formation des jeunes aux métiers de l'artisanat, location des lieux pour des activités extramédicales aux habitants du quartier, entre autres.

La sociabilité et la solidarité se manifestent également à travers l'action sociale des hôpitaux en faveur des habitants de la ville. Même si ces initiatives sont souvent motivées par des raisons financières, certains hôpitaux rendent leurs locaux accessibles pour des activités non médicales. Ainsi, dans des environnements urbains comme ruraux, des espaces tels que les salles de réunion, les ateliers de maintenance ou les dépôts de matériel sont mis à la disposition des habitants pour soutenir des activités communautaires.

En parallèle, face à la précarité des conditions du personnel soignant, la solidarité entre collègues se déploie dans différents espaces de l'hôpital. Un mot revient souvent dans les discussions : le Likelemba. Ce système d'épargne solidaire permet, à la fin de chaque mois, à tous les membres d'un groupe de contribuer une part de leur salaire ou de leurs revenus externes pour la remettre à l'un d'entre eux. La somme ainsi collectée aide la personne bénéficiaire à financer ses projets personnels. Dans ce contexte de pauvreté, Gauthier Musenge[46] souligne que les Congolais se soutiennent avec des phrases génériques comme : « on se serre les coudes, *tosungana, po lobi ya mutu yo oyebi te* » (on s'entraide, car on ne sait pas ce que demain réserve à l'autre). Cette solidarité renforce les liens humains, car les soignants se reconnaissent comme « collègues » et développent des amitiés qui s'étendent parfois jusque dans les cercles familiaux.

Lieux de méditation et d'intimité :

Nous avons observé des personnes à l'Hôpital général de Kinshasa, à l'Hôpital général de référence de Makala, et au CHRB Ier, se mettre à l'écart sous un arbre, à l'abri des regards. Bien que les aumôneries (catholique, protestante et kimbanguiste) disposent de salles de prière et de méditation, cela n'empêche pas d'autres usagers d'occuper divers espaces dans l'enceinte de l'hôpital. Ces aumôneries sont dotées de lieux spécifiques, tels que des bâtiments, des hangars ou des salles aménagées, où sont organisées messes et réunions de prière. Ces moments de convivialité, de réconfort et de soulagement, comme le raconte Aminata Pombo[47], qui a participé à plusieurs « journées de visite des malades », sont précieux pour les participants.

Cependant, là où ces espaces dédiés sont inexistants, les couloirs, halls, pelouses, jardins ou recoins de la parcelle deviennent des refuges pour ceux qui recherchent un peu d'intimité, souvent à des fins de méditation religieuse. Cela illustre l'importance de chaque surface au

---

[46] Entretien avec Gauthier Musenge Mwanza à Kinshasa, le 3 juin 2021, enregistré par l'auteur.

[47] Aminata Pombo, épouse de l'auteur, a coordonné une série d'action sociale (partage des repas, médicaments, kit de toilette…) envers les malades à l'hôpital de la rive et au Centre pénitencier de Kinshasa (prison Makala) pour le compte de l'aumônerie universitaire protestante, paroisse de l'Institut national des Travaux publics.

sein de l'hôpital, dont les usages peuvent s'éloigner considérablement de leur fonction initiale.

La méditation, dans ce contexte, représente un moment d'intimité où l'usager se remet à la volonté divine pour le sort d'un proche ou d'un membre de sa famille hospitalisé. Ici, l'intimité ne se définit pas forcément par une opposition au public ou à l'extérieur, comme l'explique Yann Bubien (2019). Pour manifester leur tristesse ou implorer la grâce divine, certains usagers n'hésitent pas à le faire de manière visible, se moquant de la présence d'autrui. Dès lors, les inconnus qui les entourent deviennent transparents à leurs yeux, et l'unique connexion qui compte est celle entre la personne en prière et le malade pour qui elle implore une issue favorable.

La morgue et les espaces de recueillement :

Parmi les pratiques liées au *care*, les lieux de recueillement jouent un rôle crucial. Ils marquent la fin de la thérapie avec le décès du patient et offrent aux proches, amis, et connaissances l'occasion de rendre leurs derniers hommages. Cependant, ces espaces ne sont souvent pas intégrés de manière explicite dans la conception architecturale des hôpitaux. L'intérêt d'aborder le recueillement comme une forme de *care* réside dans l'explication de son rôle thérapeutique, souvent écarté du processus médical. Cette tendance est observée dans les études sur les funérailles traditionnelles (Noret, 2017) (Hamman, 2018), où le recueillement revêt un caractère davantage social et traditionnel.

Le recueillement fait partie des événements à caractère social en Afrique, où les qualités sociales du défunt et de sa famille sont mises en avant. Il s'agit d'un usage spécifique, largement influencé par les traditions occidentales, contrastant avec les funérailles traditionnelles qui se déroulent généralement en dehors de l'hôpital. Le recueillement devient alors une autre manière de « prendre soin » de l'autre : le défunt, à travers les hommages rendus, et la famille, grâce à la présence des proches qui les aide à accepter la perte.

Au début des années 2010, tout en préservant certains rituels traditionnels, la pratique du recueillement a évolué à Kinshasa avec l'apparition d'espaces commerciaux dédiés aux veillées mortuaires et au recueillement avant l'inhumation. Ces espaces permettaient de soulager les quartiers où régnait souvent une agitation peu propice à la quiétude. Les maisons communales ont également commencé à organiser des deuils dans leurs terrains, mais cette initiative restait limitée aux jours ouvrables et heures d'ouverture. Les initiatives privées, quant à elles, ont offert la possibilité d'organiser des funérailles à tout moment dans des espaces de recueillement appelés « funérariums » ou « salles polyvalentes », bien que ces espaces soient devenus progressivement inaccessibles aux familles modestes en raison des coûts élevés.

En juillet 2020, en réponse à la pandémie de COVID-19, les autorités de Kinshasa ont interdit l'organisation des veillées mortuaires dans les résidences familiales et les salles funéraires, une décision qui a suscité des réactions partagées. L'élue Marie-Ange Mushobekwa[48] déclarait alors : « Je suis favorable à l'interdiction des veillées mortuaires. Mais interdire le recueillement des familles dans les funérariums privés, même pour quelques heures avant l'enterrement, n'est pas juste ; il faut que Ngobila (le gouverneur de la ville) revoie cette mesure » (2020)[49]. Le recueillement n'était dès lors possible qu'à la morgue, avec un nombre limité de participants.

Après la fin de l'état d'urgence sanitaire, l'Hôtel de Ville de Kinshasa a imposé de nouvelles restrictions : un maximum de cinq corps pouvait être retiré des morgues chaque jour, avec une assistance limitée à cinquante personnes pour chaque levée de corps. Pour répondre à ces restrictions, les hôpitaux disposant de morgues, telles que l'Hôpital du Cinquantenaire, ont aménagé des tentes ou des hangars près des morgues pour accueillir le public. Ces espaces temporaires, bien que non prévus à l'origine, participaient à l'accueil et au soulagement des familles endeuillées, apportant ainsi une nouvelle dimension au *care*.

Cependant, malgré les mesures prises, des foules continuaient à se former à l'extérieur des morgues, ignorant souvent les gestes barrières imposés par les autorités sanitaires. Comme le souligne un article de Radio Okapi[50]

---

[48] Elle est journaliste et femme politique congolaise. Elle fut ministre des Droits humains de 2016 à 2019. Actuellement (février 2022), elle siège à l'Assemblée nationale de la République démocratique du Congo comme députée nationale. Source : Profil LinkedIn Marie-Ange Mushobekwa, consulté le 3 février 2022.

[49]Source : https://linterview.cd/interdiction-des-veillees-mortuaires-a-kinshasa-la-deputee-ange-mushobekwa-sollicite-la-révision-de-certains-points/ consulté le 17 décembre 2021.

[50] Source : Covid-19 : les mesures barrières non observés lors des levées des corps dans les morgues de Kinshasa | Radio Okapi, consulté le 14 décembre 2021.

« Les familles qui arrivent pour retirer les corps de l'un de leurs ainsi que les proches qui les accompagnent ignorent ces recommandations édictées par les autorités sanitaires... À l'intérieur de la morgue, c'est le calme. Les entrées sont filtrées. Mais à l'extérieur, la foule semble tout ignorée des gestes barrières. Certains s'installent dans des terrasses et autres restaurants de fortune dans les environs, en attendant le départ pour le cimetière. »[51] *(Radio Okapi, 2021)*

La pandémie a tenté de freiner ces dérives en imposant des confinements où les rassemblements étaient interdits, et la morgue restait le seul endroit autorisé pour organiser les funérailles. Cependant, avec l'assouplissement des mesures, la pratique du recueillement a repris, mettant en lumière un manque d'espace pour accueillir un nombre croissant de personnes endeuillées dans les hôpitaux. À l'Hôpital du Cinquantenaire, par exemple, la salle de recueillement étant souvent trop petite, des tentes sont régulièrement installées sur les aires de circulation ou les espaces verts pour accueillir les proches des défunts.

Cette situation soulève la nécessité d'étendre la prise en charge (*care*) à un autre groupe d'acteurs (en plus des soignants, visiteurs, et garde-malades), en incluant la gestion du public lors des moments de recueillement.

L'importance de catalogue des espaces

En dressant cette série d'espaces hospitaliers, l'idée est de montrer comment les espaces hospitaliers, qu'ils soient formels ou informels, remplissent des fonctions diverses, souvent bien au-delà de leur usage initial. Les espaces de recueillement, de prière, d'accueil et de transition, ainsi que ceux utilisés de manière solidaire ou communautaire, témoignent de la flexibilité et de l'adaptabilité des hôpitaux pour répondre aux multiples besoins des usagers. Ils illustrent aussi comment ces lieux, conçus à l'origine pour des fonctions strictement médicales, se transforment en des espaces de vie sociale, d'échange, de soutien et de recueillement, servant tant les patients que leurs familles, les visiteurs, et même le personnel hospitalier.

L'intégration d'espaces de recueillement, tels que les morgues, les funérariums, ou même les tentes aménagées, démontre l'importance du

[51] Source : Covid-19 : les mesures barrières non observées lors des levées des corps dans les morgues de Kinshasa | Radio Okapi, consulté le 14 décembre 2021.

care dans sa dimension sociale et émotionnelle. Ces lieux ne se limitent plus à leur fonction funéraire, mais deviennent des espaces où se manifestent la solidarité, le réconfort et l'accompagnement spirituel, essentiels pour les familles en deuil. La conception architecturale des hôpitaux doit donc prendre en compte non seulement les aspects médicaux, mais également ces besoins de recueillement, de gestion des émotions et de soutien communautaire, notamment dans des contextes comme celui de Kinshasa, où les rituels funéraires sont à la fois traditionnels et évolutifs.

Les espaces extérieurs improvisés, tels que les coursives, les couloirs ou les pelouses, illustrent également la manière dont l'usage des lieux se diversifie. Ce sont souvent des refuges pour les usagers en quête d'intimité, de méditation, ou de repos loin des contraintes de l'hospitalisation. Ces espaces, bien qu'initialement destinés à la circulation ou au passage, se révèlent être des lieux de rassemblement social, d'expression religieuse, ou simplement des zones de détente. Cela reflète la nécessité pour les architectes de concevoir des espaces flexibles, capables de s'adapter aux dynamiques humaines et aux besoins imprévus.

De plus, la dimension communautaire des hôpitaux se manifeste par l'utilisation de lieux comme les ateliers de maintenance ou les salles de réunion pour des activités artisanales ou extramédicales. Ces initiatives, portées par le personnel hospitalier et la communauté locale, montrent que les hôpitaux jouent un rôle au-delà du soin médical. Ils deviennent des centres d'interaction sociale, de formation, et d'accompagnement solidaire, renforçant ainsi les liens entre l'hôpital et son environnement urbain ou rural.

La pandémie de COVID-19 a encore renforcé cette dynamique, mettant en lumière les limites physiques des infrastructures hospitalières face à l'afflux de familles en deuil ou en attente. Les restrictions sanitaires, telles que la limitation du nombre de participants aux levées de corps et l'interdiction des veillées funéraires dans les salles ou les résidences, ont entraîné une réorganisation des espaces, souvent de manière temporaire, mais nécessaire. L'installation de tentes et de structures provisoires à l'extérieur des hôpitaux démontre la capacité des établissements à s'adapter rapidement aux nouvelles exigences de santé publique, tout en continuant de répondre aux besoins sociaux et émotionnels des familles.

Ainsi, ce catalogue souligne l'importance cruciale de concevoir des hôpitaux non seulement comme des lieux de soins médicaux, mais aussi comme des espaces polyvalents capables de répondre aux besoins sociaux, émotionnels, et spirituels des usagers. Il invite à repenser l'architecture hospitalière dans une perspective plus inclusive, en intégrant des éléments de recueillement, de solidarité, et de partage, tout en tenant compte des dynamiques sociales et culturelles propres au contexte local. Dans des villes comme Kinshasa, où l'interaction entre la tradition et la modernité est forte, il est essentiel de créer des espaces qui peuvent évoluer en fonction des besoins des communautés, tout en respectant les usages et les pratiques locales.

5.2. Hospitalité et inhospitalité des espaces

L'éthique du *care* a mis en lumière des valeurs morales telles que l'attention à autrui, la sollicitude, la responsabilité et les compétences (Tronto J. C., 1993), mais aussi l'hospitalité, en lien avec la vulnérabilité (Zielinski, 2010) (Laugier, 2011). L'interdépendance relationnelle et sociale (Paugman, 2018) fait que l'homme a besoin de l'autre. Jean-Louis Genard souligne que l'hospitalité renvoie à « un horizon d'obligations morales » liées « au fait que celui, celle ou ceux auxquels elle s'adresse se trouvent dans une position de vulnérabilité ou de fragilité » (2018). Cela implique une approche mesurable de l'hospitalité, qui englobe à la fois des dispositions morales (comportement des usagers, éthique des soignants, gestion responsable) et spatiales (espace architectural) dans un hôpital.

La crise de la COVID-19 a mis en évidence la nécessité de repenser les infrastructures publiques. Parmi les défis majeurs figurent l'accueil du public et la protection du personnel, ainsi que des usagers, face aux risques de contamination. L'accueil fait partie de la « grammaire d'hospitalité » évoquée par Stavo-Debauge, où l'« étranger » à accueillir représente le malade ou le visiteur en situation de vulnérabilité (2017). Ces deux figures d'« étrangers » ont des attentes spécifiques : le malade a besoin d'un espace facilitant sa prise en charge, tandis que le visiteur attend des dispositifs d'accueil qui lui permettent d'interagir efficacement et de juger de la qualité de l'accueil.

L'absence de dispositifs spatiaux adéquats pour faciliter l'accueil des usagers révèle l'importance de prendre en compte ces aspects dans la conception des hôpitaux. Dans les hôpitaux publics congolais, la question des espaces d'accueil et d'orientation est cruciale. Nos enquêtes ont mis en lumière plusieurs espaces à cet égard, avec des usages parfois inattendus.

> *Les années passées, l'accueil se déroulait bien, mais aujourd'hui, au niveau des urgences, il est difficile de se repérer dans le bâtiment, surtout pour les nouveaux patients. Malgré la présence d'une réception et d'un hall d'accueil, avoir une personne en interne, comme un médecin ou un infirmier, pour aider à s'orienter est un réel avantage... » (Laetitia M., Architecte, 2 mai 2018)*[52]

> *« Nous avons été témoins d'une conversation dans un cabinet médical, où plusieurs médecins discutaient de la vente de médicaments passant par l'ophtalmologue, dans le but de les vendre discrètement aux patients » (Laetitia M., Architecte, 2 mai 2018).*

Pour Gauthier Musenge[53], sociologue en santé publique, ces pratiques transforment les espaces de soins en lieux inhospitaliers. Ces faits sont fréquents et bien connus ; selon lui, seuls « le contrôle et la sanction sont les moyens pour éradiquer ces pratiques » (2018). Il estime que certains membres du personnel se préoccupent davantage d'aider leurs proches ou les patients recommandés, au détriment des autres, qui doivent attendre pour être pris en charge. Le manque de motivation, souvent lié aux salaires impayés, justifie pour certains l'abandon de leurs postes.

En dehors des aspects liés à l'aménagement, au confort physique et environnemental des espaces, les hôpitaux congolais n'ont pas su s'adapter aux évolutions technologiques et aux besoins croissants de capacité d'accueil. Cette inadéquation affecte la gestion des flux et engendre de nouvelles pratiques d'usage dans l'infrastructure hospitalière. Ainsi, les sources d'« hospitalité » et d'« inhospitalité » sont multiples et incluent :

Les conditions d'attente : sources de nouveaux usages

Les conditions d'attente dépendent à la fois de la durée de l'attente, de la qualité de l'espace, et des interactions avec le personnel de

---

[52] Laetitia M., architecte congolaise, nous a livré son témoignage des faits vécus et perçus aux Cliniques Universitaires de Kinshasa (CUK). Elle est fille d'un professeur émérite de l'Université de Kinshasa, toute sa famille, elle y compris, sont soignées au CUK comme membres du personnel de l'Université.

[53] Il est professeur au département de sociologie à l'université de Kinshasa. Entretien enregistré le 30 avril 2018.

l'hôpital. Lorsque les espaces d'attente, que ce soit pour un rendez-vous médical ou pour un accompagnateur dont le patient est aux urgences, sont insuffisants ou inadaptés (absence de sièges, de lieux d'attente), les usagers tendent à créer de nouveaux espaces pour améliorer leur confort physique ou à redéfinir l'usage des espaces existants.

Face à l'afflux d'usagers dans les halls d'accueil et à l'absence d'espaces dédiés dans certains hôpitaux, les usagers trouvent des solutions alternatives pour se protéger des intempéries. Par exemple, les arbres, initialement plantés pour des raisons environnementales (ombrage, purification de l'air), deviennent des « espaces architecturaux » informels, redéfinis par les besoins des usagers. Ces arbres sont ainsi utilisés comme lieux de repos, de repas, de sieste, d'attente ou de conversation, à l'instar de leur usage habituel dans la société.

À côté des arbres, d'autres espaces formels sont également transformés en réponse à l'inhospitalité des lieux. Voici les principales raisons pour lesquelles les usagers se détournent des espaces d'attente officiels, tels qu'identifiés lors d'entretiens :

1. **Absence de places assises :** Beaucoup déclarent ne pas avoir trouvé de place assise à l'intérieur. À la maternité de Kintambo, par exemple, le redimensionnement des espaces d'accueil pourrait résoudre ce problème de flux et ramener ces usagers dans le bâtiment.
2. **Proximité avec le malade :** Certains jugent que l'espace d'attente est trop éloigné des chambres des patients. Ils préfèrent se tenir près des fenêtres, proches de leurs proches hospitalisés, surtout lorsqu'on leur demande de quitter la chambre pendant les soins.
3. **Recherche de confort en plein air :** D'autres souhaitent bénéficier de l'ombrage des arbres et de l'air naturel, ou simplement profiter d'une vue dégagée sur la nature. Au sanatorium de Makala, nous avons observé des patients et leurs visiteurs se promener près des champs de manioc et légumes, des pelouses, et des arbres. La psychologue Ruth Bukabau souligne : « Avoir une vue sur la nature — arbres, herbes, jardins — permet aux malades de s'évader du cadre clinique où les blouses blanches, les médicaments et les cris de douleur génèrent frayeur et anxiété » (2021).

Ces trois tendances soulignent la nécessité non seulement de créer des espaces d'accueil adaptés aux flux d'usagers, mais aussi de concevoir certains de ces espaces en tenant compte de leur apport thérapeutique et du confort qu'ils offrent. Stephen Verderber (2010) évoque les « valeurs thérapeutiques » de la nature, montrant que la relation au *care* nécessite souvent une certaine distance avec les autres. Pour les accompagnants, être proche du malade est perçu comme une manière de remplir une obligation morale de soutien.

Des espaces inhospitaliers

Certains dispositifs spatiaux se révèlent discriminatoires envers différentes catégories sociales. Les chambres-dortoirs, par exemple, sont souvent perçues comme des lieux réservés aux patients issus des milieux les plus démunis, tandis que les personnes plus aisées préfèrent éviter ces espaces, ne souhaitant pas se mélanger à des catégories sociales jugées inférieures. Cette discrimination spatiale influe directement sur l'accueil. Par exemple, la Clinique Ngaliema, qui dispose de nombreuses chambres individuelles, attire principalement des patients issus des classes moyennes et supérieures. En revanche, l'Hôpital général de Kinshasa ou celui de Kintambo, avec un grand nombre de chambres-dortoirs, accueille majoritairement des malades issus de familles démunies.

Pour les personnes à mobilité réduite, certaines infrastructures hospitalières sont mal adaptées. Dans des bâtiments à étages, comme l'ancien sanatorium de Makala (4 étages) et la maternité de Kintambo (1 étage), les ascenseurs hors service, faute de moyens d'entretien, rendent le transport des patients difficile. De plus, l'accessibilité des sites et bâtiments laisse souvent à désirer, avec un manque de dispositifs sécuritaires pour séparer les piétons des véhicules.

La clôture et les grilles d'entrée des hôpitaux sont également perçues comme des symboles d'inhospitalité. Cependant, du point de vue des gestionnaires, ces dispositifs sont nécessaires pour assurer la sécurité et le contrôle des entrées et sorties, notamment pour éviter les évasions de patients insolvables. Ces barrières physiques servent aussi à protéger le périmètre de l'hôpital contre des tentatives de spoliation foncière et des animaux domestiques, ainsi qu'à prévenir la contamination de l'environnement voisin par les eaux de pluie issues de l'hôpital. En outre, elles jouent un rôle de protection face à des mouvements sociaux pouvant conduire à des invasions, des pillages d'équipements médicaux, des destructions de bâtiments, ou à des perturbations de la tranquillité des malades.

L'orientation et le repérage

Deux facteurs clés influencent l'orientation et le repérage dans un hôpital : la lumière naturelle et les dispositifs d'orientation. Si le premier est essentiellement d'ordre spatial, le second relève davantage de la gestion de l'infrastructure. Tous deux sont néanmoins cruciaux, notamment dans le contexte des pratiques locales.

Kinshasa, comme une grande partie du pays, est sujette à des coupures intempestives de courant, de jour comme de nuit. Dans un bâtiment mal conçu pour capter la lumière naturelle, les espaces faiblement éclairés, tels que les couloirs et les sas intérieurs, deviennent difficiles à naviguer, aggravant ainsi les problèmes d'orientation. En l'absence de subsides de l'État, la précarité des hôpitaux publics oblige les populations à recourir à l'entraide, tout en sollicitant la générosité de donateurs locaux et étrangers pour pallier ces déficits.

La recherche du confort : réponse à l'inhospitalité des espaces des soins et des services :

La recherche du confort concerne à la fois les interactions sociales entre patients, les conditions de travail du personnel, et la qualité physique de l'espace intérieur. Face à la douleur et à l'angoisse, les patients aspirent à des conditions d'accueil, d'hospitalisation ou d'observation qui leur apportent du réconfort ou qui les apaisent. Parallèlement, le personnel médical exige des conditions de travail qui lui inspirent confiance.

Durant notre enquête de terrain, nous avons identifié plusieurs sources d'inconfort à travers une série d'entretiens. Pour les patients, l'inconfort se manifeste notamment lorsque :

- Ils manquent d'intimité dans les chambres-dortoirs, mais □ sont contraints d'y rester pour des raisons financières. L'hospitalisation en chambre individuelle est inabordable pour la majorité d'entre eux ;
- Ils subissent des nuisances sonores dues aux allées et venues des visiteurs et garde-malades dans les chambres-dortoirs, notamment pendant les heures de visite ;
- Ils doivent utiliser des sanitaires mal entretenus, faute d'un personnel suffisant pour assurer l'hygiène.

De leur côté, le personnel médical souffre d'un inconfort lié à des espaces de travail souvent inadaptés. En raison de la surcharge de personnel, certains locaux sont détournés de leur usage initial. Conscients des limites financières de l'hôpital et de son incapacité à leur fournir des espaces adéquats, certains membres du personnel cherchent des solutions temporaires. C'est le cas, par exemple, de la réorganisation des espaces de la buanderie et de restauration.

La buanderie : entretien avec Papa Confiance[54]

> ***Question** : Vous travaillez à l'hôpital Mama Yemo depuis l'époque où il était géré par les Blancs du Fonds médical pour la coordination (FOMECO), dans les années 1970. Aujourd'hui, après toutes ces années et leur départ, quelles sont les choses que vous aimeriez voir changer, conserver ou modifier dans votre lieu de travail, sur la base de votre expérience ?*
>
> ***Réponse** : la buanderie, avant les années 1980, l'hôpital fournissait aux agents des cache-nez, et nous respections strictement les protocoles de sécurité et le circuit de gestion des linges sales et propres. Nous avions des machines qui sont encore là, mais dans un état lamentable. Les linges sales étaient acheminés par des aides-soignants. Nous essayons toujours de suivre le modèle de travail laissé par les Blancs, mais les équipements vieillissants nous obligent à adopter des solutions alternatives. Par exemple, nous ne pouvons plus laver à l'eau chaude faute d'équipement, et nous devons laver à la main avec des bassins et des seaux. La salle de réception des linges sales et celle de repassage ont besoin d'être agrandies. Ce projet était déjà prévu à l'époque de FOMECO, mais cela fait presque trente ans qu'il n'a jamais été réalisé. En l'absence de machines d'essorage, nous utilisons l'espace à l'arrière du bâtiment pour sécher les linges à l'air libre et au soleil.*
>
> ***Question :** Préférez-vous laver et sécher à la main ou avec des machines ?*
>
> ***Réponse** : Je n'ai pas vraiment de préférence entre les machines et la méthode traditionnelle. Ce qui est vrai, c'est que l'utilisation des machines nous aide à réduire le temps de travail, surtout lorsque nous avons besoin de linges propres en urgence. Cependant, étendre des linges comme la literie à l'air libre ne me*

[54] Il est chef buanderie à l'Hôpital général de Kinshasa. Les propos ont été recueillis par l'auteur et Francis Lelo Nzuzi, le 4 septembre 2019. Les questions posées ont été traduites et réexpliquées en lingala (langue locale parlée à Kinshasa) par Francis Lelo Nzuzi, professeur à l'Université de Kinshasa et encadreur de nos recherches sur les hôpitaux construits à l'époque coloniale.

dérange pas. Par contre, les vêtements à usage immédiat, comme ceux des salles d'opération, doivent être traités avec des machines comme les autoclaves pour éviter la prolifération de germes. Certains services disposent de ces machines et effectuent eux-mêmes ce travail.

Pendant nos enquêtes, nous avons également rencontré des requêtes de la part des médecins et des infirmiers, qui se sentent oubliés dans l'attribution des budgets pour aménager les espaces de travail nécessaires à leur performance. À l'Hôpital général de référence de Makala, par exemple, les médecins ont dû réaménager l'ancien réfectoire du dernier étage en un mess des médecins, en utilisant des fonds propres provenant des cotisations de leur organisation. Ils ont également aménagé deux chambres d'hospitalisation pour leurs familles et ouvert un restaurant payant, partagé avec des clients non-médecins. L'aménagement des chambres est justifié par le fait que l'hôpital ne dispose pas de chambres suffisamment confortables pour y hospitaliser leurs proches. Quant à la création d'espaces de restauration, elle s'explique par leur volonté de proposer des repas plus sains que ceux des « Malewa » qui étaient déjà disponibles sur place.

Vers une architecture hospitalière flexible et humaine

Dans les hôpitaux publics congolais, les espaces formels, tels que les chambres, couloirs et coursives, se réapproprient pour répondre aux besoins sociaux et émotionnels des usagers. L'hôpital devient alors un lieu d'interactions multiples, où les patients, accompagnateurs, et personnel médical tissent des liens de solidarité à travers des pratiques d'entraide, souvent invisibles dans les infrastructures rigides et formelles.

Les dynamiques d'hospitalité observées révèlent l'importance d'une architecture flexible, capable de s'adapter à ces interactions humaines imprévues. Les dortoirs collectifs, bien que parfois sources d'inconfort, permettent des rencontres et des partages qui répondent à des besoins de réconfort et de cohésion sociale. Ces espaces deviennent des lieux de vie collective, où la vulnérabilité du patient est atténuée par la présence de proches et de soutiens externes, transformant l'hôpital en un espace de soin non seulement physique, mais aussi moral et communautaire.

Les zones de repos improvisées sous les arbres, les paillotes, et les commerces informels montrent comment les usagers créent des alternatives face aux manques des infrastructures hospitalières. Ces usages détournés témoignent d'une résilience et d'une solidarité face aux défaillances de gestion, tout en apportant des solutions temporaires aux besoins de confort et de bien-être.

Enfin, les pratiques liées à l'accueil, à l'attente, et à l'inhospitalité des infrastructures soulignent les défis auxquels sont confrontés les usagers dans un environnement souvent inadapté. La coexistence des espaces formels et informels, et leur transformation en lieux d'expression sociale et de recueillement montrent l'importance de repenser l'hôpital comme un espace d'hospitalité, où les interactions humaines et les pratiques sociales enrichissent la qualité du care et contribuent à l'amélioration du bien-être global des usagers.

Chapitre 6.
Potentiel du modèle pavillonnaire : *Hôpital général de Kinshasa (Ex- Mama Yemo)*

« C'est toute la ville qui va à Mama Yemo », déclare un passager de la ligne de bus Pompage-Zando à Kinshasa le 3 juin 2021.

Dans le contexte de la République Démocratique du Congo, l'architecture hospitalière est confrontée à un double impératif : répondre aux exigences thérapeutiques tout en prenant en compte des réalités culturelles profondément ancrées dans la société congolaise. Cette spécificité rend essentielle une réflexion sur la manière dont les infrastructures, et en particulier les hôpitaux publics, peuvent s'adapter à ces réalités tout en respectant les besoins médicaux modernes. L'intégration des dimensions culturelles dans l'approche *care* implique une adaptation des soins, non seulement en termes de pratiques thérapeutiques, mais aussi dans la conception même des espaces qui accueillent ces soins.

Ce chapitre examine le modèle pavillonnaire de l'Hôpital général de Kinshasa, anciennement Mama Yemo[55], en tant que cadre où l'interaction entre le *cure* et le *care* est particulièrement marquée. Symbole de l'histoire urbaine de Kinshasa, cet hôpital reflète à la fois un héritage colonial et une certaine résilience face à la défaillance de l'État. En effet, tout comme la ville elle-même, l'hôpital a dû s'adapter à la raréfaction des financements publics, tout en préservant sa dignité et en résistant aux critiques liées à ses conditions matérielles.

Le modèle pavillonnaire, utilisé dans les anciennes colonies, facilite la circulation des flux et offre une ventilation naturelle, adapté aux défis climatiques et sanitaires en RDC. Cependant, malgré ses avantages, le modèle pavillonnaire montre des limites face aux pratiques médicales en constante évolution et aux attentes des patients. En l'enrichissant de solutions innovantes, il pourrait redevenir un outil essentiel pour

[55] Dans les sections d'analyse, nous utiliserons le nom Hôpital Mama Yemo, car il s'agit de l'appellation populaire et celle qui demeure la plus utilisée dans le langage courant. Toutefois, dans la partie historique, nous respecterons les appellations correspondant à chaque époque.

renforcer la résilience du système hospitalier congolais et d'autres villes subsahariennes confrontées à des réalités similaires.

6.1. Historique de l'Hôpital général de Kinshasa (HGK)

Présentation des sources

Ce chapitre s'appuie sur trois sources majeures. La première est constituée des travaux de recherche sur l'HGK, menés par l'anthropologue Kristien Geenen et l'ingénieur-architecte Simon De Nys-Ketels[56], sous la direction du professeur Jacob Sabakinu[57], d'heureuse mémoire, de l'Université de Kinshasa et du professeur Johan Lagae de l'Université de Gand. Une conférence tenue à Kinshasa a permis la publication de leurs recherches, regroupées dans la brochure intitulée : *Historique des bâtiments de l'Hôpital Provincial Général de Kinshasa* (Kristien & De Nys-Ketels, 2016). Néanmoins, pour compléter certaines informations manquantes, nous avons consulté les sources utilisées par ces chercheurs.

Ce sources incluent notamment les fonds 3° DG[58] (=Travaux publics), H[59] (= Hygiène) et GG (= Gouvernement général) des

---

[56] Trésor Lumfuankenda Bungiena collabore avec Simon De Nys-Ketels sous l'encadrement du professeur Johan Lagae, dans le cadre d'un projet sur les infrastructures hospitalières en République démocratique du Congo, mené à l'Université de Gand.

[57] L'historien congolais Jacob Sabakinu Kivilu, décédé le 8 janvier 2021, a contribué de manière significative à cette recherche. Son apport, incluant le partage de sources, la lecture, l'analyse et l'orientation, est particulièrement visible dans les trois premiers chapitres et celui sur le sanatorium de Makala.

[58] Spécifiquement les portefeuilles : *fonds 3DG — portefeuille (1483), farde 1* = 3DG (1483) 1 : Hôpital type pour Européens à ériger à Léopoldville ; 3DG (195) — 3a. Hôpital indigène Léopoldville. Avant-projet implantation et blocs 1, 3, 5, 6 et 8. 1952. 3 b. Hôpital des noirs Léopoldville. Rez-de-chaussée, étages, façades et coupes. Plans n° R1 à R11. 1954.

[59] Spécifiquement les portefeuilles n° : H (4470) Formations médicales — Établissements médicaux ; H (4472) 953. Hôpital des Congolais à Léopoldville. 1946 1958. (e.a. propositions, projet et observations ; photo maquette ; plans avant-projet) ; H (4475) 983. Laboratoire de Léopoldville. 1949—1951 ; H (4477) 1000 bis. « Institut de médecine tropicale « Princesse Astrid » Léopoldville. Rapport annuel 1954'

Archives africaines à Bruxelles (conservés au sein du ministère des Affaires étrangères), ainsi que la bibliothèque et le fonds de documentation du Département d'Histoire Contemporaine du Musée royal de l'Afrique centrale à Tervuren. Ce dépouillement a permis de vérifier et de compléter les informations essentielles à l'élaboration de ce chapitre.

La deuxième source est une enquête de terrain menée entre 2019 et 2021 à l'Hôpital Général de Kinshasa. À travers des entretiens et des ateliers organisés sur place, nous avons recueilli des informations sur l'historique, l'organisation fonctionnelle et spatiale de l'hôpital. Ce travail est enrichi par une série de photographies que nous avons réalisées sur le site.

Aux origines de l'hôpital : un établissement face à l'explosion démographique

L'Hôpital Général de Kinshasa tire ses origines du développement rapide de Léopoldville, alors capitale du Congo belge, en réponse à une population en forte croissance.

En 1882, Henry Morton Stanley (1841-1904) établit un poste colonial allant du Mont Ngaliema à la baie de Kintambo, dans la partie ouest de la ville, site désigné sous le nom de « Léopoldville-Ouest ». C'est là qu'un premier hôpital fut construit pour servir la population noire, bien que limité en capacité. Cet hôpital, situé sur le Mont Ngaliema, demeura pendant longtemps la principale infrastructure hospitalière pour les Noirs. Cependant, face à l'expansion rapide de Léopoldville et à l'explosion démographique qui s'ensuivit, il devint évident que cet hôpital à l'ouest ne pouvait plus répondre aux besoins croissants de la population africaine. Au début du XXe siècle, avec la construction du chemin de fer Matadi-Léopoldville et l'exode rural après la Première Guerre mondiale, un second pôle de développement urbain émergea à l'est, appelé « Léopoldville-Est », couvrant les actuelles communes de Gombe, Lingwala, Barumbu, et Kinshasa. La population africaine, attirée par les opportunités économiques, se concentra autour des infrastructures européennes et le long du fleuve Congo (Lusamba Kibayu, 2008).

En 1912, un dispensaire fut érigé pour les soins ambulatoires des Européens et Africains. Ce n'est qu'entre 1924 et 1927 que les premiers pavillons d'un nouvel Hôpital des Noirs furent construits à cet emplacement dans Léopoldville-Est, une décision qui semblait logique étant donné que la ville se développait principalement de ce côté, avec l'aménagement de nouvelles cités et camps pour Africains près des installations portuaires et ferroviaires (Pain, 1984). Le nouvel hôpital devait répondre à la pression démographique croissante, mais également à la demande accrue en soins de santé, car le domaine militaire de la Force Publique servait de barrière séparant les deux pôles de la ville : Léopoldville-Ouest et Léopoldville-Est.

L'hôpital accueillit ses premiers patients en 1924, mais rapidement des discussions surgirent autour de son emplacement, jugé inadéquat par une partie de la population européenne, craignant que l'hôpital ne soit trop proche de leurs quartiers. Ces débats et les tensions autour de l'agrandissement de l'hôpital alimentèrent l'idée de sa délocalisation, mais faute de moyens financiers, ce projet fut abandonné dans les années 1930 (Geenen & De Nys-Ketels, 2021).

Entre 1923 et 1960, Léopoldville connut deux phases de croissance démographique importante. D'abord, la population africaine passa de 23 750 habitants en 1924 à 46 088 en 1929[60], puis elle franchit le seuil des 400 000 habitants en 1959, à la veille de l'indépendance (Saint Moulin, 2010). Cette explosion démographique entraîna plusieurs extensions du nouvel hôpital à l'est, avec la construction de pavillons supplémentaires pour s'adapter à la pression croissante sur les infrastructures de santé publique.

[60] Cette hausse est justifiée notamment par la conjoncture économique et des investissements qui demandèrent plus de mains-d'œuvre (Pain, 1984).

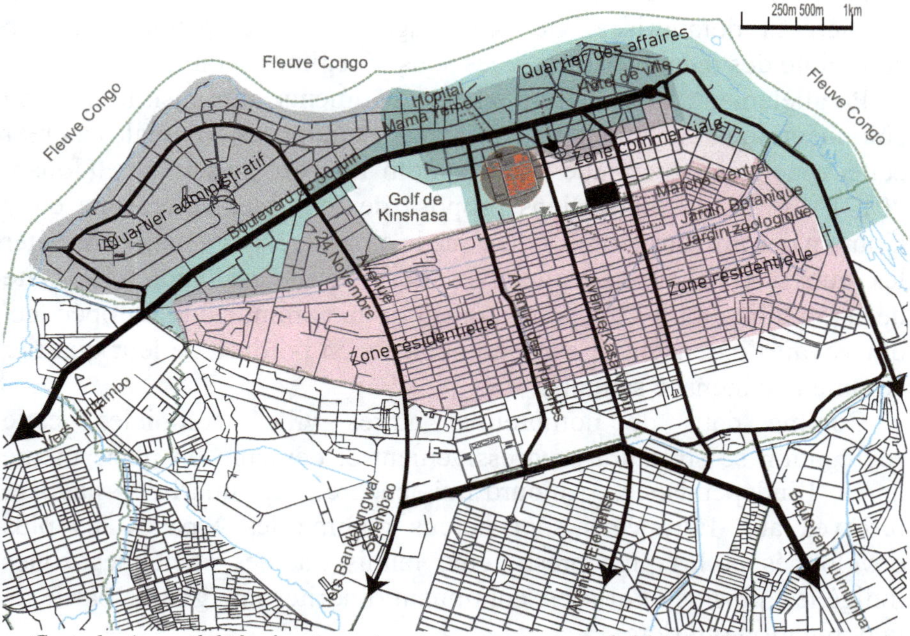

Carte 1 : Accessibilité mécanique et environnement autour de l'hôpital. Source : Auteur, dressée à partir de la Carte topographique Numérique de la ville de Kinshasa — Programme de Coopération JAPON (JICA) — RDC (IGC), 2012.

L'expansion de Léopoldville-Est ne fut pas uniquement motivée par la pression démographique, mais également par une stratégie coloniale visant à organiser la ville selon des principes de ségrégation spatiale. Entre les quartiers européens et indigènes, un cordon sanitaire fut instauré pour limiter les interactions entre les deux populations. Ce cordon, décrit par l'architecte-urbaniste Schoentjens en 1933, comprenait plusieurs équipements collectifs tels que l'hôpital pour les Congolais, un terrain de golf, un Jardin zoologique, et un marché (Johan, 2017). Cette zone tampon servait à isoler les quartiers européens, en particulier Kalina, des cités indigènes, perçues comme des foyers d'épidémies par les Européens. La ségrégation spatiale était ainsi renforcée par des mesures sanitaires qui visaient à maintenir les populations africaines à distance des quartiers résidentiels européens.

Cette ségrégation urbaine ne s'arrêta pas à l'époque coloniale, elle laissa un héritage qui persiste jusqu'à aujourd'hui. Après l'indépendance, les anciens quartiers européens sont encore souvent considérés comme « la ville », où résident les élites sociales (riches, cadres, et hauts fonctionnaires), tandis que les anciennes cités indigènes sont devenues « la cité », où se concentre la majorité de la population ouvrière et défavorisée. Ce découpage social et spatial reflète la continuité des inégalités instaurées sous le régime colonial.

Parallèlement, la construction des bâtiments administratifs de la colonie et de la cité européenne obligea les autorités coloniales à créer cette zone neutre, connue sous le nom de cordon sanitaire (Johan, 2017). En 1933, Schoentjens proposa de renforcer cette zone en y ajoutant des infrastructures, telles que le cimetière, qui venait compléter les autres installations collectives déjà présentes. Toutefois, cette décision alimenta les tensions au sein de la communauté européenne, qui voyait l'extension de ces équipements en bordure de leur quartier comme une menace sanitaire.

Comme dans de nombreuses autres villes coloniales, cette ségrégation se structura progressivement et demeura en place même après l'indépendance. Aujourd'hui encore, les quartiers naguère réservés aux Européens sont perçus comme les espaces les plus développés et les plus prestigieux, tandis que les anciennes zones indigènes, plus défavorisées, continuent d'abriter une grande partie de la population ouvrière.

Cependant, avec l'évolution démographique et les besoins croissants en infrastructures modernes, cet hôpital fut progressivement abandonné et finalement détruit plus tard pour laisser place à d'autres infrastructures urbaines. Cette destruction symbolise la fin d'une époque et le déplacement du centre de soins vers l'est, où l'hôpital à l'est prit progressivement de l'importance. Ce nouvel hôpital reflétait non seulement l'évolution urbaine et démographique de Léopoldville, mais également l'implantation de nouvelles politiques coloniales de ségrégation.

Gestion de l'hôpital et manœuvres politiques : un marqueur des événements nationaux

Les différents noms de l'Hôpital Général de Kinshasa au fil du temps reflètent les changements politiques et les luttes de pouvoir. Après l'indépendance, une ordonnance de 1968 confie la gestion de l'hôpital au Fonds médical pour la coordination (FOMECO), un organisme en charge de sa réhabilitation. À l'arrivée de l'Alliance des Forces de

Libération (AFDL[61]) au pouvoir, l'hôpital reprend son nom actuel, « Hôpital général de Kinshasa », tout en perdant son statut d'entreprise publique pour être placé sous l'autorité du ministère de la Santé.

Malgré ces changements, le nom « Hôpital Mama Yemo », adopté en l'honneur de la mère de Mobutu, reste profondément ancré dans la mémoire collective et est encore largement utilisé par la population. Lors de notre visite en juin 2021, bien que l'appellation officielle soit maintenue, des tensions entre la gestion de l'hôpital par l'Hôtel de Ville et le ministère de la Santé étaient encore visibles.

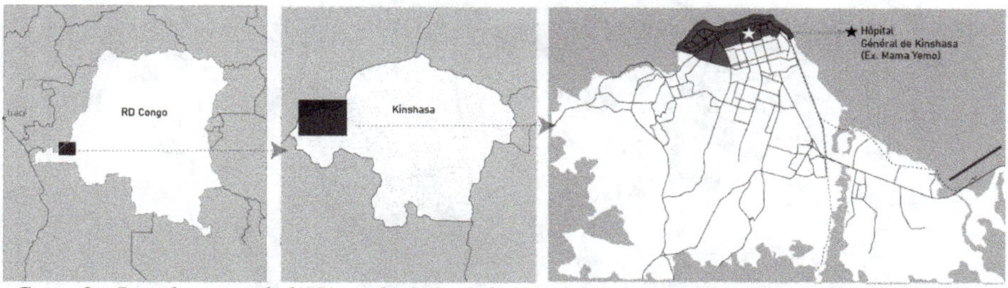

Carte 2 : Localisation de l'Hôpital général de Kinshasa (Ex- Mama Yemo). Source : Auteur, 2021.

[61] L'AFDL est un mouvement armé conduit par Laurent Désiré Kabila et qui renversa le pouvoir du président Joseph Mobutu après la prise de la capitale le 17 mai 1997.

6.2. Analyse à l'échelle urbaine : l'hôpital entre héritage colonial et réalités culturelles ?

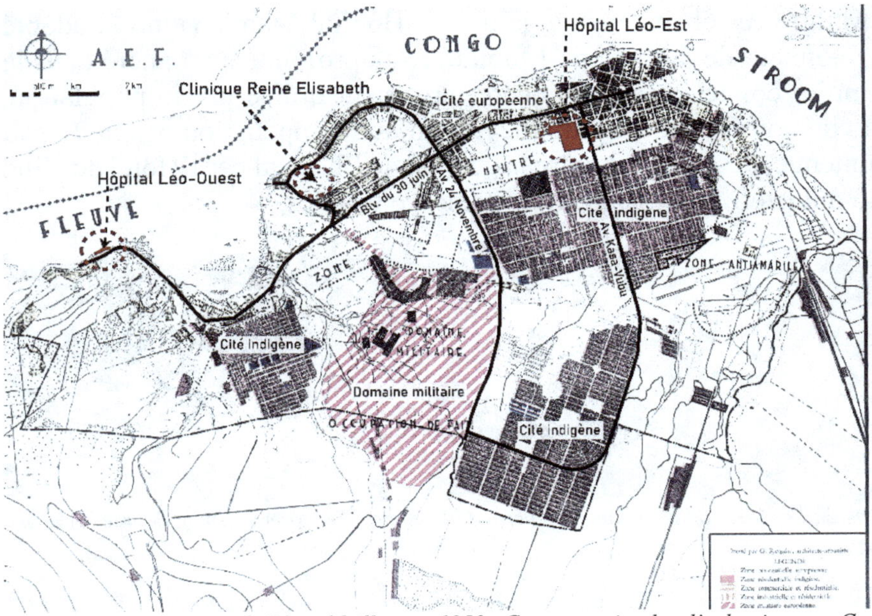

Carte 3 : Les quartiers de Léopoldville vers 1950 _Carte extraite de « l'urbanisme au Congo belge » (Belgique Ministère des colonies, 1951)
Dans un contexte de ville coloniale, ville ségréguée, des éléments urbains importants permettent de mieux lire Léopoldville. L'un d'entre eux est la « zone neutre ». Entre 1930 et 1945, deux « zones neutres » furent instaurées pour séparer ou discipliner la population blanche et la population noire. Deux autres éléments urbains sont le boulevard du 30-juin qui sépare l'est de la ville de l'ouest, ainsi que l'avenue Kasa-Vubu (ancienne avenue des Palmiers ou l'avenue Prince-Baudoiuin après 1939). Le premier axe permet de comprendre le développement de l'ancienne « ville européenne » au moment de l'unification de Léo-Est à Léo-Ouest. Alors que la seconde, l'avenue Kasa-Vubu, qui traverse actuellement sept communes de la ville, est une clé de lecture complète du principe de la ségrégation raciale. Elle traverse la cité européenne et les cités indigènes du Nord au Sud et de l'Ouest à l'Est de la ville. Elle consitue ainsi l'épine dorsale du Léopoldville des années 1930 à 1950 (Lagae, Beeckmans, Kennivé, & Van Coster, 2016).

De 1920 à 1945 :

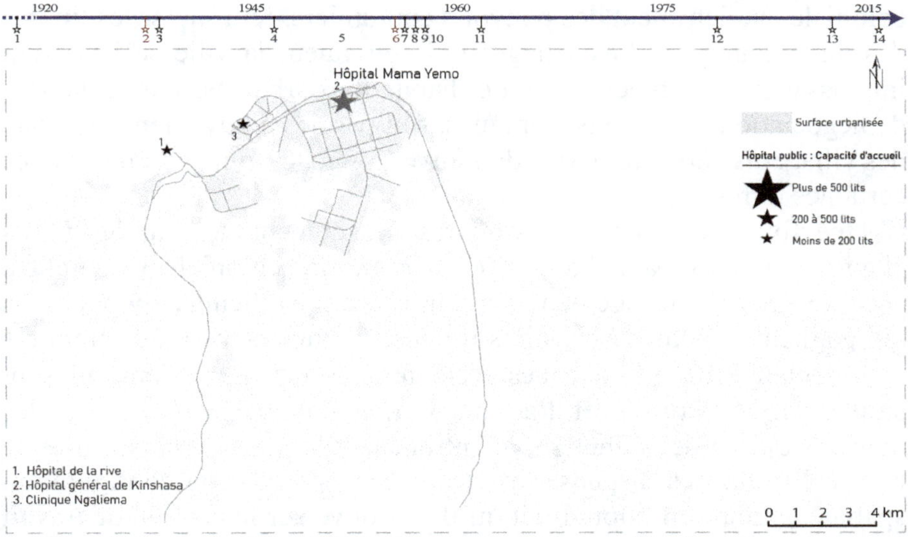

Carte 4 : Kinshasa 1920 – 1945, localisation des hôpitaux publics face à la croissance urbaine[62]*. Source : Auteur.*
Sur cette série de cartes, les cas d'études sont mis en exergue pour montrer la place qu'ils traînent par rapport aux autres infrastructures hospitalières à chaque période.

À Léopoldville, les premières trames urbaines se dessinent sur la plaine de Kinshasa qui longe le fleuve Congo et entourent la plaine de Lemba ainsi que la chaine collinaire de Mont-Ngafula. Ce relief, riche d'un réseau hydrographique, offre un paysage favorable au développement d'une zone urbaine. Au fur et à mesure que l'agglomération accédait au statut de la capitale de la colonie en 1923 et à celui de ville le 25 juin 1941, Kinshasa recensera 53 000 habitants

[62] Nous n'avons pas pu déterminer l'année exacte de la construction de l'Hôpital militaire du Camp Kokolo (5) et de l'Hôpital central de Référence de la Police nationale congolaise (10). Cependant, nous les avons indiqués sur la carte et la ligne du temps, en raison de leur importance dans la politique sanitaire urbaine, notamment pour leurs spécialisations dans la prise en charge des blessés graves et des traumatismes sévères chez les militaires, les policiers et les civils. D'après les archives consultées (fonds DG, GG et Hygiène aux Archives du ministère des Affaires étrangères à Bruxelles), nous avons la certitude que le premier établissement était initialement un dispensaire pour la force publique. Compte tenu de sa typologie pavillonnaire, il est probable que sa transformation en hôpital général militaire ait eu lieu entre 1920 et 1950. Quant au second, son architecture à deux étages et son style tropicalisé suggèrent une construction des années 1950-1960.

occupant 5 000 hectares de superficie avant 1945 (Ministère du Plan, 2005). La prise progressive du contrôle du foncier par l'autorité coloniale, au détriment des pouvoirs coutumiers, fera sauter les limites des aires claniques. Les villages qui couvraient la ville se laissèrent impuissamment submerger par des habitations urbaines, soit sur la base de négociations des droits claniques, soit par des mouvements d'exode des villageois vers l'autre rive du fleuve Congo. Ce qui laissait vacantes certaines terres.

Une fois les droits acquis auprès des autochtones sur les terres claniques (Lusamba Kibayu, 2008), l'autorité coloniale s'apprêta à accompagner l'aménagement des camps des travailleurs et populations qui gagnent la ville sur ces aires rurales. L'emplacement des premiers camps était proche des zones résidentielles des Européens où sont situées les entreprises et l'administration coloniales. Les cités des ouvriers qui se densifient se voient dotées d'équipements sociaux de base à l'instar des dispensaires et des écoles. Ainsi, la configuration spatiale autour de l'hôpital fait qu'il se trouve sur le chemin de travail des Africains vers la zone européenne. C'est là que se concentraient les commerces, les banques, les hôtels, les entreprises, l'administration qui utilise la main-d'œuvre congolaise et les marchés des indigènes.

Avec les besoins d'espace nécessaire pour accueillir les agrandissements futurs, notamment des bâtiments pour de nouveaux services, l'autorité urbaine décida l'expropriation de quelques ilots dans la zone résidentielle des Congolais. Les premières expropriations s'effectuèrent grâce à l'établissement de la zone neutre. Ce cordon sanitaire, on l'a vu, permit de dégager suffisamment d'espace au profit des extensions futures de l'hôpital. La zone neutre devait se localiser entre l'hôpital et les cités des indigènes ; elle se composait de parcs et de jardins botanique et zoologique.

De 1945 à 1960 :

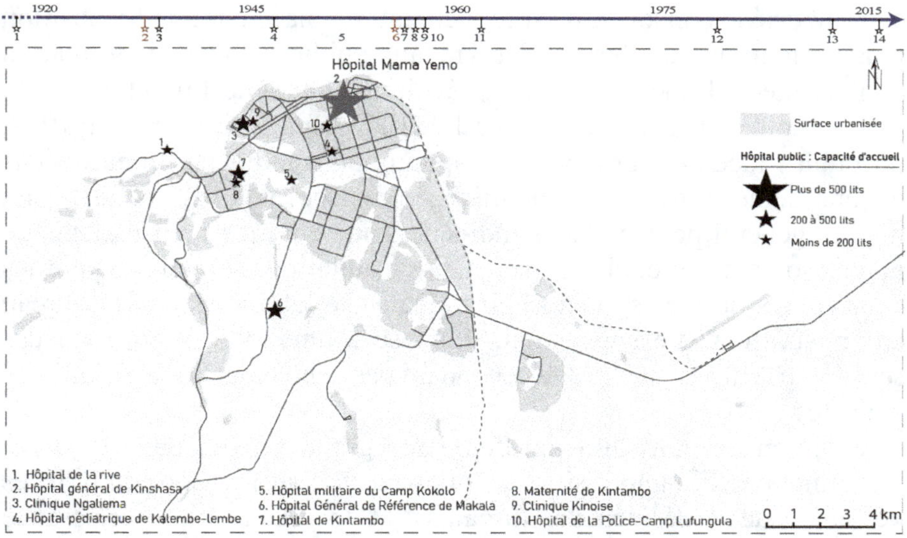

Carte 5 : Kinshasa 1945 – 1960, localisation des hôpitaux publics face à la croissance urbaine. Source : Auteur.
Bien qu'il ait pu être désigné par différents termes, tels que « Hôpital des Noirs » et/ou « Hôpital de Congolais », c'est le terme « Hôpital des Congolais » que nous retiendrons pour cette période.

La ville de Kinshasa s'étend vers le sud, avec l'implantation de quartiers africains dans les plaines de Lemba et N'djili. La population, estimée à 290 377 habitants en 1955, atteint près de 400 000 en 1960, répartie sur 5 500 hectares. Durant cette période, le *Plan décennal* (1950-1959) favorise l'expansion des infrastructures de santé, bien que les autorités n'aient pas concrétisé les demandes de délocalisation de l'Hôpital des Congolais (Geenen & De Nys-Ketels, 2021).

L'autorité coloniale, ayant construit un hôpital pour Européens dans l'est de la ville, entreprend d'agrandir l'hôpital des Congolais pour rapprocher les services des usagers africains. Le périmètre de cet hôpital est étendu par la récupération de parcelles voisines, permettant la construction de nouveaux pavillons qui augmentent sa capacité de 150 lits en 1930 à 1 250 lits à la fin des années 1950.

Georges Ricquier, dans sa réponse à un appel d'offres, propose de maintenir l'Hôpital des Congolais sur son site actuel avec un agrandissement, mais son projet est abandonné pour cause de coûts élevés (Ricquier, 1949). En parallèle, face à l'expansion urbaine, le gouvernement colonial organise un concours pour construire un nouvel hôpital au sud, sous l'appellation « Hôpital pour Africains », pour desservir les nouvelles cités indigènes. Bien que le projet de Ricquier ait remporté le concours, il est finalement remplacé par une proposition plus économique du Service des Travaux publics, sous la coordination de l'architecte René Schmit, qui prévoit un hôpital de 1 000 lits[63].

Une note de l'Inspecteur général de l'Hygiène[64], A. Duren, en 1952, introduit l'idée de regrouper les hôpitaux pour indigènes et européens en une seule structure hospitalière, organisée en trois sections : un hôpital général pour malades indigènes, une clinique pour patients de niveau socio-culturel plus élevé, et des installations communes pour les deux, telles que les services chirurgicaux, le laboratoire, et le bureau administratif. Cette suggestion, qui vise à améliorer l'efficacité des services médicaux, ne trouve cependant pas écho dans les décisions des autorités.

L'option de construire un deuxième grand hôpital dans le sud à proximité de Kintambo, situé à l'ouest, devait suffire pour couvrir les besoins des résidents africains. Cependant, la croissance démographique et l'expansion des zones résidentielles africaines en périphérie posent des défis pour les planificateurs. La ségrégation imposait des hôpitaux séparés pour Européens et Africains, et même le plaidoyer du Dr Duren pour une juxtaposition des infrastructures ne fut pas retenu.

---

[63] Mais ce projet ne sera développé qu'après l'indépendance. L'entreprise chinoise SYNOHYDRO finalisera les travaux après des ajustements fonctionnels. C'est grâce au programme présidentiel de Joseph Kabila, les cinq chantiers, que furent réalisés les travaux d'achèvement en 2014.

[64] Source AA. H(4470) 342/3), Note : Ségrégation en matière hospitalière — Correspondance de l'Inspecteur général de l'Hygiène A. Duren du 29 mars 1952 adressée au gouverneur général à propos de nouveaux complexes médicaux des centres à construire.

De 1960 à 1975 :

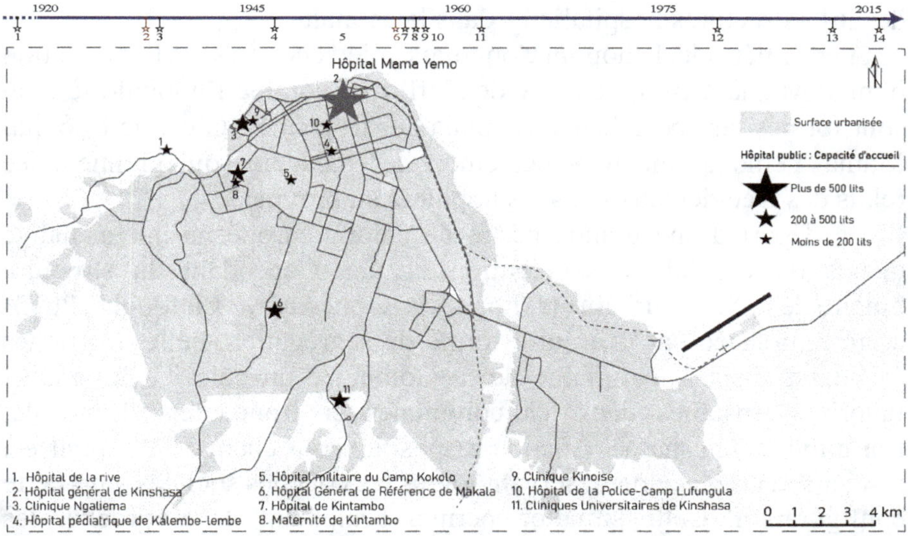

Carte 6 : Kinshasa1960 — 1975, localisation des hôpitaux publics face à la croissance urbaine. Source : Auteur.

À l'indépendance du pays, l'Hôpital des Congolais n'est plus le seul établissement dédié aux soins des populations noires. Grâce au *Plan décennal,* l'autorité urbaine a mis en place de nouvelles infrastructures pour desservir les zones résidentielles. Cependant, durant la période postcoloniale, cette dynamique s'est rapidement figée. Les gouvernements successifs se sont désolidarisés de la politique d'expansion des autorités coloniales, et aucune autre infrastructure n'a été construite en fonction des nouvelles aires résidentielles, malgré une démographie urbaine en forte croissance.

En 1960, Kinshasa comptait trois hôpitaux publics. L'hôpital de Kintambo couvrait la partie ouest de la ville, de même que l'Hôpital de la Rive, transformé en léproserie après la suppression du vieux lazaret (Hôpital de Léo-Ouest) du Mont-Ngaliema, tandis que l'hôpital Mama Yemo desservait la partie est. La clinique Ngaliema (hôpital Reine Élisabeth) et son extension, « la clinique kinoise » couvraient Kalina et étaient exclusivement réservées aux Européens. La ville disposait également d'un hôpital spécialisé pour les tuberculeux, le sanatorium de Makala. À ces infrastructures s'ajoute le projet en cours de construction des cliniques universitaires pour couvrir la partie sud de la ville. Cependant, la ville connaît une expansion avec une démographie explosive, et le développement des hôpitaux publics ne suit pas le mouvement urbain. Cette situation entraîne une mauvaise répartition des infrastructures hospitalières dans la capitale.

À cette période, L'hôpital Congolais, mieux connu sous l'appellation hôpital Mama Yemo, ne cesse de s'affirmer comme l'hôpital-mère où sont formés les spécialistes des maladies tropicales. C'est de l'hôpital Mama Yemo qu'émanent également les médecins qui prennent les relais des Occidentaux dans les hôpitaux en province.

Le départ d'une grande partie de colons européens mit à mal le dispositif colonial de ségrégation raciale. Cependant, la structure binaire de la figure urbaine (J. Lagae, S.Boonen & M. Liefooghe, 2013) a été remplacée par une autre forme de ségrégation, celle des riches (résidants dans la commune de la Gombe) d'un côté, et des moins favorisés (installés dans les communes environnantes : Lingwala, Barumbu et Kinshasa). Aucune disposition n'a changé : l'hôpital est resté à son emplacement, servant toutes les couches sociales dans cette configuration. Cette situation permet également de rapprocher les services de l'hôpital de ses usagers. L'hôpital a conservé tous ses espaces acquis au fil du temps, avec des surfaces vierges en attente d'extensions. Cependant, les changements politiques et économiques ont modifié sa situation durant la période qui a suivi (1975-2020).

Après l'indépendance, l'hôpital s'est rapidement affirmé comme la plus grande infrastructure hospitalière du pays, offrant des soins aux populations les plus démunies. Cependant, son histoire est marquée par les héritages de la colonisation : une localisation qui reflète les anciennes divisions spatiales et une capacité d'accueil souvent dépassée par les besoins.

De 1975 à 2020 :

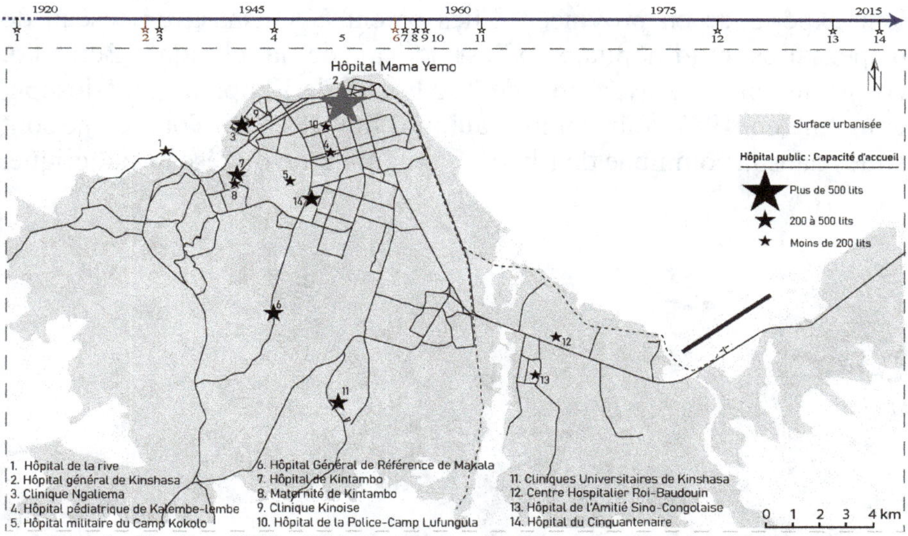

Carte 7 : Kinshasa 1975 – 2020, localisation des hôpitaux publics face à la croissance urbaine[65]*. Source : Auteur.*

« C'est toute la ville qui va à Mama Yemo », nous déclare un passager de la ligne de bus Pompage-Zando. Mama Yemo s'impose comme la plaque tournante et la destination de toutes les lignes de transport urbain : c'est l'axe qui mène au marché central, où l'on peut s'approvisionner à moindre coût en produits ménagers et vestimentaires. C'est aussi un passage obligé pour se rendre au travail ou rejoindre l'administration publique. La centralisation des équipements publics et privés autour de l'hôpital ne facilite pas son fonctionnement. Privé de subsides, l'hôpital commence à se dégrader et perd de son éclat.

En 1985, Kinshasa se dote d'une nouvelle infrastructure, le Centre hospitalier Roi Baudouin Ier, un don de la Fondation Roi Baudouin à l'occasion du 25e anniversaire de l'indépendance de la RDC. Cependant, cet hôpital a une faible capacité d'accueil, limitée à 1 560 lits. Pour combler le manque d'institutions hospitalières,

[65] Plusieurs sources ont permis de dresser les différents fonds cartographiques pour la localisation des hôpitaux publics : Cartes sur la croissance urbaine de Kinshasa entre 1880 et 1975 établie dans (Pain, 1984), les cartes dans « L'urbanisme au Congo belge » (Belgique Ministère des colonies, 1951), et les images google earth 2020 (https://earth.google.com/web).

plusieurs confessions religieuses (catholique, protestante, salutiste, kimbanguiste…) interviennent en soutien de l'État en s'appuyant sur leur expérience en provinces. Elles créent à Kinshasa un réseau de dispensaires et d'hôpitaux. C'est le cas de la clinique Bondeko, construite en 1992 avec près de 300 lits, et de l'hôpital Saint-Joseph, construit en 1987, qui compte aujourd'hui 287 lits. Tous deux sont situés dans la commune de Limete[66] et font partie du réseau catholique.

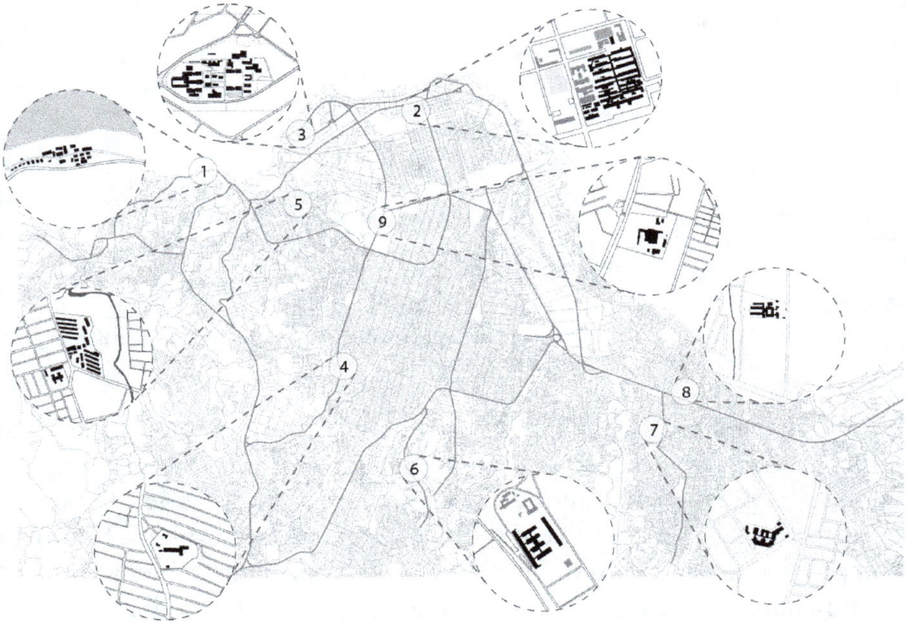

Carte 8 : localisation des principaux hôpitaux publics à Kinshasa. Source : Auteur, 2021. (Numérotation par ordre chronologique) : 1. Hôpital de la Rive/2. Hôpital général de Kinshasa/3. Clinique Ngaliema/4. Hôpital Général de Référence de Makala/5. Hôpital de Kintambo et Maternité de Kintambo/6. Cliniques Universitaires de Kinshasa/7. Hôpital de l'Amitié Sino-Congolaise Q.7/8. Centre hospitalier Roi-Baudouin Ier/9. Hôpital du Cinquantenaire.[67]

Avec l'étalement vers l'est de Kinshasa, la construction d'hôpitaux privés conventionnés, comme l'hôpital Saint-Joseph, la clinique Bondeko, et l'hôpital Kimbanguiste de Kimbanseke, a permis de soulager en partie l'hôpital Mama Yemo. Ce déploiement de nouvelles infrastructures hospitalières a précédé la construction de deux hôpitaux publics : le Centre hospitalier Roi Baudouin à Masina en 1985 et

[66] Lire Limeté et non Limète.

[67] Sur cette carte, les numéros ne correspondent pas à l'ordre chronologique des hôpitaux.

l'hôpital sino-congolais de N'djili en 2008. Cependant, ces établissements ne parviennent malheureusement pas à répondre aux besoins sanitaires de leurs zones respectives, ce qui continue de surcharger l'hôpital Mama Yemo bien au-delà de sa capacité d'accueil. Ce dernier reste confronté à des problèmes financiers pour l'entretien de ses bâtiments, et ses installations souffrent d'un manque d'espace et de ressources pour répondre aux besoins croissants des patients et de son personnel nombreux.

6.3. Analyse à l'échelle architecturale : du *care* dans et autour de l'hôpital Mama Yemo

Perception de l'hôpital Mama Yemo par les Kinois

Les dimensions du *care* à l'hôpital Mama Yemo se révèlent au travers de témoignages variés des Kinois. Dans un reportage de 1996 publié par *Le Monde diplomatique*, Florence Beaugé cite le docteur Gérard Kabamba :

> *« L'hôpital Mama Yemo est le miroir de ce qui se passe au Zaïre. Toutes les couches de la population y sont représentées... Ici, on peut vraiment faire, si on le veut, une autopsie de la société zaïroise. »*

Pour de nombreux habitants, l'hôpital Mama Yemo incarne les difficultés du gouvernement à assurer des financements suffisants pour maintenir et moderniser les infrastructures hospitalières. L'état d'abandon de plusieurs hôpitaux, la vétusté des équipements médicaux, et le manque de mobilier sont autant de signes de cette incapacité à soutenir les soins de santé publique (Beaugé, 1996).

D'un autre côté, l'image de Mama Yemo est celle d'un hôpital qui, malgré les contraintes, se bat pour préserver sa dignité face aux conditions précaires de prise en charge. En dépit des moyens limités, il accueille des patients de toutes catégories sociales : riches, indigents, accidentés, patients aux stades avancés de maladies ou encore manifestants blessés par des forces de l'ordre. Mama Yemo reste un symbole de résilience pour beaucoup de Kinois, malgré ses défis.

En 2020, l'artiste Le Karmapa critique les conditions dégradées de l'hôpital dans une chanson : insalubrité, omniprésence des souris, et odeurs nauséabondes émanant de la morgue. Il dénonce aussi la commercialisation de médicaments et de services supplémentaires pratiquée par certains soignants, ainsi que l'absence d'incinérateurs. Dans ses paroles, Le Karmapa avertit : « Likenda, si je tombe malade, ne m'amène pas à l'hôpital Mama Yemo. » Ces paroles reflètent des critiques populaires largement partagées, souvent exprimées sur les réseaux sociaux.

Les témoignages recueillis lors d'un atelier en 2019[68] illustrent cette perception contrastée de Mama Yemo. Ces témoignages dévoilent les points de vue de ceux qui fréquentent l'hôpital, qu'ils soient usagers, soignants, ou observateurs extérieurs. Ils enrichissent notre compréhension de l'hôpital en tant que lieu d'interactions et d'émotions partagées[69] :

- *Monsieur X : « Malgré une certaine malpropreté, l'hôpital attire toujours des malades en raison de la présence de grands spécialistes qu'on ne trouve qu'à Mama Yemo. »*
- *Madame Sociale : « Les patients peuvent choisir leur niveau de prise en charge en fonction des moyens dont ils disposent. »*
- *Monsieur l'Infirmier en chef : « J'aime cet hôpital et son architecture pavillonnaire. Cependant, il mérite une rénovation et une modernisation en préservant ce modèle. Mon souhait est que les toilettes soient placées à l'extérieur, car l'utilisation des sanitaires pose un problème d'hygiène ici. »*
- *« Mama Yemo n'est pas un mouroir. Tous les lits du pavillon 8 sont occupés, et notre salle d'urgence est pleine. Nous recevons souvent des accidentés et des cas graves transférés en retard. »*
- *« Beaucoup de personnes âgées arrivent avec des cas désespérés, non pris en charge ailleurs, et sont envoyées ici. Nous faisons notre possible, même si leur état est critique. »*
- *« Des personnes de bonne volonté viennent parfois payer pour la prise en charge de soins pour des enfants en difficulté. »*

Ces témoignages traduisent bien les perceptions contrastées de Mama Yemo : d'un côté, un lieu critiqué pour ses conditions d'hygiène

[68] Entre 2029 et 2021, dans le cadre de nos recherches visant à repenser les infrastructures hospitalières en RDC, nous avons organisé des ateliers à l'hôpital Mama Yemo et à l'Hôpital Général de Makala. Ces ateliers ont permis des échanges enrichissants avec des participants tels que médecins, infirmiers, personnels administratifs, agents de maintenance et de logistique. Au total, soixante-quinze personnes ont été interviewées lors de ces ateliers et descentes de terrain : vingt-neuf à l'Hôpital Général de Kinshasa et quarante-six dans la commune de Selembao, dont trente et un au sanatorium de Makala.

[69] Dans cette série de réponses, nous avons choisi de ne pas mentionner les noms des auteurs des différents propos, plusieurs d'entre eux ayant demandé à conserver leur anonymat dans le cadre de la publication de nos entretiens.

et de travail ; de l'autre, un hôpital indispensable grâce à son accessibilité et à la compétence de son personnel.

Comme l'explique Jérôme Bataillet (2018), « L'hôpital en tant qu'édifice porte en lui une valeur de référence de la santé publique nationale. Il est le représentant de l'institution, porteur de valeurs républicaines d'égalité devant la maladie, de fraternité dans la prise en charge, et de liberté d'accès. » Cette citation rappelle le rôle symbolique et social de l'hôpital Mama Yemo, perçu non seulement comme un refuge pour les défavorisés mais aussi comme un miroir des défis structurels du système de santé public en RDC.

Pour mieux comprendre l'évolution de Mama Yemo en tant que reflet de la société zaïroise puis congolaise, il est utile d'examiner les grandes étapes de sa construction. Ces étapes de développement architectural, du choix du modèle pavillonnaire à la diversification des services, permettent de saisir l'adaptation de l'hôpital aux enjeux de chaque période historique.

Chronologie des constructions des pavillons et grandes dates des travaux réalisés à l'hôpital de 1924 à 2020

1924—1945 : Création et premières extensions pavillonnaires

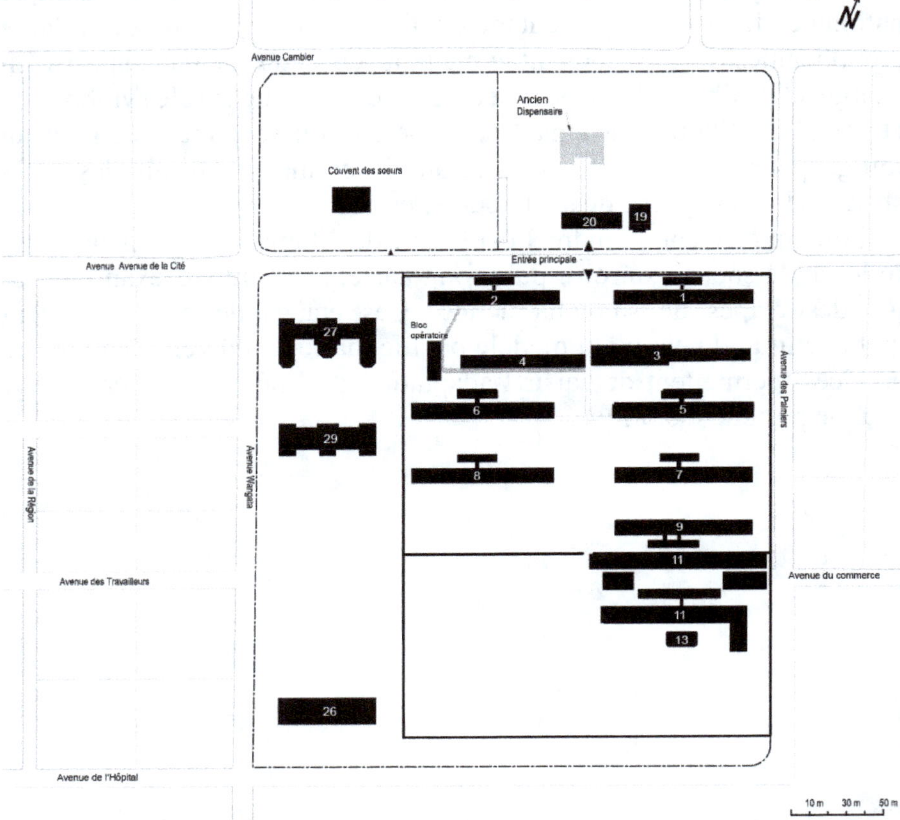

Carte 9 : Plan de l'hôpital Mama Yemo, chronologie des constructions des pavillons 1924-1945. Source : Auteur, 2021— Établi sur la base des données croisées entre plusieurs sources : (Kristien & De Nys-Ketels, 2016), (De Nys-Ketels, 2021), les Archives africaines fonds GG (14 927), GG (16 336), 3DG (1483), AR.NA.CO fonds GG (a4 / a6 / a173 / 108-449, les relevés sur terrain et les témoignages recueillis par l'auteur entre 2019 et 2021. 1. Orthopédie / 2. Ophtalmologie — Neurologie / 3. Cuisine — Buanderie / 4. Urgences — Soins intensifs / 5. Médecine interne femmes / 6. Chirurgie / 7. Pédiatrie / 8. Médecine interne Hommes / 9. Chirurgie plastique — Urologie 11. Maternité / 13. Crèche / 19. Ancienne radiologie / 20. Bâtiment administratif / 26. Dentisterie — Ophtalmologie / 27. Laboratoire / 29. Administration.

L'hôpital voit le jour entre 1924 et 1927 sur le site d'un ancien dispensaire, conçu dans un style architectural pavillonnaire. Ce choix permet une séparation fonctionnelle des services médicaux et une meilleure circulation de l'air dans le climat tropical, facilitant ainsi la gestion des soins. Durant cette période, plusieurs pavillons de 72 lits sont construits, abritant les services de médecine interne, de chirurgie, ainsi qu'un bloc opératoire.

Les sœurs religieuses jouent un rôle essentiel dans la gestion des patients, assurant une présence continue et un soutien aux soins. Initialement, la première chapelle est aménagée de manière provisoire dans un des pavillons spécialisés, permettant aux sœurs et aux patients de disposer d'un espace spirituel. En 1930, un couvent est érigé spécialement pour elles, libérant l'espace qu'elles occupaient temporairement à l'étage surélevé du pavillon 6, réservé à la chirurgie. Cette réorganisation améliore l'espace disponible pour les patients et permet aux sœurs d'étendre leur mission de soin et de soutien aux malades dans des conditions plus adaptées. Leur dévouement contribue grandement au fonctionnement de l'hôpital, leur rôle étant non seulement spirituel mais également essentiel dans les soins quotidiens prodigués aux patients.

En 1937, l'Institut Princesse Astrid, conçu pour desservir aussi bien les patients congolais qu'européens, est construit avec un laboratoire moderne. Les années suivantes, des expropriations autour de l'hôpital permettent l'agrandissement du terrain et la construction de nouveaux pavillons pour accueillir des services de maternité et de pédiatrie. L'architecture pavillonnaire de cette époque incarne une vision d'efficacité et d'accessibilité, répondant aux besoins sanitaires croissants.

À mesure que la population urbaine augmentait après la Seconde Guerre mondiale, l'hôpital a poursuivi son expansion pour offrir des services toujours plus spécialisés. Cette période marque un tournant, car elle correspond à un effort soutenu pour diversifier les soins, afin de répondre à des besoins spécifiques et urgents, en lien avec les dynamiques sociales de l'époque.

• *1945—1960 : Développement et diversification des services*

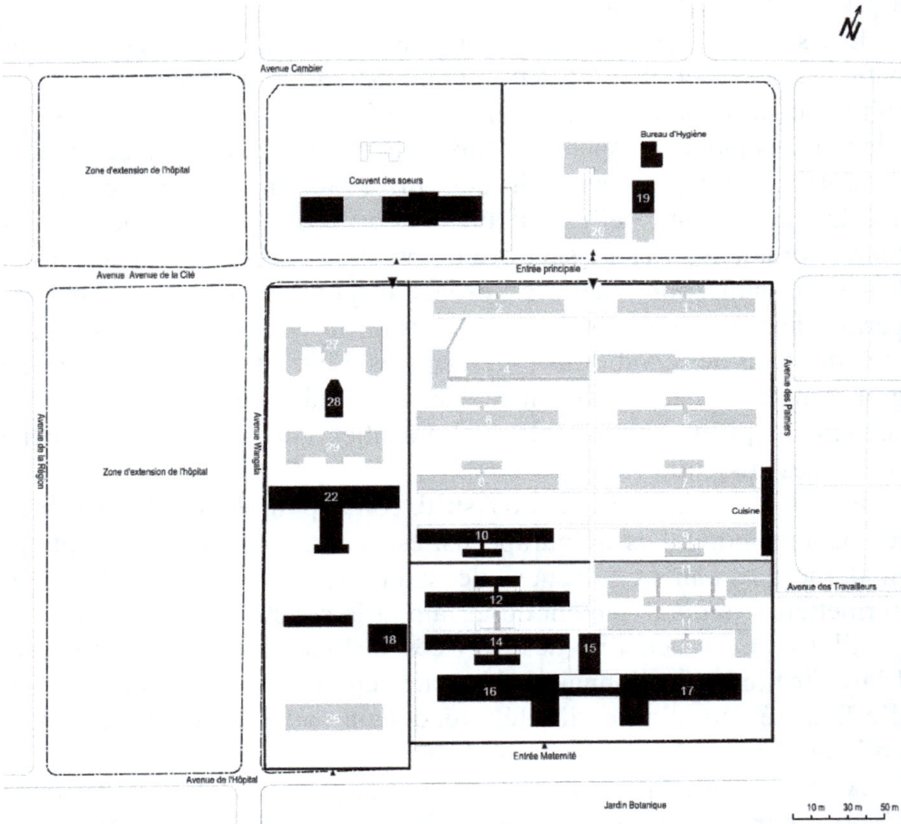

Carte 10 : Plan de l'hôpital Mama Yemo, chronologie des constructions des pavillons 1945-1960. Source : Auteur, 2021 — Établi sur la base des données croisées entre plusieurs sources (voir références plus haut).
10. Cardiologie — Dermatologie / 12. Gynécologie obstétrique / 14. Maternité
15. Consultation prénatale /16. Maternité / 17. Pédiatrie / 18. Morgue / 19. Extension ancienne radiologie (actuel pavillon Chirurgie et Orthopédie) / 22. Dispensaire général — Psychiatrie / 28. Salle de conférence.

Pour répondre aux besoins d'une population urbaine croissante, l'hôpital continue son expansion après la Seconde Guerre mondiale. Les pavillons de 72 lits sont reproduits pour abriter des services spécialisés tels que la pédiatrie, la médecine interne pour femmes, et la maternité. En 1956, une nouvelle morgue est construite pour remplacer l'ancienne, et de nouveaux espaces sont ajoutés pour les services de chirurgie septique et de soins pour les indigènes. La salle de conférences, ajoutée entre les bâtiments du laboratoire, contribue à faire de l'hôpital un centre de formation et de spécialisation.

Les plans types pavillonnaires furent dressés par le service des Travaux publics à Léopoldville avec la cosignature de l'ingénieur-chef de service A. de Boeck et l'architecte G. W. Locus, son suppléant. Les plans furent approuvés par le médecin provincial et l'ingénieur provincial. Un autre pavillon d'hospitalisation à un étage fut construit en 1956 pour abriter la pédiatrie et la maternité. Le nouveau bâtiment fait rupture avec la typologie pavillonnaire classique existant sur le site. Les plans furent dressés par les architectes René Schmit et H. Peeraer du service des Travaux publics et la signature particulière des dessinateurs congolais tels que Boindombe Ignace, Jose Al. M'Buy, Bemba Athan. Le fait d'impliquer des bureaux ou des dessinateurs congolais devrait favoriser l'impression des éléments de contexte améliorant la familiarité des lieux au regard des traditions locales. Mais dans l'analyse des plans, sans leur témoignage, il nous est difficile de comprendre leur apport.

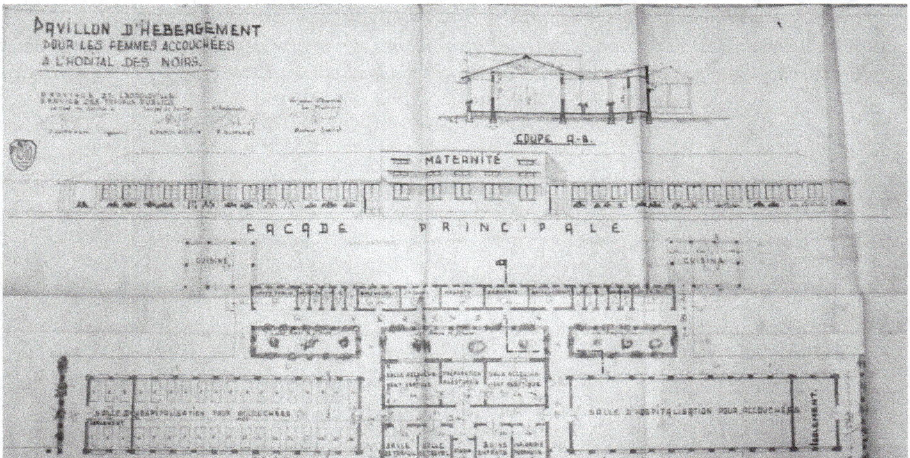

Figure 13 / Hôpital des Noirs — Maternité, pavillon pour l'hébergement des femmes accouchées _Actuel pavillon 14. Source : INARCO fonds GG (2a).

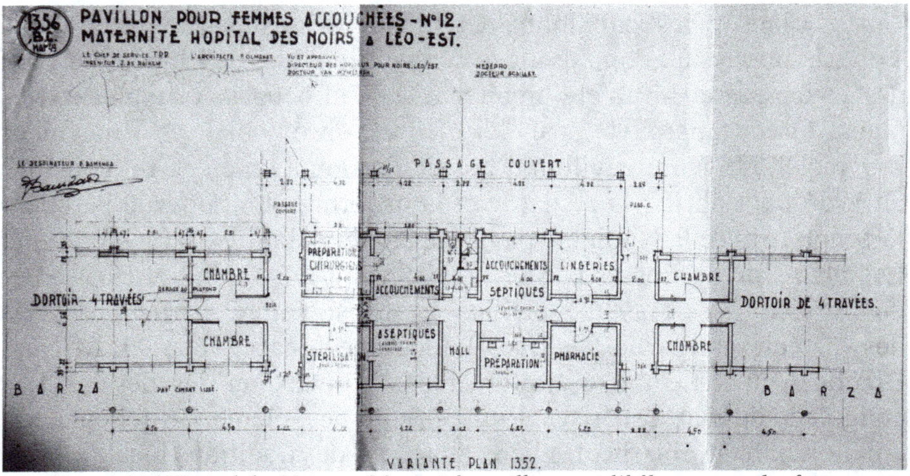

Figure 14 / Hôpital des Noirs — Maternité, pavillon pour l'hébergement des femmes accouchées pavillon 12. Source : INARCO fonds GG (2a).
Le graphisme va beaucoup évoluer dans cette deuxième phase d'exécution du projet. L'architecture pavillonnaire extrêmement sobre laisse la place à des imaginations esthétiques traduites notamment par un traitement de volume différent des premières typologies (pavillon 1 à 4). La végétation intègre les graphismes au niveau des vérandas. L'entrée du pavillon est soulignée par une surélévation de la façade assortie d'une cassure de la véranda, autrefois continue.

• *1960—1990 : Déclin des financements et résilience architecturale*

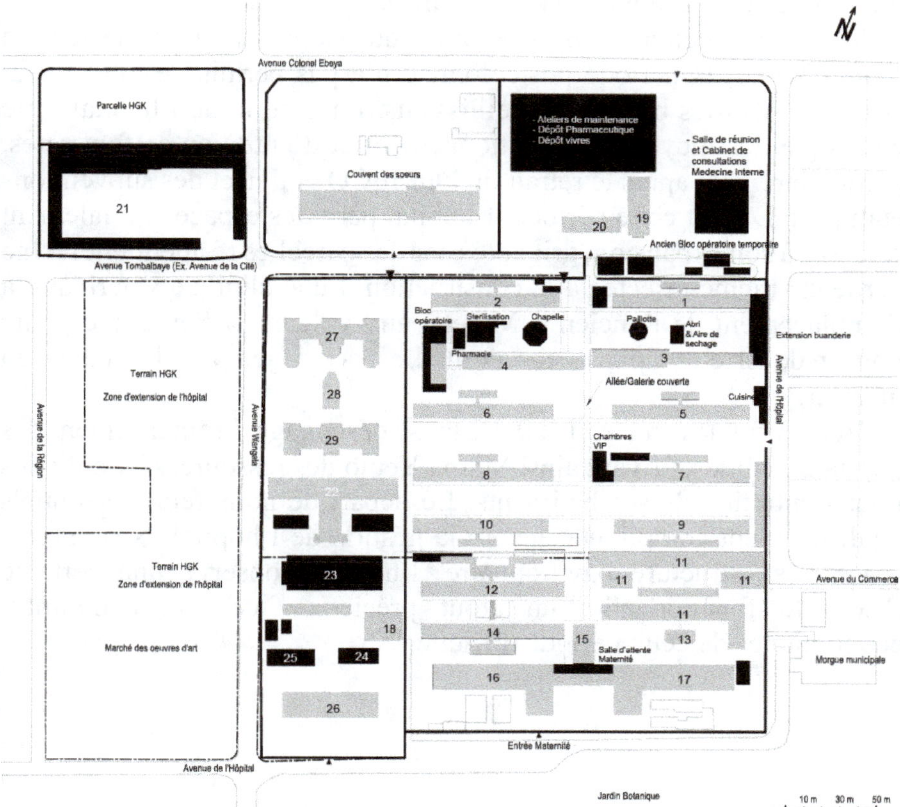

Carte 11 : Plan de l'hôpital Mama Yemo, chronologie des constructions des pavillons 1960-1990. Source : Auteur, 2021— établi sur la base des données croisées entre plusieurs sources (voir références plus haut).
21. Garage / 23. Radiologie / 24. Médecine légale / 25. Consultation prénatale / 26. Dentisterie — Ophtalmologie / 27. Laboratoire/28. Salle de conférence/29. Administration. Les pavillons sont interchangeables à la suite de la neutralité que caractérice la conception. Depuis leurs constructions, plusieurs bâtiments ont connu de nouvelles affectations fonctionnelles sans connaître de modifications des espaces intérieurs ou de l'architecture extérieure. Les quelques modifications observées sont les subdivisions intérieures visant à créer des espaces du personnel soignant.

Dans les années 1960, avec le soutien du Fonds médical pour la coordination (FOMECO), l'hôpital lance des travaux de réhabilitation et initie quelques projets d'agrandissement, ajoutant des cuisines et des buanderies en annexe de certains pavillons. Ces travaux de réhabilitation permettent de maintenir une partie de l'infrastructure, malgré la réduction progressive des financements. Entre 1970 et 1976, deux nouveaux bâtiments sont construits : un grand service de radiologie et des ateliers de maintenance.

Malgré l'injection de près de 30 % du budget urbain de la santé à Mama Yemo, la période postcoloniale n'a pas permis de moderniser complètement les bâtiments vieillissants. La gestion de l'hôpital reste chaotique, les moyens de fonctionnement et d'entretien se font rares, particulièrement après le retrait du FOMECO et l'arrêt des subventions étatiques. Durant cette période, l'hôpital perd des espaces initialement réservés à son expansion, grignotés par des parcelles résidentielles. Une partie est même affectée à la construction d'une clinique vétérinaire à l'emplacement de l'ancien « Marché aux voleurs. » Seule une petite portion de terre est épargnée, servant d'espace de jeu pour les jeunes du quartier.

Vers la fin des années 1980, l'État se désengage du financement des hôpitaux publics, privant ainsi Mama Yemo des ressources essentielles pour l'entretien de ses bâtiments. Le départ de nombreux personnels qualifiés vient compliquer encore la gestion de l'hôpital. Néanmoins, grâce à sa structure pavillonnaire, l'hôpital conserve une certaine flexibilité fonctionnelle, un atout précieux face aux contraintes économiques de cette période difficile.

• *1990—2020 : Activités formelles et informelles autour de l'hôpital*

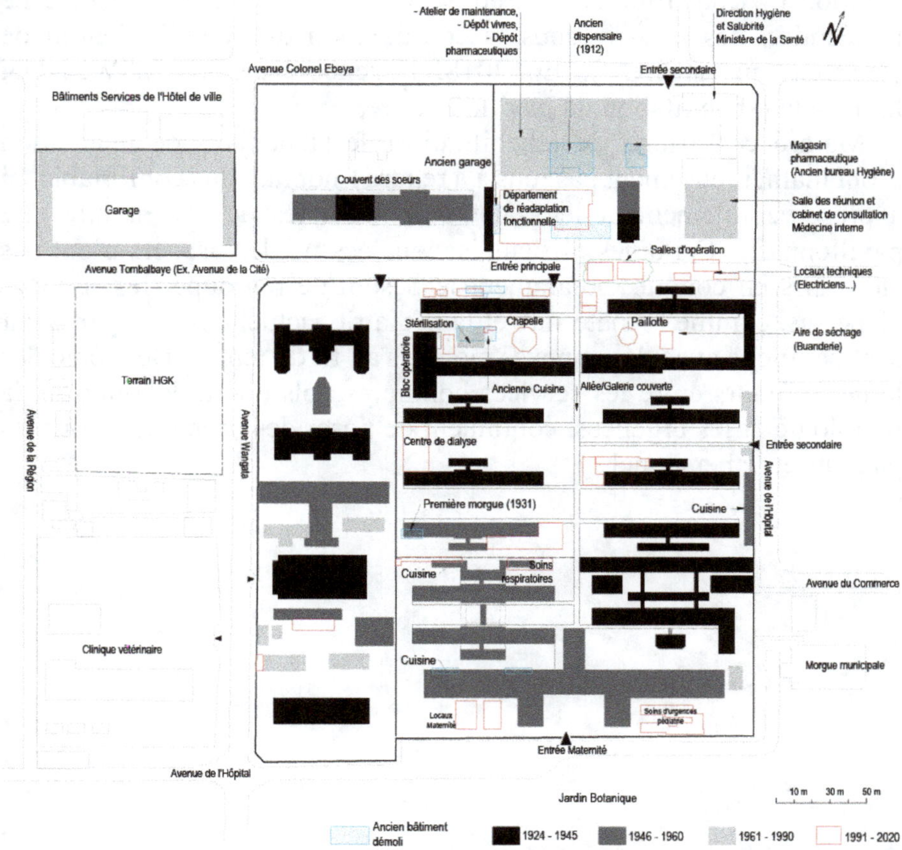

Figure 15 : Plan de l'hôpital Mama Yemo, chronologie des constructions des pavillons 1990-2020. Source : Auteur, 2021 — établi sur la base des données croisées entre plusieurs sources (voir références plus haut).
Cette période enregistre peu de constructions de nouveaux pavillons, hormis quelques bâtiments annexes ajoutés près des pavillons existants. Vers 1993, l'architecte Fernand Talangaï conçut un bâtiment destiné au Centre de dialyse, construit entre 1993 et 1995. Un autre pavillon, dédié au Département de réadaptation fonctionnelle, fut achevé en 2011.

D'autres travaux de réhabilitation furent entrepris grâce aux financements de bailleurs de fonds étrangers et aux dons de certaines entreprises locales. Par exemple, en 2003, une réhabilitation complète des pavillons 1, 2, 5, et 7, ainsi que de certains locaux dans d'autres pavillons, fut réalisée sous la maîtrise d'œuvre de l'architecte congolais Mangala et son cabinet CREATEC. Ces travaux se concentrèrent principalement sur la remise en état des bâtiments, l'entretien des réseaux électriques et de plomberie, la peinture, ainsi que le cloisonnement dans certaines chambres-dortoirs, notamment dans le pavillon 14 (maternité). L'entreprise ELMAT Colour fut chargée de l'exécution des travaux sous la coordination du Bureau Central de Coordination (BCECO). En 2018, l'agence bancaire RAWBANK finança la réhabilitation du pavillon 1.

Malgré ces efforts de réhabilitation, les tentatives de rénovation n'ont malheureusement pas réussi à rendre l'hôpital plus confortable, ni à préserver pleinement les valeurs intrinsèques de son architecture pavillonnaire. Certaines difficultés signalées par les usagers n'ont pas été prises en compte, notamment le besoin de regrouper les services dispersés, comme la maternité et la pédiatrie, actuellement répartis sur sept pavillons avec des annexes ajoutées au fil du temps. De même, les longs parcours entre les services communs, tels que le laboratoire, la radiologie et les urgences, continuent de poser des problèmes pour les patients et le personnel.

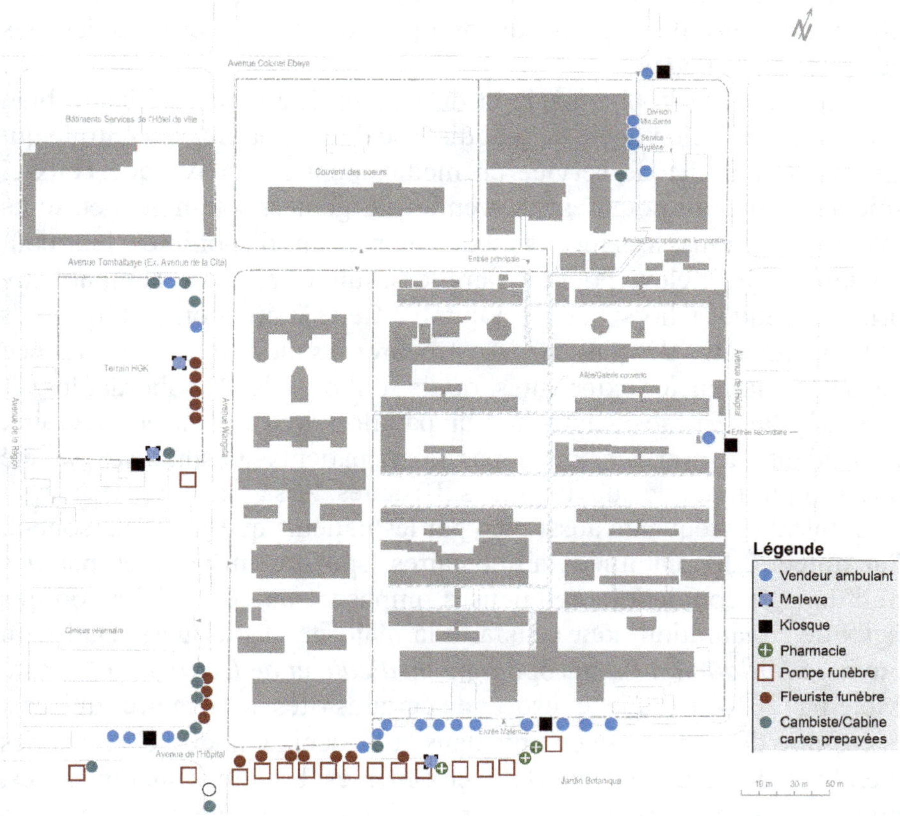

Figure 16 : Hôpital Mama Yemo, situation des activités informelles et formelles autour de l'hôpital. Source : dressé par l'auteur (2021) sur la base des relevés de terrain de septembre 2019.
Depuis les années 1980, plusieurs installations, parmi lesquelles de nombreux commerces de détail, des pharmacies, des restaurants en plein air appelés communément « malewa » et des services de pompes funèbres, bordent les avenues de l'hôpital et de Wangata. Ces commerces proposent la vente ambulante de produits de première nécessité et témoignent de l'élargissement de l'aire de l'hôpital au-delà de ses limites parcellaires. Ils illustrent également l'opportunité économique que représente la proximité des infrastructures hospitalières à Kinshasa et ailleurs en RDC. Ces activités, qu'elles soient formelles ou informelles, contribuent à l'écosystème de care qui alimente l'hôpital et ses environs.

Kinshasa, ville des performances, ville inventive, ville de la débrouille (Ayimpam, 2014), ce monde social fascinant que tente de décrire Théodore Trefon et ses coauteurs dans *Ordre et désordre à Kinshasa* (2004). Cet univers est miniaturisé dans l'hôpital Mama Yemo, qui incarne résilience et résistance face à la défaillance de l'État (Mudaba Y. & Jacquemot, 2019) à financer adéquatement le secteur médical. Ces pratiques d'appropriation des espaces, publics comme privés, traduisent cette résilience, et l'hôpital public devient un observatoire privilégié de ces dynamiques, que nous décrivons dans les paragraphes suivants.

L'exemple de la pharmacie et du phénomène *malewa* illustre bien cette situation. Bien que l'hôpital dispose d'une pharmacie centrale qui approvisionne chaque service en médicaments, il arrive que ceux-ci soient insuffisants pour des interventions urgentes, notamment en soins intensifs. De plus, lorsque les médicaments sont disponibles, leur coût est souvent jugé élevé pour les familles à faibles revenus, comparé aux prix pratiqués hors de l'hôpital. Cette situation oblige les accompagnateurs des patients à se procurer les médicaments d'urgence dans des pharmacies extérieures, où ils sont parfois plus abordables.

L'hôpital dispose également d'un pavillon avec cuisine et réfectoire. Cependant, le service de repas aux patients hospitalisés a été interrompu, faute de subventions suffisantes. À sa place, un restaurant s'est installé, fréquenté aussi bien par les patients que par le personnel. Par ailleurs, les habitudes alimentaires, souvent influencées par des traditions et convictions religieuses, imposent une diversification des lieux de restauration pour satisfaire la majorité des usagers. Dans son ouvrage *Initiation à l'anthropologie médicale et de la santé*, Joël Ipara Motema (2014) évoque le respect de certains rites alimentaires qu'il est nécessaire de prendre en compte dans la médecine moderne. Ainsi, des membres de familles apportent eux-mêmes les repas aux malades, préférant éviter ceux préparés par des inconnus ou ne respectant pas certains interdits alimentaires, notamment pour les femmes enceintes ou allaitantes. Ceux qui ne peuvent cuisiner eux-mêmes se tournent alors vers les *malewa*.

Les *malewa* à proximité de l'hôpital sont des points de restauration qui, malgré des conditions sanitaires discutables, permettent aux patients et au personnel de se nourrir à moindres frais. Des services de livraison aux lits des patients sont parfois organisés, parfois même avec l'aide du personnel hospitalier.

Nous avons recensé[70] plusieurs autres activités formelles et informelles[71] courantes autour de l'hôpital Mama Yemo :

1) **Cultes, messes, prières dans les salles des malades** (activité informelle) : Certaines confessions religieuses disposent d'aumôneries hospitalières, apportant soutien moral et matériel aux malades par des dons de repas, une aide financière, et des prières. Ces dons proviennent souvent de collectes organisées dans les églises ou de donations individuelles pour aider les malades dans le besoin.
2) **Vendeurs ambulants** (activité informelle) : Ces vendeurs proposent des articles de première nécessité (brosses à dents, vêtements, mouchoirs, boissons, fruits, etc.) aux patients et au personnel. Certains, comme les vendeurs d'omelettes ou de cacahuètes, s'installent avec un réchaud à pétrole et un tabouret ou un carton dans l'enceinte de l'hôpital.
3) **M*alewa*** (activité informelle) : Ce sont des restaurants de fortune situés à proximité de l'hôpital. Ces structures rudimentaires, souvent couvertes de bâches ou de tôles ondulées, offrent un espace de restauration aux patients et au personnel, bien que leurs conditions d'hygiène soient souvent critiquées.
4) **Pharmacies (**activité formelle) : Outre la vente de médicaments, ces pharmacies deviennent parfois des dortoirs pour les vendeurs ou gardiens nocturnes. Radio Okapi a rapporté une demande de l'Ordre des pharmaciens de Kinshasa pour la fermeture de ces pharmacies utilisées comme dortoirs (Radio Okapî, 2020).
5) **Kiosques (**activité informelle) : ontrairement aux vendeurs ambulants, les kiosques sont des structures fixes en bois et tôles, installées près des parcelles voisines de l'hôpital. Ils

[70] Lors de nos deux descentes de terrain à Mama Yemo, en août 2019 et en juin 2021, nous en avons comptabilisé une cinquantaine dans la parcelle de l'hôpital et à l'extérieur de l'hôpital (spécifiquement sur l'avenue Wangata et l'avenue de l'Hôpital).

[71] L'activité formelle, nous sous-entendons toute activité commerciale qui s'exerce sur la base d'un enregistrement administratif sous la rubrique petite et moyenne entreprise avec numéro de TVA. Tandis que l'activité informelle est celle issue de l'économie de survie qui s'exerce sans contrainte de taxe. Toutefois, certains, ceux qui disposent des structures temporaires de vente (tente, parasoleil, table et chaise), se voient obligés d'acheter des timbres communaux journaliers.

vendent des articles de première nécessité difficiles à transporter par les vendeurs ambulants (sel, sucre, savon, etc.).

6) **Cambistes** (activité informelle) : Le change informel de devises est une activité importante de l'économie congolaise. Les cambistes, parfois équipés d'un mini-comptoir, circulent dans les pavillons pour offrir leurs services.
7) **Pompes funèbres** (activité formelle) : Ces entreprises fournissent des services funéraires, incluant le transport des corps. Depuis que l'État a cessé d'offrir ce service via l'Institut national de sécurité sociale (INSS), ce sont les sociétés privées qui prennent en charge ces prestations. Les premières pompes funèbres privées furent installées en face de Mama Yemo vers les années 1970.
8) **Les fleuristes funèbres** (activité informelle) : Associés ou non aux pompes funèbres, ces vendeurs de fleurs s'installent le long des rues près de l'hôpital, particulièrement actifs lors de la sortie des corps de la morgue.

Dans *Mutation du secteur informel en économie sociale en République démocratique du Congo*, les auteurs indiquent que ce secteur représente 80 % des opérations de la vie sociale et économique congolaise. Cependant, il souffre de faiblesses fonctionnelles et organisationnelles et n'apporte pas de recettes fiscales. Malgré ces limites, il joue un rôle crucial dans la vie socio-économique des Congolais (Shomba Kinyanba et al., 2014). En ce sens, l'hôpital public, comme infrastructure sociale, peut participer à l'intégration spatiale et organisationnelle de ces activités, constituant une forme d'hospitalité pour les communautés environnantes (Stavo-Debauge, 2020).

Selon le sociologue Gauthier Musenge Mwanza[72], « Les commerces autour des hôpitaux publics doivent être organisés par un partenariat public-privé. Les services non contrôlés engendrent souvent des maladies, du désordre et de l'insalubrité. En confiant à un partenaire privé l'ouverture d'un restaurant avec autorisation de l'hôpital, ce dernier pourrait s'intégrer plus harmonieusement dans le site, avec un espace dédié pour cette activité. »

Aujourd'hui, ces activités de détail sont perçues non seulement

[72] Gauthier Musenge Mwanza est professeur de Sociologie à l'Université de Kinshasa. Il a répondu à nos questions sur « les pratiques nécessitant une considération dans la construction-réhabilitation-rénovation d'une infrastructure hospitalière », lors de l'entretien organisé le 30 avril 2018 dans son lieu de travail à Kinshasa.

comme une forme de solidarité envers les usagers, mais également comme une source de revenus pour leurs propriétaires.

Forces et faiblesses de la typologie pavillonnaire à Mama Yemo

Au-delà des impératifs d'hygiène, l'analyse architecturale de l'hôpital Mama Yemo révèle ses forces et faiblesses, permettant de questionner la pertinence de cette typologie dans le contexte congolais en fonction des usages, de la culture, et des conditions économiques et climatiques du pays.

- Forces du modèle pavillonnaire

L'architecture pavillonnaire répond aux besoins d'interaction sociale, permettant aux familles de rendre visite aux malades dans des espaces extérieurs entre les pavillons. Bien que le personnel médical puisse percevoir ces visites comme une gêne pour les soins, elles demeurent culturellement importantes, reflétant l'intégration des pratiques traditionnelles dans un cadre moderne.

Cette typologie présente des avantages pratiques : elle est facile à réaliser et à reproduire, même par des artisans locaux, favorisant l'implication de compétences locales et la transmission des savoirs depuis la période coloniale. Les matériaux disponibles sur place, tels que les blocs de pierre et le bois, sont souvent utilisés, réduisant l'impact environnemental lié au transport. Le recours aux savoir-faire locaux crée aussi des opportunités économiques pour les communautés, en opposition à d'autres modèles nécessitant des compétences spécialisées et des matériaux importés.

La simplicité de cette architecture, jugée modeste mais fonctionnelle, permet une esthétique efficace et accessible. En l'absence d'une réglementation stricte, les artisans continuent à reproduire ces plans, bien que les architectes interviennent dans les projets plus formels soumis à des appels d'offres publics ou privés.

- Rupture avec la trame coloniale

Depuis 1960, l'ajout de bâtiments pour répondre à la croissance des besoins (notamment en maternité et pédiatrie) a entraîné une rupture avec la conception initiale. Certains pavillons ont été agrandis ou remplacés pour accueillir des services supplémentaires comme les soins intensifs et les urgences. Cependant, ces interventions isolées, sans plan d'ensemble, perturbent l'organisation harmonieuse de l'espace et la ventilation des bâtiments existants. Le manque de financement a limité les possibilités de construire de nouveaux pavillons plus grands et mieux adaptés aux besoins actuels.

- Faiblesses du modèle pavillonnaire

L'hôpital Mama Yemo a continuellement étendu son infrastructure et son personnel, mais les installations vieillissantes peinent à répondre aux exigences de la médecine moderne, ce qui a entraîné une évolution vers des typologies plus compactes et verticales, comme les structures monoblocs à plusieurs étages.

La disposition des pavillons impose des déplacements longs et contraignants pour les patients entre les unités et les plateaux techniques (radiologie, laboratoire), ce qui a conduit à des duplications de services dans certains pavillons. La configuration progressive et l'absence d'une vision globale d'aménagement sont des limites importantes, freinant une répartition optimale des équipements collectifs essentiels.

De plus, la population kinoise, majoritairement à faibles revenus, consacre peu aux soins de santé, avec des priorités dirigées vers l'alimentation et le logement. Les pratiques d'automédication et les soins traditionnels prévalent, sauf pour les accouchements, qui poussent 98 % des femmes à se rendre dans les hôpitaux, d'où le besoin accru de surfaces dédiées à la maternité, selon une étude du PNUD en 2014.

Architecture bioclimatique

L'incendie de l'Hôtel-Dieu en 1772 à Paris a mené, en 1788, à une proposition de reconstruction en modèle « pavillonnaire et pneumatique » par Jacques Tenon, visant à purifier l'air des hôpitaux et maintenir un environnement salubre (Mens & Wagenaar, 2010) (Foucault & al., 1979). Inspirée de cette typologie, l'architecture de l'hôpital Mama Yemo intègre des principes bioclimatiques adaptés au climat tropical, mêlant l'influence européenne avec des adaptations locales.

Deux styles architecturaux marquent Mama Yemo, liés aux tendances de chaque période de construction. Les premiers pavillons de l'hôpital, bâtis dans les années 1920, s'inscrivent dans une approche pavillonnaire hygiéniste inspirée des bungalows tropicaux des colonies anglaises. Les pavillons sont largement espacés pour une meilleure aération et ensoleillement, avec des barzas en façade sud pour protéger du soleil. Optimisés pour le climat de Kinshasa, les bâtiments sont orientés nord-sud pour minimiser l'exposition des façades ouest et maximiser la ventilation transversale grâce à de grandes ouvertures sur des murs opposés.

Une étude de Saber Sabouri et Mohamed Fauzi Mohd Zain sur les bungalows tropicaux en Malaisie démontre que la présence d'une barza[73] de 1,60 mètre de profondeur et une bonne orientation permettent de réduire de 31 % la consommation d'énergie pour le refroidissement (2011). À Mama Yemo, les barzas et les toitures débordant d'un mètre cinquante protègent les façades nord des fortes pluies, limitant l'érosion et l'infiltration. Ces éléments bioclimatiques, associés à une surface vitrée couvrant environ 20 % des murs extérieurs, assurent une autonomie en lumière naturelle.

Le second style, le modernisme tropical, apparaît lors de la deuxième phase de construction de l'hôpital, entre les pavillons 16 (Maternité) et 29 (Bâtiment administratif). Ces bâtiments à étages marquent une adaptation à la croissance de l'hôpital et un souci d'économie d'espace. Le modernisme tropical, style en vogue à Kinshasa dans les années 1950-1960 pour les bâtiments administratifs, intègre des brise-soleil et des claustras, à la fois fonctionnels et esthétiques, qui modernisent les infrastructures. Les barzas restent des espaces de transition entre intérieur et extérieur, mais une circulation parallèle à la barza est ajoutée pour le personnel médical, laissant cet espace extérieur aux patients et visiteurs.

Ces styles témoignent de l'évolution d'une « architecture tropicale », souvent perçue comme une forme de domination coloniale. Selon Jiat-Hwee Chang et Anthony D. King (2011), ce type d'architecture répond aux conditions tropicales (notamment le climat) comme déterminant principal de la forme bâtie, influencée par divers contextes socioculturels et technoscientifiques. Cette vision diffère de celles qui voient en l'architecture tropicale une simple prolongation des discours médicaux et biopolitiques du colonialisme (Chang, 2016). Comme l'illustre Mama Yemo, la typologie pavillonnaire répond à des préoccupations de contrôle sanitaire propres à la politique coloniale, mais elle reflète aussi des modèles européens de surveillance sociale. Claude Laroche observe cette continuité dans les hôpitaux européens

[73] Le terme « barza » est remplacé par le terme « balcon » dans la recherche de Saboury et Zain. Nous considérons que les deux termes sont proches au regard de la typologie bungalow à laquelle ils font référence dans leur publication.

du XVIIe siècle, où l'organisation spatiale reflétait les représentations médicales et sociales de l'époque (2017).

En parallèle, l'architecture tropicale s'appuie sur une recherche de solutions techniques adaptées aux milieux tropicaux, démontrant que Mama Yemo n'est pas le fruit d'une simple improvisation mais plutôt une appropriation des pratiques coloniales dans un contexte tropical. Le recours aux vérandas (barzas) est un héritage des casernes militaires et stations sanitaires britanniques en Inde, où ces espaces couverts servaient à rafraîchir les intérieurs.

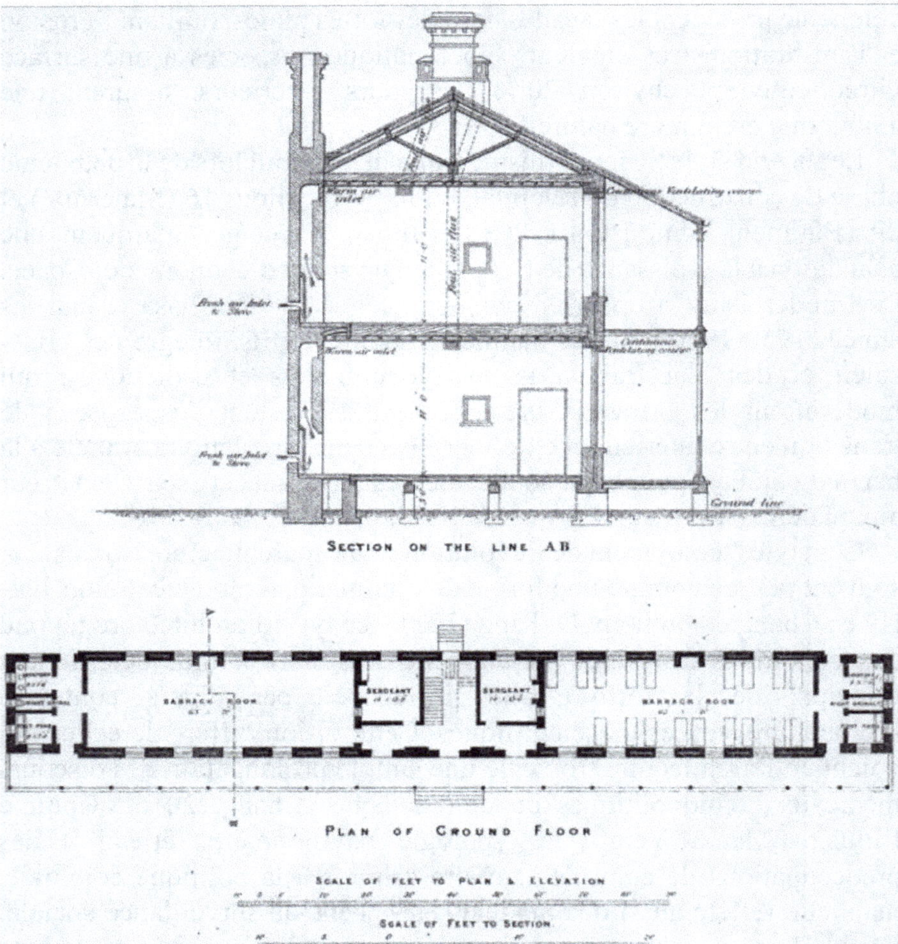

Figure 17 : Coupe et plan d'un modèle de caserne militaire tropical des colonies britanniques (Inde), doté d'une véranda continue d'un côté du bâtiment. Source : (Chang & King, 2011) Certains modèles étendaient cette véranda sur deux ou quatre façades, pour une ventilation optimale.

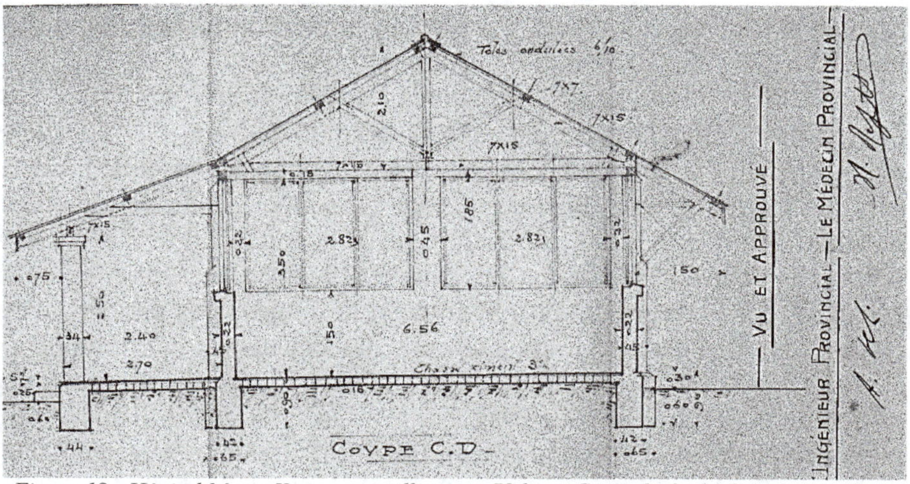

Figure 18 : Hôpital Mama Yemo — pavillon type 72 lits _ Coupe latérale. Source : Archives africaines, fonds GG (14 927).
Le débordement de toiture de 1,50 mètre sur la façade nord et une barza de 2,70 mètres au sud protègent l'intérieur contre la chaleur et les pluies. Un dispositif d'aération au sommet des murs permet également de ventiler la toiture, une innovation bioclimatique adaptée au climat tropical de Kinshasa.

Flux des usagers et des matières

Les flux des usagers et des matières en architecture hospitalière ont évolué grâce aux avancées technologiques, mais l'hôpital Mama Yemo n'a pas suivi cette tendance. À Mama Yemo, les flux des patients, des visiteurs, du personnel, et des matières (médicaments, linge, consommables, etc.) restent confondus, sans transformation spatiale significative ni intégration technologique pour les organiser.

Les concepteurs de l'hôpital avaient cependant envisagé des solutions de gestion des flux. Par exemple, dans le pavillon type 72 lits, le contrôle s'effectue depuis les locaux des infirmiers situés au centre du bâtiment. Les barzas et galeries jouent un rôle important en tant qu'espaces d'attente et de repos, rappelant les sanatoriums, mais elles concentrent également le flux des usagers dans certaines zones, surtout dans les pavillons conçus pour 72 lits, contrairement aux pavillons de 64 lits (maternité et médecine interne).

Des dispositifs ont été instaurés pour atténuer la congestion, tels que des sièges pour les accompagnants et des espaces de repos éloignés des chambres. Cependant, ces aménagements ne répondent pas aux attentes des visiteurs, qui cherchent souvent à rester à proximité des malades.

Par ailleurs, les déplacements de chariots de linge et de civières à travers les galeries et barzas créent une promiscuité inconfortable pour les usagers.

Le modèle pavillonnaire de Mama Yemo présente des faiblesses dans la gestion des flux des usagers et des matières. Les pavillons des années 1950 (15 à 29) atténuent partiellement cette promiscuité grâce à une circulation intérieure réservée au personnel, mais les longues distances entre pavillons techniques et d'hospitalisation demeurent problématiques. Les barzas et galeries, bien qu'essentielles aux échanges entre usagers, exposent souvent la douleur des patients et le chagrin des familles, réduisant l'intimité des malades et des défunts.

Pour améliorer la gestion des flux à Mama Yemo, il est crucial de reconsidérer les circuits des usagers, du personnel et des matières en prenant en compte les pratiques actuelles et les attentes des usagers. Un dialogue avec les utilisateurs permettrait d'adapter les circulations et de réviser les aménagements en fonction des besoins.

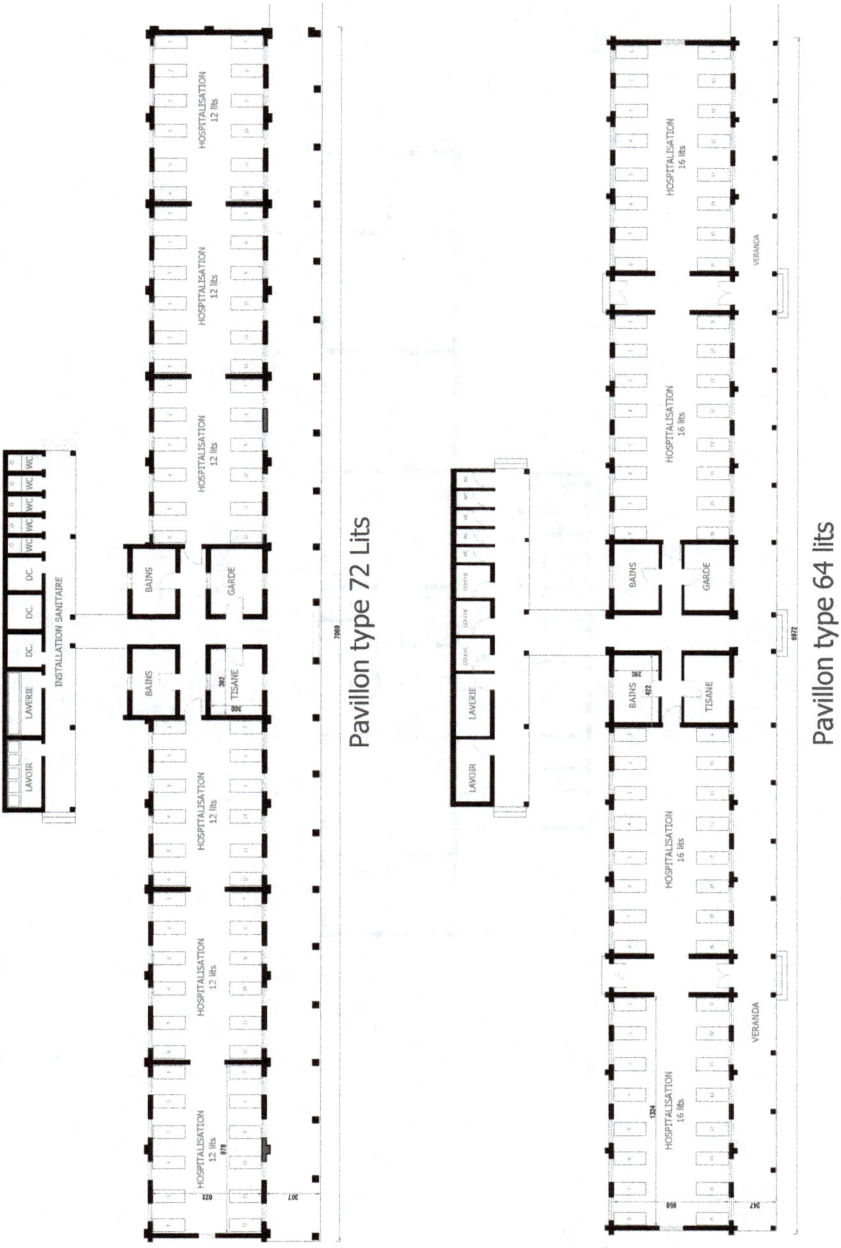

Figure 19 : Hôpital Mama Yemo _Plans des situations d'origine des pavillons types 74 et 64 lits. Source : plans redessinés par l'auteur (2020) sur la base des plans d'archives issus des Archives africaines, fonds GG (14 927)
Ces plans, suivant le style bungalow tropical, montre une configuration sans couloir central traversant le bâtiment. L'organisation spatiale ici illustre la disposition initiale conçue pour optimiser l'aération et la circulation naturelle.

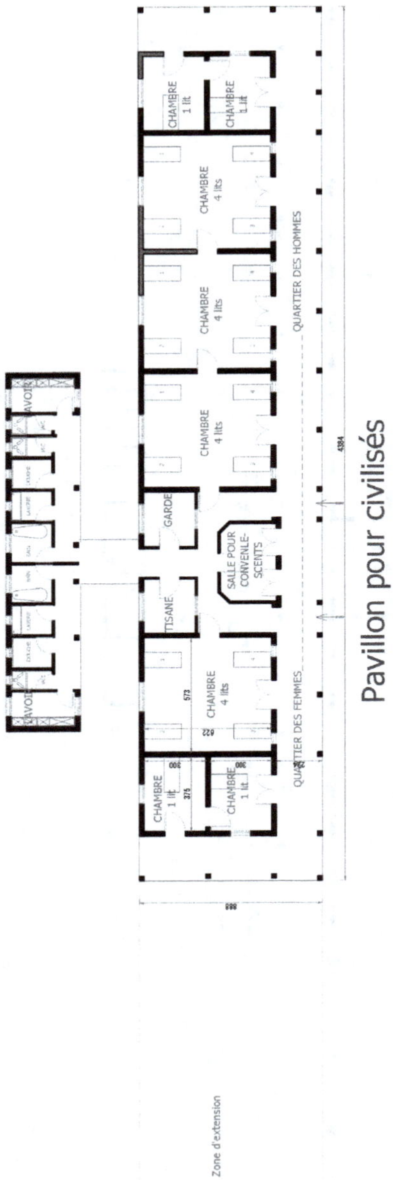

Figure 20 : Hôpital Mama Yemo _Plan de situation d'origine du pavillon pour civilisés
Source : plans redessinés par l'auteur (2020) sur la base des plans d'archives issus des Archives africaines, fonds GG (14 927).
Ce plan revèle une approche distincte pour séparer certains flux et répondre à des besoins spécifiques en matière de confort et d'intimité, tout en respectant le style pavillonnaire.

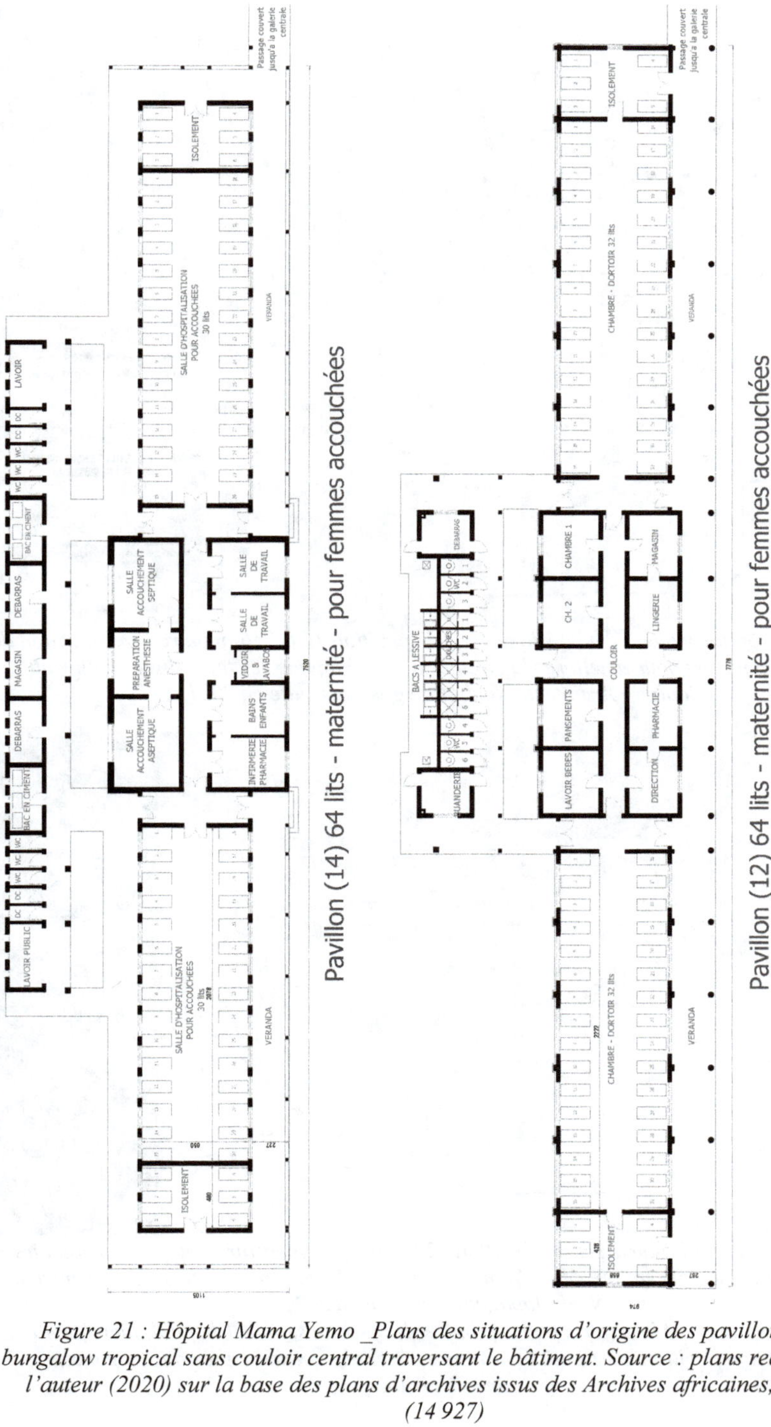

Figure 21 : Hôpital Mama Yemo _Plans des situations d'origine des pavillons styles bungalow tropical sans couloir central traversant le bâtiment. Source : plans redessinés par l'auteur (2020) sur la base des plans d'archives issus des Archives africaines, fond GG (14 927)

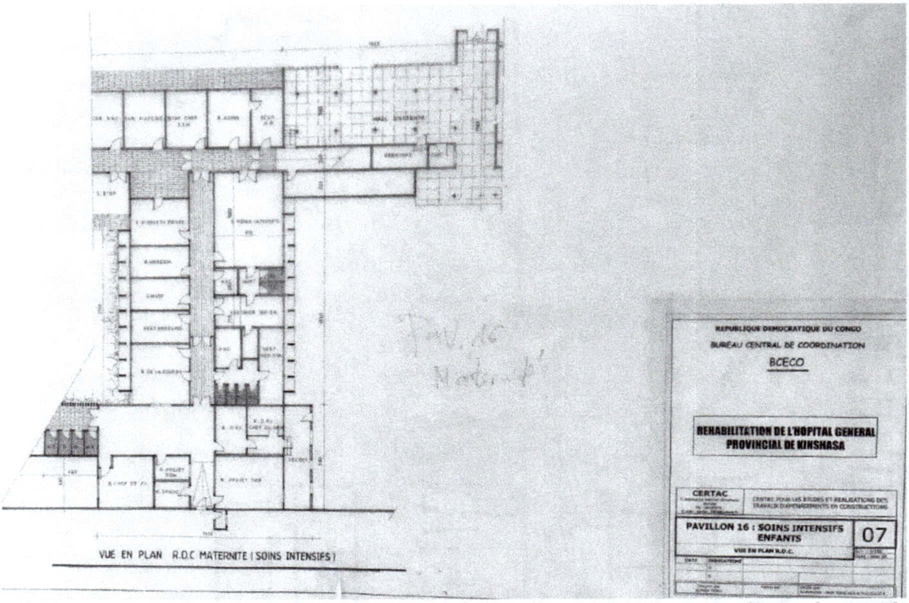

Figure 22 : Hôpital Mama Yemo _Aile gauche du pavillon 16 (1956) montre l'introduction de couloirs centraux pour améliorer la circulation et dédoubler les flux dans le bâtiment. Source : Architecte Noël Managala, consulté en 2021.

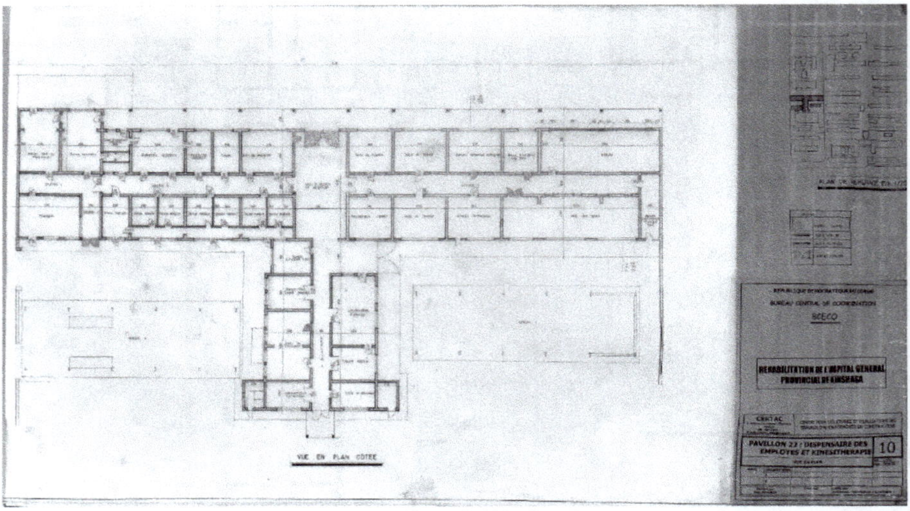

Figure 23 : Hôpital Mama Yemo _Pavillon 22 (1956) _ Dispensaire, intègre des couloirs centraux dans sa conception, dédoublant les flux dans le dispensaire. Source : Architecte Noël Managala, consulté en 2021.

Ces plans illustrent les efforts pour optimiser les flux au sein de l'hôpital, bien que la conception pavillonnaire initiale n'ait pas été entièrement adaptée aux exigences contemporaines.

Pratiques d'usages des espaces : Chambres d'hospitalisation, espaces de service et pratiques de gardes-malade

- Chambres d'hospitalisation :

L'hôpital Mama Yemo comporte deux types de chambres : des chambres-dortoirs (4 à 30 lits) et des chambres privées (1 à 2 lits). Les dortoirs, souvent associés aux patients moins aisés, jouent un rôle social en RDC. Ruth Bukabau[74] souligne l'importance des chambres communes dans la culture congolaise, car elles favorisent la solidarité entre patients, compensant l'absence fréquente de gardes-malades. Cependant, à Mama Yemo, certaines chambres-dortoirs accueillent jusqu'à dix patients, ce qui limite l'intimité et le confort.

Les chambres privées sont destinées aux patients à revenu moyen ou supérieur, permettant une certaine mixité sociale et répondant aux besoins financiers de l'hôpital. Ces chambres garantissent aussi une plus grande intimité pour les soins. Dans certains pavillons (comme la Maternité et l'Orthopédie), des cloisons séparent partiellement les lits, créant des espaces semi-privés pour quatre patients, bien que la vue soit dégagée au centre pour la circulation.

Le soutien familial est essentiel pour le bien-être mental, en l'absence de professionnels comme les psychologues. Les visiteurs jouent souvent un rôle thérapeutique en apportant réconfort et soutien aux patients. Les chambres individuelles sont aménagées avec un lit et une chaise partagée entre les visiteurs et le garde-malade, mais l'isolement est parfois perçu comme un rejet par la communauté.

À Mama Yemo, les chambres-dortoirs offrent environ 5 m² par patient, contre 11 m² dans les chambres individuelles, des espaces bien inférieurs aux hôpitaux européens de la même époque. À la clinique Ngaliema, par exemple, les patients bénéficient de 8 m² par lit. Cependant, l'orientation nord-sud des pavillons assure un bon éclairage naturel.

[74] Entretien réalisé le 3 juin 2021 à Kinshasa.

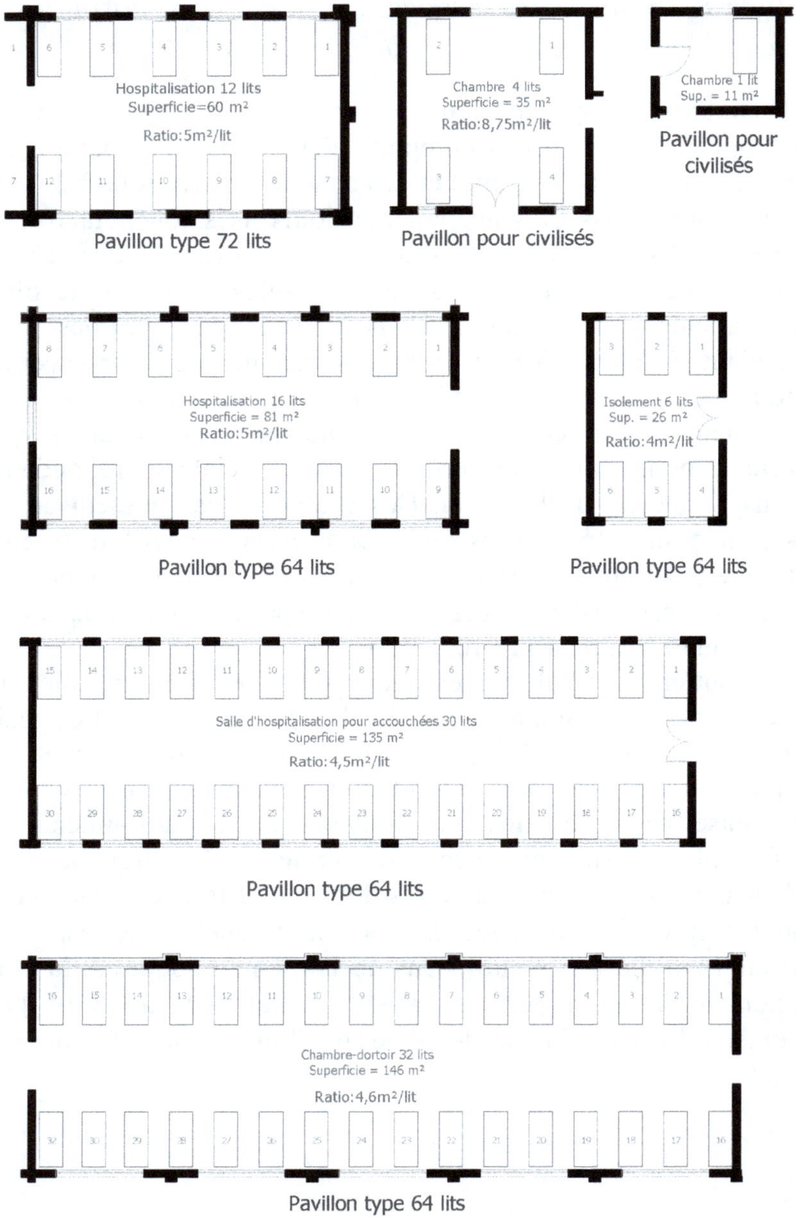

Figure 24 : Hôpital Mama Yemo _Types de chambre. Source : Auteur, 2021.
Les travaux de subdivision opérés dans les pavillons 1 et 14 ont contraint le gestionnaire de l'hôpital à réduire d'un cinquième la capacité d'accueil. Cependant, ces subdivisions ont été possibles grâce aux espaces larges des chambres-dortoirs.

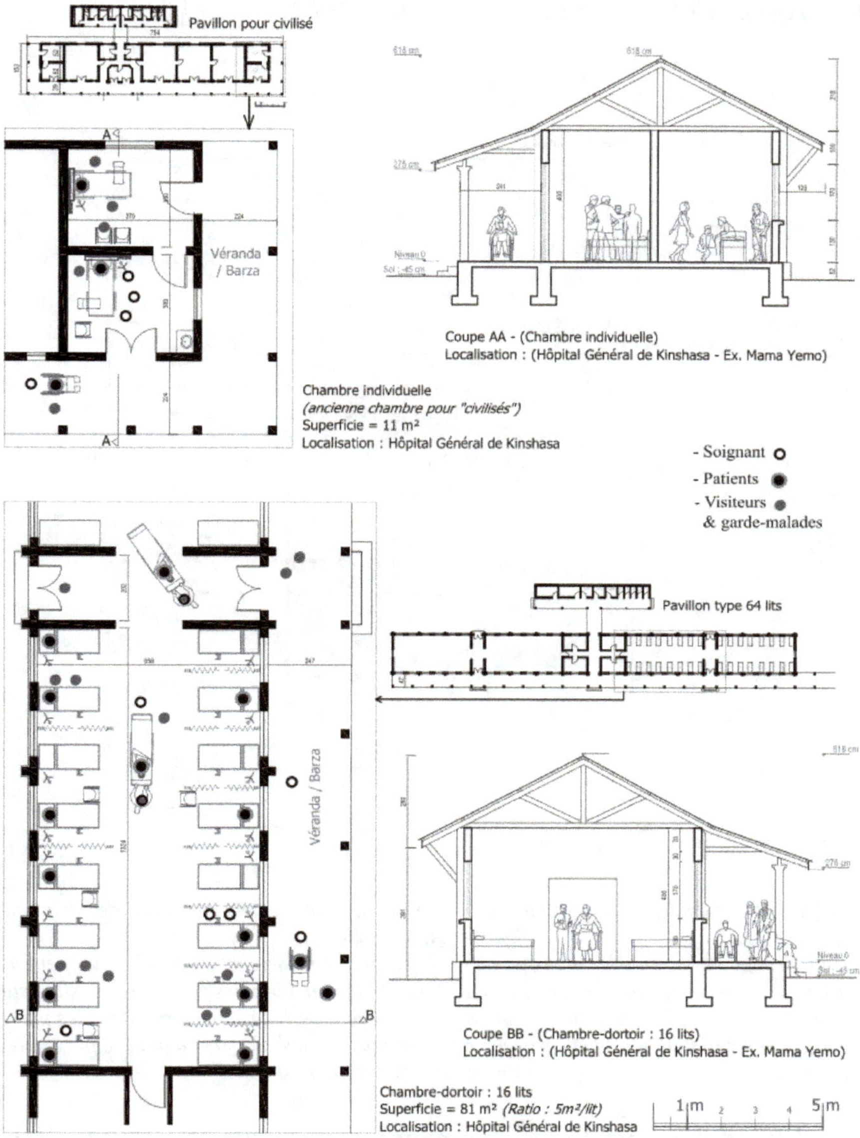

Figure 25 : Hôpital général de Kinshasa _Analyse d'encombrement dans les chambres. Source : Auteur,2022.
Les chambres-dortoirs, avec leur configuration d'origine, ne permettent pas l'ajout d'équipements médicaux et de mobilier nécessaires au confort des patients (fauteuils, tables de repas, fauteuil-lit pour accompagnants). Seules les chambres individuelles le permettent. Toutefois, les dortoirs offrent une certaine flexibilité d'aménagement et de subdivision si le nombre de lits est réduit, permettant un usage plus fonctionnel de l'espace.

Lieux de sociabilité, de convivialité et d'entraide : le manguier, une figure d'arbre à palabres à l'hôpital :

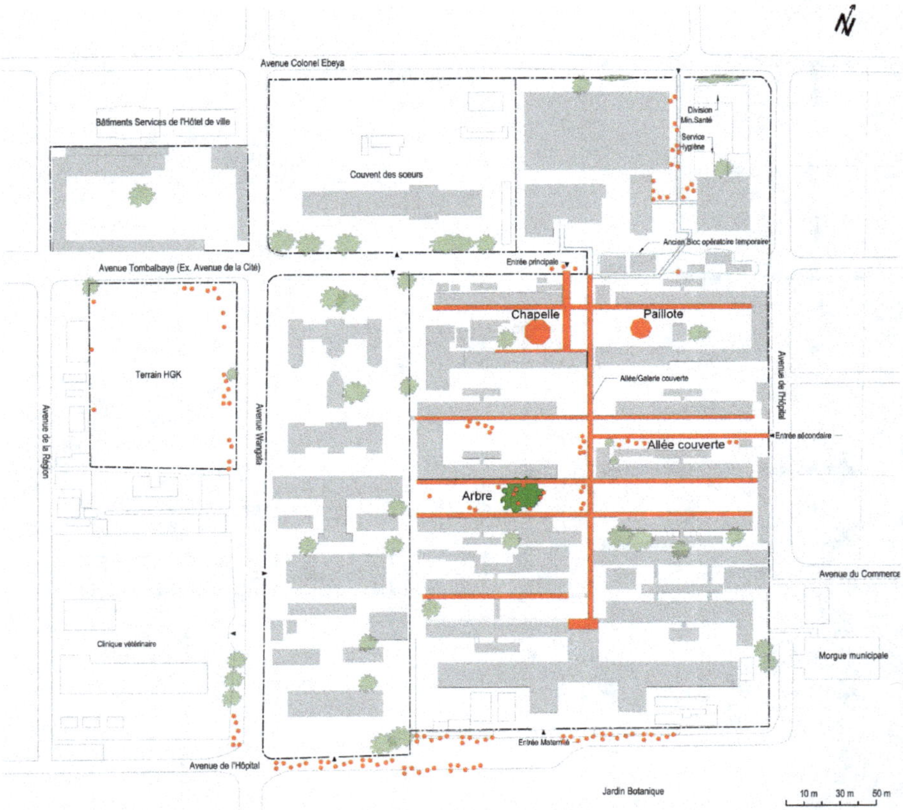

Figure 26 : Localisation des lieux de sociabilité dans la parcelle et autour de l'hôpital.
Source : Auteur, 2021.
Le point rouge représente les endroits où nous avons trouvé un certain nombre des personnes (usagers, commerçants et passants). La grande concentration des personnes se situe sur l'avenue de l'hôpital où se trouve un grand nombre d'activités commerciales. Les traits rouges réprésentent les espaces avec un flux important des usagers (malades, personnel, accompagnateurs et visiteurs)

À l'hôpital Mama Yemo, un manguier, visible entre les pavillons 8 et 10, joue le rôle d'arbre à palabres, offrant aux usagers un lieu de détente et de solidarité. Sous cet arbre, visiteurs, gardes-malades et patients se rassemblent, discutent et, pour certains, préparent des repas pour les malades. Dans la culture africaine, être à l'ombre d'un arbre est synonyme de bien-être et de connexion sociale. Le manguier de

Mama Yemo symbolise cette convivialité, agissant comme un lieu de rafraîchissement, de soutien et d'entraide.

Bien que des paillotes soient installées dans l'hôpital, nombre d'usagers préfèrent l'ombre de cet arbre pour échanger des nouvelles ou se reposer. Dans d'autres hôpitaux publics en RDC, les mêmes pratiques sont observées, illustrant une similarité dans l'utilisation des espaces par les usagers. À Mama Yemo, les scènes typiques incluent des gardes-malades qui cuisinent sur des foyers à charbon, des visiteurs entourant les proches pour obtenir des nouvelles, ou des patients partageant un repas avec leur famille.

Les lieux formels, comme le restaurant ou la buanderie, ne répondent pas toujours aux besoins des patients et de leurs familles. Certains préfèrent manger près des malades, et en l'absence de buanderies pour le linge personnel, ils font souvent la lessive sur place, étendant le linge sur la pelouse. Ces pratiques, bien que parfois jugées inadaptées, répondent aux besoins d'accompagnement et de proximité.

L'arbre devient alors un espace à part entière, propice pour se déconnecter de l'environnement hospitalier. Les patients et visiteurs trouvent sous cet arbre un espace de partage et de réconfort, essentiel pour alléger la solitude et l'anxiété. Stephen Verderber (2014) souligne la valeur thérapeutique des jardins et espaces naturels, un principe bien intégré dans le modèle pavillonnaire qui favorise la présence de la flore entre les bâtiments.

Cette dimension thérapeutique repose davantage sur la disposition d'espaces de rencontre, où le patient peut se changer les idées en discutant avec d'autres malades ou proches. Ce besoin de sociabilité dépasse la simple présence d'un arbre, illustrant l'importance de divers lieux pour les échanges et le soutien. Que ce soit un arbre, une paillote, ou un simple coin aménagé, les usagers ont besoin d'espaces pour exprimer leur vécu, partager leurs inquiétudes, ou simplement se reposer.

Les besoins physiologiques et psychologiques de réconfort, d'écoute, de méditation et d'intimité émergent dans ces espaces informels, que les usagers créent spontanément quand ils manquent d'espaces dédiés. Ainsi, les galeries, couloirs et barzas sont détournés en espaces de discussion, de repas, ou de repos. Le personnel de l'hôpital souligne la nécessité de créer des lieux de détente adaptés, bien que les ressources financières pour leur mise en place fassent défaut.

À Mama Yemo, le soin est partiellement assumé par les accompagnants, en raison de l'insuffisance de services hospitaliers dédiés. Cela augmente la demande pour des espaces adaptés aux gardes-malades, qui contribuent directement au soutien des patients, soulevant la question de la manière de satisfaire ces besoins d'espace dans le futur.

- Espaces de service

Les espaces de soins reflètent le faible investissement dans les infrastructures des hôpitaux publics. La configuration des locaux pour infirmiers et médecins, restée inchangée depuis les années 1930, ne permet plus un aménagement fonctionnel adapté aux besoins modernes. Chaque pavillon d'hospitalisation dispose d'espaces standards pour les bains, l'alimentation (office), et la garde, une organisation qui répondait aux pratiques médicales anciennes mais ne s'adapte plus aux exigences actuelles. Face à ce manque d'adaptation, les services tentent de s'approprier ces espaces en ajoutant des cloisons ou en construisant des annexes. Par exemple, le pavillon 1 du service orthopédique a bénéficié d'un financement qui a permis de transformer une chambre-dortoir en bureau pour les médecins et d'installer des cloisons pour un minimum d'intimité. Des améliorations similaires sont observées dans d'autres pavillons, bien que de manière désordonnée, chaque service agissant selon ses propres moyens.

- Les lieux d'aisance

Les latrines et douches collectives posent des problèmes d'hygiène récurrents dans les hôpitaux et espaces publics en RDC. À l'hôpital Mama Yemo, les seuls sanitaires confortables sont réservés aux soignants et aux occupants des chambres individuelles. La malpropreté des sanitaires est souvent attribuée au personnel d'entretien, jugé insuffisant ou négligent. Souvent, les gardes-malades prennent l'initiative de nettoyer les sanitaires à tour de rôle ou paient un supplément pour encourager un entretien adéquat.

Les toilettes sont annexées aux pavillons, une disposition qui limite la propagation des odeurs dans les espaces d'hospitalisation. Des expériences menées avec ARCHPLAN International SARL[75], dirigé

[75] Trésor Lumfuankenda, ancien employé d'ARCHPLAN, a participé à ce projet entre 2012 et 2018 comme architecte délégué à pied-œuvre. Ensuite, il a assuré la coordination technique de l'implémentation de quatre projets de l'Église du Christ des Saints des Derniers Jours (appelée Église des Mormons) à Kinshasa, dont deux projets d'expérimentations de nouvelles pratiques et nouveaux matériaux (Centres de Kingasani-Monkali [2016-2017] et Masina-marché de la Liberté [2017-2018]).

par l'architecte Claudien Mulimilwa, ont montré l'importance d'éloigner les sanitaires des lieux communs, en particulier dans un contexte où une grande partie de la population n'est pas habituée à un usage moderne des toilettes (Ilito-Boozi & Moretto, 2021). De plus, en raison du climat tropical, les sanitaires mal aérés et sous-dimensionnés ne répondent plus aux besoins d'une capacité d'accueil qui a considérablement augmenté, rendant certains blocs sanitaires hors d'usage et surchargés.

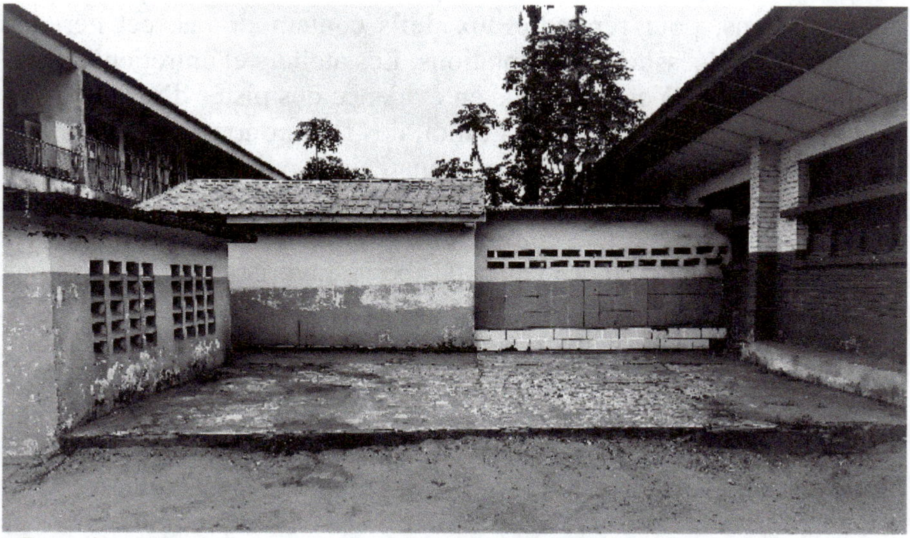

Figure 27 : Hôpital Mama Yemo _Vue d'une annexe derrière le pavillon dans laquelle sont aménagées les toilettes et douches des patients hospitalisés. Source : Auteur, 2019.

Conclusion partielle

Le modèle pavillonnaire de l'Hôpital Général de Kinshasa, héritage de l'époque coloniale, s'avère toujours pertinent dans le contexte congolais. Son adaptation aux conditions climatiques et culturelles locales, favorisant la ventilation naturelle et limitant les croisements entre services, en fait un modèle résilient et évolutif. De plus, son intégration des pratiques de soin communautaire, comme la présence des gardes-malades, répond à des besoins spécifiques de la population.

Néanmoins, pour répondre aux défis contemporains, cet héritage architectural nécessite des adaptations. Les ateliers et entretiens menés à l'hôpital Mama Yemo ont mis en évidence des pistes d'amélioration significatives. Par exemple, la gestion des flux pourrait être optimisée en créant de petits espaces communautaires proches des pavillons, permettant ainsi aux gardes-malades d'être plus proches de leurs proches et d'améliorer leur confort. Cette approche, inspirée de modèles réussis comme l'hôpital de Ganta au Liberia, favoriserait également une surveillance informelle des patients.

Deux scénarios principaux se dessinent pour l'avenir de l'hôpital : une rénovation complète du site actuel ou une modernisation partielle intégrant les pavillons historiques. Le projet mené par le bureau d'architectes Yambo depuis 2014 penche vers cette seconde option, proposant une augmentation significative de la capacité d'accueil. Cependant, une analyse approfondie de la fonctionnalité des infrastructures est nécessaire pour s'assurer que cette augmentation ne compromette pas la qualité des soins.

Repensé avec des approches innovantes, le modèle pavillonnaire pourrait continuer à offrir une infrastructure résiliente, évolutive et centrée sur le bien-être des usagers. La collaboration entre décideurs, personnel médical et architectes, ainsi qu'une gestion optimisée des flux, est essentielle pour surmonter les limites de ce modèle et en exploiter pleinement les possibilités.

Chapitre 7. L'hôpital en bloc et ses limites : *le sanatorium de Makala*

Le sanatorium de Makala, l'une des grandes réalisations du *Plan décennal* colonial, a ouvert ses portes en 1958, incarnant les ambitions de la propagande coloniale. Aujourd'hui, cet ancien sanatorium sert d'hôpital général de référence pour la commune de Selembao à Kinshasa, une zone de près d'un demi-million d'habitants, où il demeure le seul établissement hospitalier de cette envergure.

Ce chapitre examine l'évolution de cette infrastructure hospitalière, conçue à l'origine pour des soins sanatoriaux et aujourd'hui transformée pour de nouveaux usages. À travers cette étude de cas, nous explorons les éléments nécessaires pour une approche intégrant le *care* dans un environnement hospitalier, en mettant en lumière les interactions entre l'hôpital et son environnement urbain immédiat, ainsi que les limites de son modèle architectural en bloc. En effet, cette configuration en hauteur complique les échanges entre patients, soignants et autres usagers répartis sur différents étages, créant une interdépendance accrue entre niveaux en raison de la suppression ou de la modification de certaines fonctions et de la présence d'équipements obsolètes.

Malgré ces limites, l'ancien sanatorium de Makala illustre la contribution de l'architecture tropicale à l'architecture hospitalière. En adaptant ses solutions architectoniques au climat, cet exemple souligne l'importance d'une approche flexible et d'un soutien institutionnel pour offrir des soins adaptés dans un contexte urbain en mutation. Cette étude de cas invite ainsi à repenser le *care* dans un cadre hospitalier où se croisent les enjeux de santé publique et les besoins sociaux de la communauté.

7.1. Historique du sanatorium de Makala et de sa mutation en Hôpital général de référence

Présentation des sources :

Nos propos sont basés sur le travail de dépouillement[76] de deux fonds d'archives en Belgique : les Archives africaines : le fonds Hygiène (H)[77] contenant des correspondances, des données statistiques… de quelques hôpitaux du Congo belge et Ruanda-Urundi et le fonds 3 DG (Hôpitaux Léopoldville)[78] contenant des Plans, Cahier spécial des charges, Bordereau descriptif, réunion des conseils des adjudications, photos et divers.

Trouver des sources en République démocratique du Congo n'est pas toujours aisé. La problématique de conservation des archives demeure épineuse sur l'étendue de la République. Pour le cas traité dans ce chapitre, la recherche d'archives n'a pas donné le résultat escompté.

---

[76] Ce travail de dépouillement est lié aux données récoltées par Johan Lagae auquel ont participé les doctorants et chercheurs notamment Simon De Nys-Ketels, Luce Beeckmans, Laurence Heindryckx et Trésor Lumfuankenda Bungiena. Depuis 2015, le professeur Johan Lagae de l'Université de Gand coordonne une recherche sur l'infrastructure hospitalière en RDC, dans laquelle on étudie à travers une perspective historique et anthropologique la genèse, l'évolution et l'usage actuel de quelques sites spécifiques datant de l'époque coloniale.

[77] Spécifiquement les portefeuilles n° H (842) 186. Hôpital des Noirs à Boma/hôpital de la Croix-Rouge de Boma ; H (4391) 181-218. Correspondance générale, 181 — sanatorium de Banana. 1909-1912 ; 1927 ; H (4393) 203. Hôpital pour Blancs à Léopoldville. 1911-1914 ; 1921 ; 1926-1934 ; 1937 ; H (4472) 953. Hôpital des Congolais à Léopoldville. 1946-1958. (e.a. propositions, projet et observations ; photo maquette ; plans avant-projet) ; H (4477) 993-995. Sanatoriums _Correspondance — Offre de vente terrain et liste sanatoriums à construire dans le Bas-Congo — Mosango (Kwango), Makala (Léopoldville). H (4477) 1958-1959. Photos, convention Sœurs Adoratrices du Très Saint Sacrément de Ruvikta d'Adda).

[78] Spécifiquement les portefeuilles n° 3DG (330) 3. Sanatorium Kibundu (Urundi). 1955. Demande alimentation ; 3 DG (402) 3. Makala-sanatorium pour tuberculeux — 1954. Évaluation coût constructions ; Plans et cartes ; 3 DG (1483) 1 : Hôpital type pour Européens à ériger à Léopoldville ; 3 DG (1075) 7 : Hôpital type pour Européens à ériger à Léopoldville. Ensemble des installations. 1928 ; 3 DG (1319) 3-6. Correspondance de l'inspecteur général faisant fonction (ff) de directeur général (4e direction générale) à monsieur le ministre des Affaires étrangères et du Commerce extérieur à Bruxelles.

Les difficultés d'accessibilité nous ont empêché de déboucher sur les données recherchées. De l'ancien sanatorium aux institutions universitaires, les pillages en 1991 et en 1993, et les mauvaises conservations sont des raisons du manque d'archives dans ces institutions. Toutefois, le dépouillement des archives de l'Institut national des Archives du Congo (INARCO) a été organisé durant le mois de novembre 2016. Ceci a permis la consultation des fonds GG (= Gouvernement général) qui complètent une partie documentaire consultée aux Archives africaines du ministère des Affaires étrangères de la Belgique à Bruxelles. Le fonds GG consulté à l'INARCO est composé du portefeuille GG7 13/12 (2714) contenant les plans et correspondances sur le sanatorium de Makala. La collection GG contient bien d'autres sources moins importantes pour notre problématique.

Comme littérature primaire, cette partie historique se base sur deux ouvrages essentiels. Le premier est le rapport de recherche de F. Van Den Branden, L. Fornara et A. Staub sur le fonctionnement du lazaret des tuberculeux de Léopoldville et sur l'infection tuberculeuse au Stanley-Pool. Publié dans les Annales de la Société Belge de Médecine tropicale en 1926, ce rapport donne un aperçu historique sur la problématique des foyers de la tuberculose sur la population indigène à Kinshasa et des premières infrastructures d'isolement des tuberculeux dans le lazaret pour tuberculeux.

Le second ouvrage de référence dans ce travail est celui du docteur G.-P. Lambrichts : « Considérations sur les formes les plus communes de la tuberculose rencontrée chez l'indigène au Congo belge », publié en 1952. Le Dr Lambrichts, qui a travaillé pendant deux décennies à Léopoldville (Kinshasa), eut à développer une série de méthodes thérapeutiques de la tuberculose pulmonaire. Il dresse dans cet ouvrage les résultats de recherche sur cette maladie et une orientation sur le traitement de la tuberculose. La *cure hygiéno-diététique* basée notamment sur l'aération et l'alimentation a retenu particulièrement notre attention. À ces deux ouvrages s'ajoute une série de publications sur la tuberculose au Congo belge dont le contenu apporte des informations historiques sur la prise en charge des malades et les espaces de soins (Kindombe Luzolo, 2016) (Darras, Camphyn, & Halet, 1992), (Duprez, Mundeleer, Sydranski, & Cittone, 1959), (Camphyn, 1955).

À côté des archives et de la littérature, les témoignages sont des sources d'une importance capitale. Ils viennent compléter et enrichir le corpus de cet ouvrage. Il s'agit notamment celui du docteur Théo. Darras, premier Médecin directeur du sanatorium de Makala, tiré du documentaire sur « l'œuvre médicale belge en Afrique centrale (Congo belge et Ruanda-Urundi) » sur le site « Mémoires du Congo »[79]. Depuis le début de ces recherches, aucune personne interrogée personnellement à ce jour ne peut constituer une source majeure. Cependant, une série d'ateliers organisés à l'Hôpital général de référence de Makala a permis de tirer des bribes d'informations. Ces ateliers ont réuni du personnel médical et paramédical embauché après 1986, année correspondant à la mutation fonctionnelle du sanatorium en Hôpital général de référence de Makala.

Politique de santé et développement de l'infrastructure sanatoriale

La présence des grandes endémies chez la population noire dans la colonie belge avait poussé le gouvernement à organiser le service médical en médecine de masse. La mise en place de l'Assistance Médicale aux Indigènes a révélé une classification par importance de ces maladies. Le paludisme est classé au premier rang suivi de la trypanosomiase et au troisième rang figurent des maladies contagieuses, dont la lèpre et la tuberculose. Dans le *Plan décennal,* l'ordre de priorité pour les établissements spéciaux fut réservé aux lépreux, tuberculeux, aliénés, et incurables. À la différence des lépreux, ayant le plus grand nombre de lazarets sur le territoire, la lutte contre la tuberculose a connu un développement seulement pendant les deux dernières décennies de la colonie. Jusqu'à la fin des années 1940, la politique sanitaire de lutte contre la tuberculose reste concentrée sur des campagnes de dépistage et la prévention.

À Léopoldville comme à l'intérieur de la colonie, les tuberculeux avérés sont pris en charge dans les lazarets ou dans des pavillons aménagés au sein des hôpitaux existants. Dans le *Plan décennal* (1949-1959), le sanatorium est répertorié dans la catégorie « Établissements spéciaux ». Le programme gouvernemental eut pour vocation le renforcement de l'assistance médicale par la construction des hôpitaux, notamment la création d'établissements spéciaux pour une catégorie de malades, telle que les aliénés, les lépreux et les tuberculeux (Ministère

---

[79] http://www.memoiresducongo.be/oeuvre-medicale-au-congo-belge-et-au-ruanda-urundi/ consulté le 29 mars 2019.

des affaires africaines, 1949). Au total, seize[80]établissements pour tuberculeux furent budgétisés dans l'ensemble du programme d'investissements du *Plan décennal.* Dix établissements furent programmés pour les grands centres (ville) et six pour les zones rurales avec une valeur prévisionnelle de 5 000 000 francs. Par ordre de priorité, ceux de grands centres devaient être érigés en premier, suivi des zones rurales.

Bien avant le *Plan décennal,* l'idée de la création des stations sanatoriales était déjà envisagée dans les années 1940 (Dubois & Duren, 1947). L'activité importante de la recherche pour endiguer et éliminer cette maladie est certainement l'élément déclencheur. Il s'agit notamment des travaux de Lambrichts et autres médecins tels que Camphyn, Duprez, Branden. C'est pendant la dernière décennie de la colonisation que va se concrétiser l'initiative de la création des centres spécialisés dans le traitement de cette maladie. La politique gouvernementale dans l'action médicale va être amorcée par la mise en place en 1947 du *Fonds du Bien-être indigène au Congo* (F.B.I.)[81]. L'orientation générale de la politique gouvernementale avait pour objectif notamment de doter les régions rurales d'un équipement médical de base et de lutter contre la dénatalité et les grandes endémies (F.B.I., 1964). Le F.B.I. accorda ainsi des subsides pour l'érection et l'agrandissement des sanatoriums sur le territoire congolais jusqu'au Rwanda et Burundi. Pour ces deux autres colonies belges, il fut construit un sanatorium à Kibumbu dans la région centrale du Burundi d'une capacité de 100 lits dans le territoire de Kitega. Son inauguration eut lieu le 17 février 1953. Ensuite suivit la construction du sanatorium

---

[80] La difficulté persiste quant à la localisation exacte de ces infrastructures, malgré les documents consultés. Dans une réflexion critique de C. Halain, commissaire au plan, reprise dans les travaux de Guy Vanthemsche, sont mentionnés les programmes supprimés, réduits et ajoutés au cours de l'exécution du *Plan décennal.* Le document ne fait cependant aucune mention des œuvres médicales. Toutefois, dans les archives consultées, notamment les correspondances relatives à la construction du sanatorium, apparaissent des discussions sur la réduction des coûts du projet, ce qui a entraîné son exécution partielle. Seul le bâtiment central, destiné aux services de prise en charge des malades, fut érigé, au détriment du projet initial plus ambitieux, qui incluait également la construction d'un couvent de sœurs et d'une chapelle au sein du site du sanatorium.

[81] Organisme d'utilité publique constitué par arrêté du Régent du 1er juillet 1947, pour améliorer les conditions de vie des populations autochtones au Congo belge, Rwanda et Burundi. — Siège à Bruxelles ; commissions régionales réparties dans toute la colonie et le territoire sous tutelle.

de Rwamagana dans le Rwanda d'une capacité de 150 lits à l'inauguration en avril 1955 ; ce chiffre fut porté ensuite à 171 lits en 1956.

Pour le Congo belge, à Léopoldville la Commission Administrative, réunie au mois de septembre 1952 en session budgétaire, validait le projet de budget pour la construction d'un sanatorium à Makala. Le projet sera exécuté quatre ans plus tard. Dans le Kivu, la reprise de la gestion du sanatorium de Shabunda[82] par le CEMUBAC[83], et par l'entremise de l'entreprise minière COBALMIN en 1952 permit au F.B.I. de financer la construction d'un nouveau pavillon sanatorial en 1956. Construit initialement pour les travailleurs de la société, le sanatorium permit ainsi l'hospitalisation d'autres populations des milieux coutumiers de la région.

L'établissement fut une entité pilote pour le CEMUBAC dont la direction fut confiée au Dr Sydranski. Dans la partie ouest du pays, le FOREAMI, un des bénéficiaires de financement du F.B.I. érigea un sanatorium à Mosango dans le Kwango. À l'origine de ce projet, l'option était de construire un établissement de 40 lits[84]. Cependant, le projet adopté et inauguré le 15 janvier 1957 compte 180 lits. Sa capacité d'hospitalisation dut être portée à 684 lits deux ans après sa mise en activité (André, 1957) à la suite de l'intensification de la campagne de dépistage. Un deuxième sanatorium fut également érigé en 1958 à Kasongo dans le Maniema. Il fut mis à la disposition du CEMUBAC par le F.B.I et dirigé par le Dr Grokaert et M. Mercenier. Sa capacité d'hospitalisation à l'inauguration fut de 107 lits.

> *« Dès 1953, le F.B.I. réduisit ses interventions par suite de la reprise, par les pouvoirs publics, d'une série de réalisations prévues dès l'origine à son programme médical, mais qui furent considérées comme charges de souveraineté dès lors furent incorporées dans les plans gouvernementaux de développement économique et social... Dès lors, et en accord avec les autorités gouvernementales, l'œuvre médico-sociale du F.B.I. comme celle qu'il accomplissait dans d'autres domaines, allait s'insérer davantage dans la structure politique, administrative et économique des circonscriptions indigènes. Dans cette perspective, l'institution s'attacha à multiplier les petites réalisations locales en milieu rural. » (F.B.I., 1964).*

---

[82] Privé de subsides pour 1961, ce sanatorium avait dû être fermé.

[83] CEMUBAC : Centre médical de l'Université de Bruxelles en Afrique centrale, lire à la page 50 dans « les bases structurelles et organisationnelles de la politique sanitaire (1921 - 1945) ».

[84] « Un sanatorium de 40 lits prévu pour être construit. Il s'agit d'un complexe comprenant un sanatorium proprement dit, deux maisons pour médecins et agent sanitaire. Une maison double pour technicien et passage, sept maisons d'infirmiers. Les travaux sont subsidiés par le FBEI ». (Camphyn, 1955).

Au début des travaux de la lutte contre la tuberculose en 1952 dans le Kasaï, le Dr Camphyn renseigne sur l'affectation de deux ailes (pavillons) nouvellement construites. Ces deux ailes n'étant pas construites exclusivement pour la prise en charge des tuberculeux, 16 lits furent réservés pour leur isolement la première année. En 1953, une annexe du Lazaret de Matamba, situé à 25 km de Luluabourg, fut affectée à la même cause. Elle permit l'hospitalisation progressive de 50 à 130 tuberculeux à la même année. Les médecins travaillant dans le Kasaï sur la tuberculose envisageaient sur la base de leur recherche la construction d'un hôpital pour 400 malades. Mais l'infrastructure ne fut pas réalisée, malgré les discussions autour de sa conception et sa localisation. (Camphyn, 1955)

Par ailleurs, Albert Duren recense deux nouveaux centres sanatoriaux dans la notice des cartes des établissements médicaux du Congo belge de l'Atlas général du Congo (1958). Aux quatre précédents et en plus du sanatorium de Makala, il fait mention d'un sanatorium à Masi-Manimba et un autre à Sona-Bata[85]. La lecture d'autres références semble indiquer qu'il s'agit des salles d'hospitalisation ou pavillon dans des centres hospitaliers.

Tableau 3 : Répartition par ville des établissements pour tuberculeux suivant le Plan décennal. Source : Plan décennal pour le développement économique et social du Congo belge (Ministère des affaires africaines, 1949).

Lieux	***Centres***	***Zones rurales***	***Total***	***Établissements réalisés***[86]
Léopoldville	2	1	3	1 dans le centre et bien identifié (sanatorium de Makala) 3 dans la zone rurale et bien identifiés (sanatorium de Mosango sanatorium d'Oshwe et

[85] Par manque de documents susceptibles de nous renseigner sur l'existence de ces six sanatoriums, au regard des lectures croisées, nous nous permettons de ne considérer que la présence de quatre sanatoriums construits exclusivement pour la prise en charge des tuberculeux. Il s'agit des sanatoriums de Makala, Mosango, Kasongo (Tongoni) et Shabunda.

[86] Dans cette colonne sont résumés nos propres analyses des établissements réalisés tels que repéré dans le document du *plan décennal* (Ministère des affaires africaines, 1949).

				Léproserie-sanatorium de Sona-Bata[87])
Equateur	1	1	2	aucun sanatorium identifié sur les archives consultées
Kasaï	2	1	3	2 ailes identifiées dans l'Hôpital pour indigènes de Luluabourg et dans le Lazaret de Matamba
Orientale	1	1	2	sanatorium de Polis (Isiro)[88]
Kivu	2	1	3	sanatorium de Shabunda sanatorium de Tongoni (Kasongo)
Katanga	1	1	3	aucun sanatorium identifié sur les archives consultées en dehors du Centre anti-tuberculeux de BCK Manganèse
Total	6	6	16	

[87] Le sanatorium d'Oshwe et la léproserie-sanatorium de Sona-Bata semblent avoir été construits en zones rurales, mais les données trouvées dans les archives consultées ne permettent pas de décrire le contexte de leur réalisation.

[88] Idem

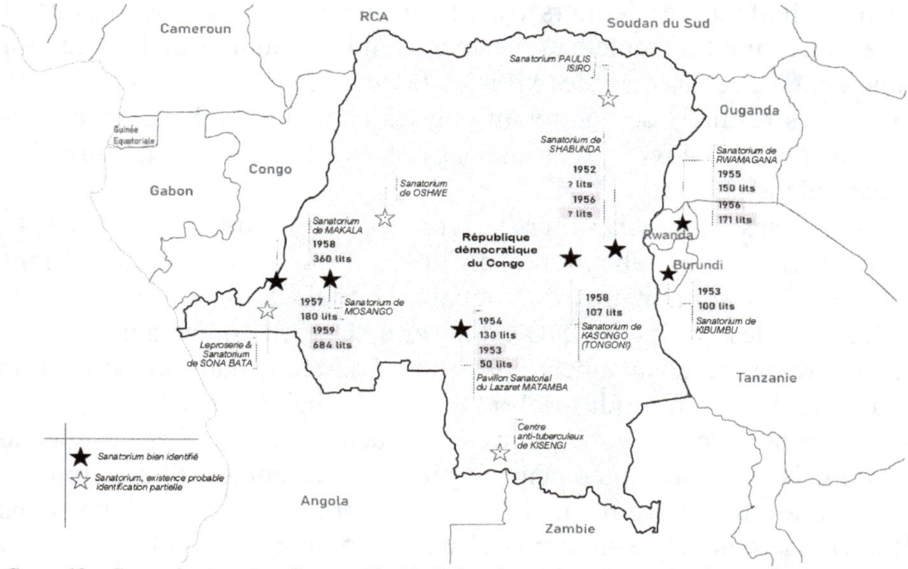

Carte 12 : Carte de situation Congo (Congo belge-Rwanda et Burundi) des sanatoriums entre 1950-1960. Source : Auteur, 2019.

La tuberculose en RD Congo : de l'ère coloniale à la construction du sanatorium de Makala

> *« La tuberculose nous est apparue comme une endémie qui a consacré une discrimination raciale et sociale. Une maladie de la honte et de l'exclusion sociale. Le mode de la contagiosité de cette maladie en effet régissait toute une série de conséquences morales, sociales et pratiques. Le principe de la contagiosité avait pour conséquence première, l'obligation de l'isolement en sanatorium, loin de siens, en milieu quasi carcéral, comparable à l'emprisonnement. Le malade était dans un bain permanent de la maladie et de la crainte de la mort. » (Kindombe Luzolo, 2016)*

> *« Parmi les soldats... les gradés donnent le maximum de positivité. Ceci prouve encore une fois que la tuberculose latente est plus fréquente chez les noirs qui sont depuis longtemps en contact avec l'Européen » (Branden, Fornara, & Staub, 1926).*

C'est bien la présence coloniale et la création de grands centres urbains qui ont facilité l'expansion rapide de l'infection. Le vaste brassage des populations dans les grands centres urbains et les camps de travailleurs furent les foyers de la maladie. Le rapport de recherche de Branden, Fornara et Staub démontre que les prisonniers, les adultes de la ville et les villages les plus proches de la ville étaient les plus atteints par la tuberculose (1926). Dans l'étude sur les prisonniers, ils constatèrent que ces derniers avaient un taux de réaction positive au test (de l'infection tuberculeuse) voisinant celui des adultes de la ville. Sur une enquête réalisée sur les villages Binza, Kingabwa et Lutendele en 1926, les résultats démontrèrent que les habitants de Kingabwa, plus proche de Léopoldville, présentaient un pourcentage élevé à l'infection tuberculeuse.

Dans ses recherches sur la ville portuaire de Matadi (1984), l'historien Jacob Sabakinu confirme que les mauvaises conditions alimentaires et sanitaires provoquaient certaines maladies, cause de décès vers les années 1920. C'est le cas de la pneumonie, la dysenterie, la fièvre jaune et la tuberculose qui sévissaient dans la population ouvrière des centres industriels et urbains (Sabakinu, 1984).

La tuberculose figure parmi les endémies auxquelles la société congolaise est confrontée pendant plusieurs décennies. Si à ce jour, la pandémie semble être maîtrisée, sa complexité historique dans l'ancienne colonie belge a mérité un bon nombre de publications. La maladie existait bien avant l'arrivée des colonisateurs, mais son extension était circonscrite dans les seuls foyers à bacille de Koch des villages d'autochtones, à la suite de l'isolement de ceux-ci. Dans l'ouvrage *Médecine et Hygiène en Afrique centrale de 1885 à nos jours,* les auteurs déclarent qu' : « [i]l est permis de supposer que la tuberculose était peu répandue à l'intérieur du continent africain avant la pénétration européenne, à l'exception de la côte Ouest, où les autochtones étaient en contact depuis plusieurs siècles avec des trafiquants d'Europe et de certaines régions de l'Est sillonnées par les expéditions arabes venues des îles de la Côte de l'Océan Indien et de la péninsule arabique en quête d'ivoire et d'esclaves » (Darras, Camphyn, & Halet, 1992).

À la suite de l'évolution pandémique, en 1932, le docteur Lambrichts initie à Léopoldville une Œuvre médicale de la Tuberculose ayant pour but de distribuer des repas journaliers aux malades. L'action consistait à trouver un logement hygiénique pour les tuberculeux assignés à l'isolement. Malgré les mesures sanitaires prises, l'évolution rapide de la maladie n'avait pas pu être contenue par les thérapies alimentaires substantielles et l'isolement proposés. C'est dans cette vague de recherche des traitements et d'éradication de l'endémie que des missions scientifiques furent organisées de l'Est à l'Ouest du pays. Financé par les Sociétés minières et le gouvernement de la colonie, le

CEMUBAC[89] organisa une mission de dépistage notamment dans la région du Kivu et de Maniema, Kibali-Ituri, Kasaï et Léopoldville entre 1949 et 1955. Parmi les participants à ces missions l'on compta : les docteurs P.G. Janssens à Ituri, Martin à Léopoldville et Camphyn dans le Kasaï (Darras, Camphyn, & Halet, Tuberculose, 1992). Plusieurs publications émanent de ces missions.

Dans un compte rendu sur les « Aspects actuels de la tuberculose du Noir », le docteur Camphyn décrit l'organisation et le fonctionnement du centre tuberculeux établi dans le Kasaï. Avec l'aide des docteurs Lambrichts et Dehemptinne, il montre les limites de sa campagne dues à l'absence de locaux d'hospitalisation pendant sa première année en 1951 (Camphyn, 1955). Il recourt au vétuste lazaret de Matamba situé à 25 kilomètres la ville de Luluabourg (Kananga) en 1953 pour la prise en charge des tuberculeux (Camphyn, 1955). Les docteurs Duprez, Mundeleer de Bruxelles, Sydranski et Cittone affectés à Shabunda publièrent également en 1959 un mémoire sur le traitement de la tuberculose au Congo belge. Ils y soulignent le bien de soumettre les malades à la *cure* de repos dans un établissement de soins éloigné des centres et procèdent ainsi à la thérapie expérimentale à grande échelle (Duprez, Mundeleer, Sydranski, & Cittone, 1959). C'est dans cette vague de recherche de cadre approprié pour la prise en charge des tuberculeux, que va naître l'idée d'un établissement pouvant répondre aux difficultés rencontrées par les soignants. Après la construction des sanatoriums de Kibumba et Bukanangana en dehors du Congo, il fut question d'en construire un plus grand à Léopoldville. Le site, non loin du village Makala, fut choisi pour accueillir l'infrastructure et porta ainsi le nom de sanatorium de Makala.

Vers les années 1880 - 1890, fut construit à Boma, ce qui semble être le premier sanatorium[90] du Congo dénommé « sanitarium de Boma ». Les archives dépouillées à ce jour font également écho du deuxième

---

[89] Le CEMUBAC, Centre médical de l'Université de Bruxelles en Afrique centrale, a été créé par l'Université Libre de Bruxelles en 1938 pour promouvoir le rayonnement de l'Université dans le domaine colonial belge. Toujours actif en RD Congo, le CEMUBAC collabore avec divers partenaires techniques et financiers pour soutenir certains projets dans le secteur de la santé. En 1985, il a contribué à la mise en œuvre de la politique des soins de santé primaires dans la région du Kivu. Source : https://www.ulb-cooperation.org/fr/historique, consulté le 27/05/2019.

[90] Selon le dictionnaire *Le Petit Robert* de la langue française (1993), consulté le 29 mai 2019, le terme *sanatorium*, qui signifie « station de plein air » (du bas latin *sanatorius* « propre à guérir »), désigne une « maison de santé située dans des conditions climatiques spécifiques, où l'on soigne les tuberculeux ».

sanatorium Élisabeth de Banana, inauguré le 24 mars 1909[91]. C'est la deuxième infrastructure portant le terme sanitorium à côté d'autres mentions comme le « sanitarium de Lukungu » et le Sanitarium de Kinkanda » (Wauters, 1895).

> *« ...Puis vint le docteur Allard... qui, au Congo, jeta les premières bases d'un service médical régulier et construisit le* ***sanitarium*** *de Borna. » (Wauters, 1895)*

Cependant, ces établissements semblaient être affecté au repos des malades européens en convalescence après une prise en charge dans les hôpitaux de la province[92] tel qu'à Banana ou pour une hospitalisation lorsqu'il en manquait des chambres d'hospitalisation pour les européens dans le territoire. Ceci corrobore la signification primaire de ce terme sanatorium comme lieu de repos avant qu'on lui confère son sens actuel par adoption au congrès de la tuberculose de 1893. J.-*B.* Cremnitzer indique : « le terme sanatorium apparait à la fois en Angleterre vers 1842 (où il signifie "maison de repos") et en Allemagne dans la deuxième moitié du XIXe siècle, il désigne à l'origine les cliniques pour les malades de condition aisée, alors que le terme *Lungenheulstätten* concerne les établissements anti-tuberculeux pour populations démunies ou les "indigents" » (Cremnitzer, 2005).

Au Congo, le sanatorium apparaît dans un premier temps comme des pavillons érigés dans des hôpitaux pour indigènes, destinés à la prise en charge des maladies pulmonaires. Il s'agit notamment du pavillon pour tuberculeux à l'hôpital de Boma[93]. Les fonds Hygiène, DG et les annuaires font également mention des sanatoriums de Mosango à Kenge, de *Paulis* (actuel Isiro), de Matamba à Luluabourg (Kananga) et Oshwe dans le Mayi Ndombe et à Shabunda dans le Kivu. Un centre antituberculeux, avec seize pavillons, fut également construit en 1958 à Kisenge avec l'entreprise minière BCK Manganèse dans la

---

[91] Dans les archives consultées, apparaissent deux termes : *sanatorium* et *sanitorium*. Tous deux se réfèrent à un établissement médical accueillant des patients nécessitant des soins de longue durée. Cependant, pour le traitement spécifique de la tuberculose, le terme *sanitarium* est un paronyme de *sanatorium*. *Sanitarium* désigne un espace générique de soins pour les maladies de longue durée, tandis que *sanatorium* est spécialisé dans le traitement des tuberculeux.

[92] Source : Sanatorium de Banana, Inventaire général mai 1909.3 dans Archives africaines, Fonds Hygiène H — portefeuilles (4391), farde n° 182 = H (4391) 182 :

[93] Source : Archives africaines, fonds H (842) 186 : Hôpital des noirs à Boma/hôpital de la Croix-Rouge de Boma. Voir aussi fonds H (4390) 180 : note établissements hospitaliers de Boma...

province du Katanga. Les lazarets et les hôpitaux installés en grand nombre sur le territoire, demeurent les mieux indiqués et adaptés à recevoir des patients atteints de maladies transmissibles pour donner suite aux conditions d'isolement dont ils disposaient. Il est probable à l'image du BCK Manganèse que d'autres entreprises privées ou paraétatiques érigèrent des centres antituberculeux connus sous le terme de sanatorium.

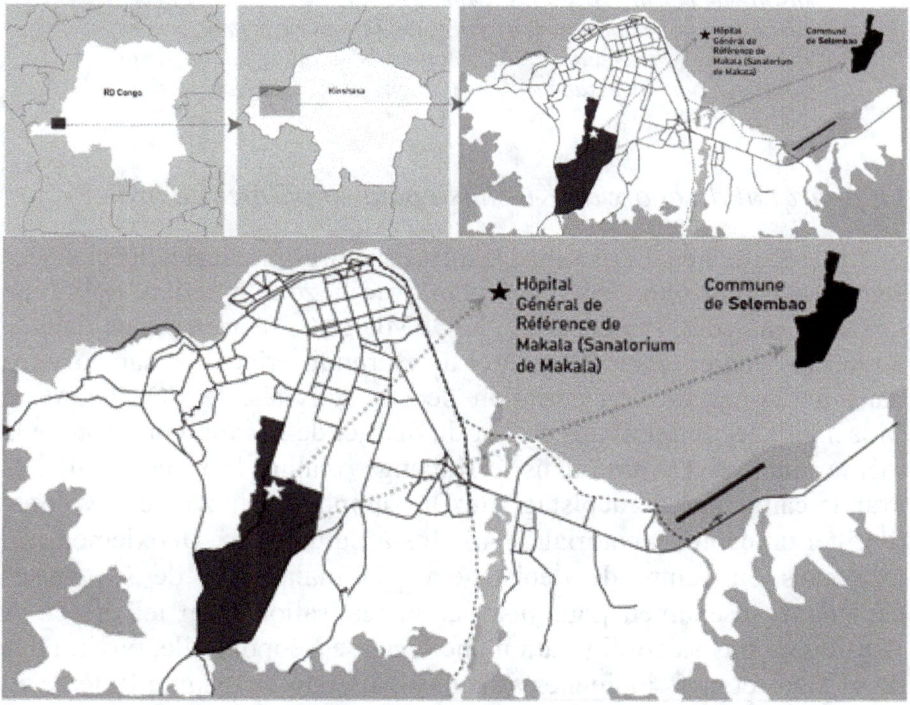

Carte 13 : Localisation du sanatorium. Source : Auteur, 2019.

7.2. Analyse à l'échelle urbaine : de l'isolement vers un quartier populaire

« Nous disposons à Makala, d'un terrain qui répond à toutes les conditions généralement exigées pour la construction d'un établissement pour malades pulmonaires, c'est-à-dire site agréable, vue dégagée, altitude, bonne orientation etc.... il serait justifié de bénéficier desdits avantages plutôt que de les aliéner par une construction non appropriée. J'ai marqué mon accord aux plans d'exécution ; les documents d'adjudication vous parviendront incessamment. » (Gouverneur General Congo-belge, 1954)[94]

Le pourquoi du choix de Kinshasa pour implanter ce projet

Le choix de lieu d'érection des infrastructures médicales spécialisées semble plus corroboré premièrement avec la zone d'action de la lutte contre la maladie. Par exemple, le CEMUBAC, bien implanté dans le Kivu, au Maniema, au Ruanda et au Burundi, érigea les sanatoriums dans les zones de concentration de ses activités, le FOMULAC à Mosango avec les activités autour du district de Kwango procéda de la même manière. Comme dans le Kananga, malgré le projet avorté, la grande campagne de dépistage du Dr Camphyn souleva cette volonté d'ériger un centre sanatorial de 400 lits à Luluabourg. Deuxièmement, le succès du centre de dépistage de la maladie et de ses vastes campagnes d'examen pour justifier la réalisation d'un tel projet. À Kinshasa, dans sa configuration ancienne de Léopoldville, environnée de villages et cités indigènes affectées par cette pandémie, l'idée était de construire une infrastructure, pour répondre à la campagne de dépistage mené par le Centre de dépistage[95]. (Darras, 2012). À l'élaboration du *Plan décennal,* seuls 15 % de la population noire vivait soit autour des villes européennes soit dans les villages industriels.

[94] Extrait de la lettre du gouverneur général du Congo belge adressée à M. le ministre des Colonies à Bruxelles en date du 22-10-1954 avec pour objet : « construction sanatorium pour tuberculeux à Makala », source : Archives Africaines — Fond 3DG (402) consulté en février 2017.

[95] Le centre fut dirigé par le Dr Théo Darras, médecin à Léopoldville entre 1947 et 1968 et premier Médecin directeur du Sanatorium de Makala. Près de 100 000 personnes pouvaient être examinées par jour la première année dans le centre de dépistage et 600 000 trois ans plus tard. Source : http://www.memoiresducongo.be/oeuvre-medicale-au-congo-belge-et-au-ruanda-urundi/ consulté le 29 mars 2019.

Cette population fut la plus active et apte à produire et à se reproduire. Cette considération coloniale semble justifier la troisième motivation du choix du lieu de construction après la zone d'intervention des organismes étatiques, paraétatiques ou philanthropiques. Léopoldville est une agglomération à forte concentration de la population noire à laquelle est destiné le sanatorium. Il paraît évident de construire un équipement dans un milieu à la fois sous contrôle de l'autorité urbaine et accessible à la population cible. Cependant, deux raisons majeures sont évoquées : (1) le dédoublement annuel du nombre des tuberculeux résultant du programme de dépistage. 2.158 cas furent recensés en 1952 contre 4 312 en 1953 ; le second est le renoncement à l'agrandissement du lazaret du Mont-Ngaliema pour des raisons d'hygiène et en raison de la vocation résidentielle que prenait le site. Le ministre des Colonies à Bruxelles se laissa convaincre par *N. Welvaert* que « le Mont Léopold constitue un des plus beaux sites résidentiels de Léopoldville »[96].

Discussion du contexte urbain et de l'environnement direct

L'érection d'un sanatorium ne souleva aucune objection parmi les autorités de la colonie. Le bien-fondé de ce projet était une évidence au regard du succès du centre de dépistage de la maladie et de ses vastes campagnes d'examens organisées tant dans la capitale qu'ailleurs dans la colonie belge. Cependant, le choix du site devant accueillir le projet fut au cœur d'une discussion intense entre les autorités locales de Léopoldville, le ministère des colonies depuis Bruxelles et le service des Travaux publics du Congo belge. En 1954, la ville se limitait à près de 4 kilomètres du site choisi pour ériger le sanatorium. À l'implantation de l'hôpital (1956), le site se trouve dans une petite forêt surplombant la zone collinaire[97].

---

[96] Source : Archives africaines, fonds 3 DG (402) 3, Correspondance du 22 octobre 1954 pour le compte du gouverneur général, signé par le secrétaire général, ai. N. Welvaert adressée à M. le ministre des Colonies à Bruxelles. Objet : Construction du sanatorium pour tuberculeux à Makala.

[97] Certains habitants interviewés dans la commune de Selembao, font mention d'une forêt qui existait avant l'occupation spontanée observée vers les années qui ont suivi l'indépendance 1960.

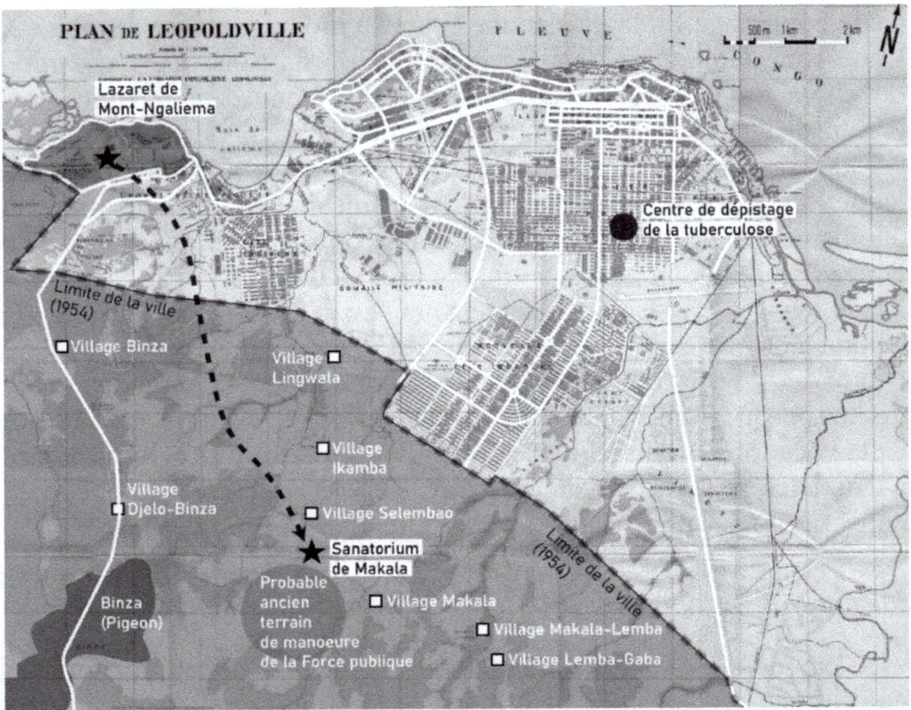

Carte 14 : Kinshasa, Situation 1954. Source : carte retravaillée par l'auteur en 2019 à partir de la carte établie par l'Institut Cartographique P. Mantnieks, Bruxelles 1954.

Le village Selembao et la prison de Makala qui sont implantés au nord relient l'hôpital au centre-ville en traversant les cités planifiées de Bandalungwa et Ngiri-Ngiri. Au sud se trouvait le terrain de manœuvre de la Force publique bordant le site du projet et à l'est, à moins de 1 kilomètre des villages Makala et Selembao. Les points principaux de discorde furent notamment sur la topographie et l'emplacement du terrain.

De 1945 à 1960

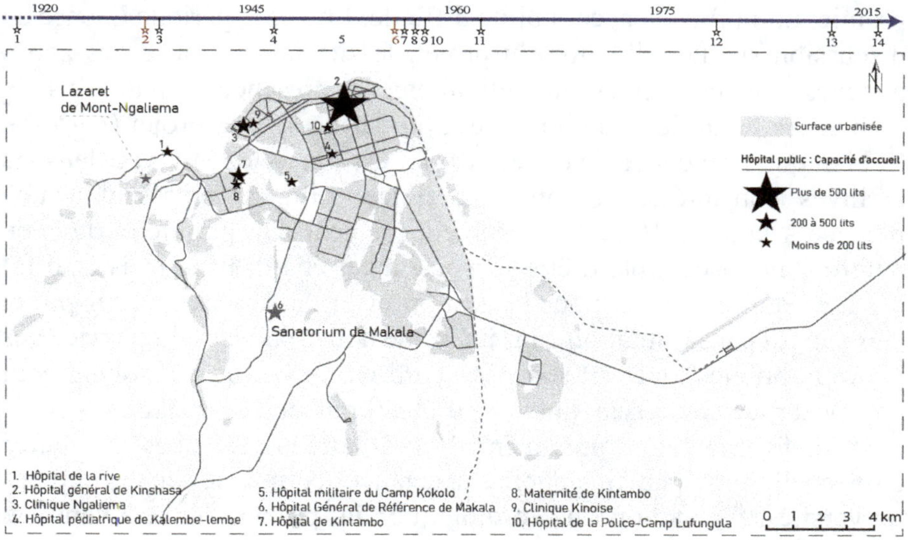

Carte 15 : Kinshasa 1945 _1960, localisation des hôpitaux publics face à la croissance urbaine[98]*. Source : Auteur, 2019.*
Population de Kinshasa (1960) : 2 664 309

> *« Le Service des Travaux publics à l'honneur de faire savoir, qu'il lui est impossible d'exprimer un avis motivé sur cette construction parce que le dossier qui lui est communiqué est très incomplet. À sa connaissance Makala se trouve sur les confins sud du District urbain de Léopoldville en bordure des terrains de manœuvre de la Force publique. Ce lieu-dit ne possède ni raccordement à une distribution d'eau, ni raccordement à une distribution publique d'électricité. Le Service ignore si les crédits prévus comprennent les couts de raccordement à ces Services essentiels pour le fonctionnement normal d'un grand établissement hospitalier. »*[99]

[98] Plusieurs sources ont permis de dresser les différents fonds cartographiques pour la localisation des hôpitaux publics : Cartes sur la croissance urbaine de Kinshasa entre 1880 et 1975 établie dans (Pain, 1984), les cartes dans « L'urbanisme au Congo belge » (Belgique Ministère des colonies, 1951), et les images Google Earth 2020 (https://earth.google.com/web), et, la carte établie (probablement en 2012) par le Programme de coopération entre le JAPON (représenté par l'Agence japonaise de coopération internationale — « JICA ») et la RDC (représentée par l'Institut Géographique du Congo— « IGC »).

[99] Source : Archives africaines — Fonds 3DG (402) — Correspondances du 9 août 1954 « Note pour monsieur l'inspecteur de l'Hygiène » signé par l'Ingénieur principal chef de service à la 3e direction générale, E. Dangotte, vu par l'Inspecteur royal des colonies G. Feytmans ; 1954 :

Trois grandes raisons semblaient évidentes comme réserves sur l'emplacement d'un tel projet chez les parties prenantes au projet. Le premier point fut son accessibilité difficile. En 1954, période intense de discussion sur la validation du projet, le site faisait partie des zones annexes non cadastrées et collinaires. La présence des terrains de manœuvre de la Force publique qui bordait le site du projet (*carte 3*). Si bien que l'évidence de cette raison n'est pas assez motivée dans les archives consultées, la zone d'exercice militaire représentait une menace à la sécurité de l'équipement médical. Un périmètre de zone neutre était susceptible d'être respecté à cet égard. Et le troisième fut les frais administratifs pour la gestion et la desserte qu'un tel projet engendrera par sa situation dans une zone non urbaine[100]. Le service des Travaux publics motivait son désaccord par le fait que la zone n'était pas raccordée aux réseaux publics d'électricité et d'adduction d'eau.

Toutefois, le plan d'urbanisme de 1950 affecte les zones collinaires à l'accueil d'équipements publics spécialisés comme le sanatorium, les universités, la station météorologique, la prison, les couvents et monastères. Ce sont en effet des infrastructures appelées à s'implanter en dehors de la ville sur un site bucolique et qui peuvent y être protégées par un aménagement approprié » (Lelo Nzuzi, 2008)

Nonobstant cette intense discussion, le projet fut exécuté avec quelques modifications appuyées d'une note explicative des solutions de l'architecte. C'est le gouverneur général de Léopoldville qui approuva les plans de l'architecte adjoint principal de la province, *Schmit.* Il en fut ainsi fait rapport au ministère de la Colonie à Bruxelles pour une validation définitive. Les travaux de construction démarreront en 1956 pour une durée de deux ans et le bâtiment est inauguré en 1958.

---

[100] Source : Archives africaines — Fonds 3DG (402) consulté en février 2017.

De 1960 à 1975

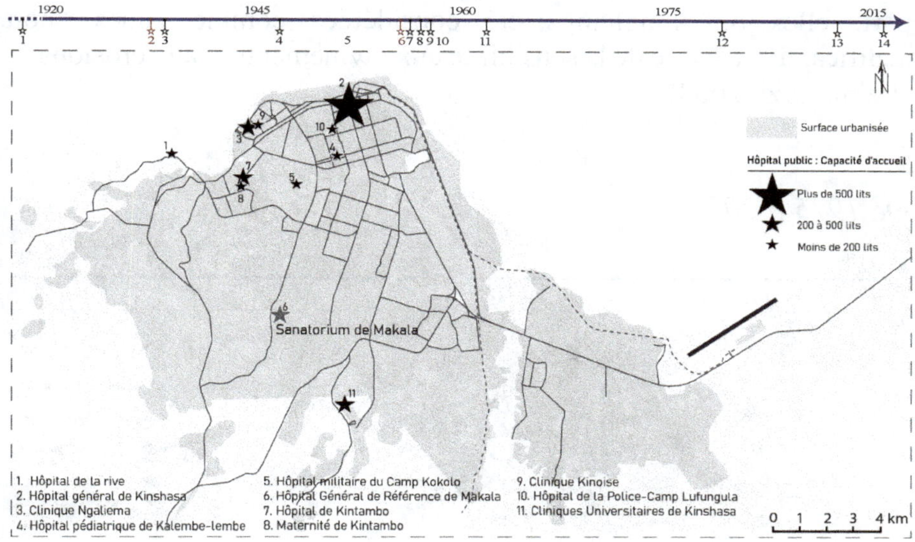

Carte 16 : Kinshasa 1960-1975, localisation des hôpitaux publics face à la croissance urbaine. Source : Auteur, 2019.
Population de Kinshasa (1970) : 1 323 039
Population de Selembao (1970) : 46 908

> *« Jusqu'en 1959, les limites de l'urbanisation étaient sévèrement contrôlées. En 1960 les frontières ont cédé sous l'effet des pressions internes nées du surpeuplement des quartiers existants et de l'apport extérieur de populations nouvelles. Les espaces libres ont été distribués par les chefs de terre traditionnels ou par des personnes qui se sont dit telles. L'administration naissante a entériné le fait en accordant aux occupants un titre d'occupation précaire appelé "Livre de logeur"... Ces extensions sont démunies d'infrastructure (revêtement des voies, réseau de distribution d'eau, d'électricité, d'assainissement). Les transports publics ne peuvent y pénétrer. Autrefois simple zone annexe de la capitale, ces extensions ont été érigées en communes au début de l'année 1968. » (INS, 1969)*

Par la suite du découpage administratif de 1968 et du décret fixant la création en 1969 de la commune de Selembao, le sanatorium est officiellement situé dans l'agglomération urbaine de Kinshasa. Comme ce fut le cas de plusieurs sites collinaires de la capitale, entre 1960 et 1968, la zone fut objet d'une occupation spontanée avec une densité de 1 586 hab. /km _en 1967 et de 5 456 hab. /km _en 2004. Aujourd'hui sa densité est estimée à 14 477 hab. /km — (De Maximy, Flouriot, & Pain, 1975) (Kayembe Wa Kayembe, 2009). Lelo Nzuzi renseigne que « [l]es collines, c'est-à-dire la ville "haute", représentent un site contraignant pour l'aménagement et le développement de la ville. Pour une bonne part, elles ont longtemps été considérées comme zones "non aedificandi", à cause de la sensibilité aux ravinements et aux érosions ». (Lelo Nzuzi, 2008)

De 1975 à 2020 :

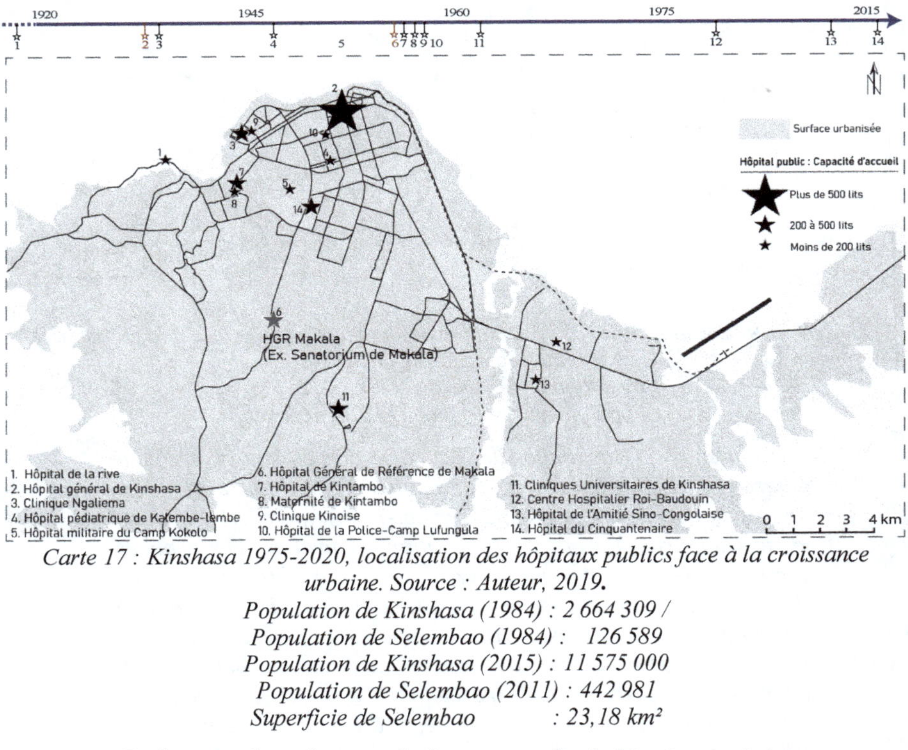

Carte 17 : Kinshasa 1975-2020, localisation des hôpitaux publics face à la croissance urbaine. Source : Auteur, 2019.

Population de Kinshasa (1984) : 2 664 309 /
Population de Selembao (1984) : 126 589
Population de Kinshasa (2015) : 11 575 000
Population de Selembao (2011) : 442 981
Superficie de Selembao : 23,18 km²

> *« En lieu et place de cette forêt, ce sont des habitations privées qui ont surgi de la terre avec ce que cela comporte comme désagrément. Notamment la présence des bars, petits marchés et boutiques déversant un vacarme bruyant et assourdissant le jour comme la nuit. Créant ainsi un climat désagréable pour les malades privés du repos dont ils ont pourtant besoin pour leur guérison. » (Le Phare, 2014)*

Face à la densification que connaissent la commune Selembao et les communes environnantes, les voix s'élèvent dans les quartiers et un plaidoyer est organisé avec les autorités communales pour solliciter de l'exécutif urbain la construction d'un hôpital public. En effet, Selembao voit sa population dépasser le seuil de desserte d'un hôpital pour 100 000 habitants selon la réglementation urbaine. Saisissant la diminution des tuberculeux, la promiscuité étant un facteur de contagion face aux habitations proches du sanatorium et le progrès de la médecine sur le traitement de la tuberculose, l'idée qui émerge est une possible transformation du sanatorium en un hôpital de référence. En 1986, un décret est émis autorisant la mutation du sanatorium de Makala en Hôpital général de référence de Selembao.

En 1991, les villes congolaises sont frappées par des pillages qui vident principalement les commerces et les entreprises diverses. L'hôpital en est aussi victime. Plusieurs équipements et matériels de l'hôpital sont dérobés. L'hôpital va récupérer avec l'aide des agents de sécurité quelques objets, dont les lits et équipements chirurgicaux. Mais une grande partie de matériel ne sera pas retrouvée.

Face à une démographie urbaine qui double chaque décennie, un inquiet étalement de la ville, des villages bornant la capitale engloutis par l'effet d'urbanisation, enregistrant un des taux de naissance élevés de Kinshasa et l'exode interurbain, la population de Selembao ne cesse de croître. La commune fait face à bien d'autres difficultés notamment la concentration de la population autour de l'avenue asphaltée du 24 Novembre et de son prolongement sur la route de Matadi. La commune recense un des taux de pauvreté le plus important de la ville. Étant donné son relief accidenté, l'hôpital se trouve dans une commune confrontée aux problèmes des têtes d'érosion menaçant une bonne partie des quartiers proches de l'hôpital.

L'hôpital reste le seul à desservir une population quatre fois supérieure à la norme d'organisation d'une zone de santé. Géographiquement, l'hôpital se retrouve au centre de la ville et doit desservir une grande aire. Les malades viennent des communes environnantes et de la province voisine du Kongo Central. Sa situation sur le prolongement de l'axe d'approvisionnement en produits agricoles par le Kongo central lui confère un statut rivalisant avec l'Hôpital général de Kinshasa (Mama Yemo). Mais l'hôpital manque d'équipements et est privé de subsides de fonctionnement et d'entretien de l'immobilier comme la majorité d'hôpitaux publics du pays.

La situation de l'Hôpital général de référence de Makala questionne vraisemblablement la définition géographique de la zone de santé tant soutenue dans la politique sanitaire du pays.

De l'isolement vers un quartier populaire : l'accessibilité du site hospitalier

L'accessibilité a été une question cruciale lors des discussions sur le choix du site pour l'hôpital, avec trois dimensions à considérer : géographique, sociale et économique. L'isolement initial du site, situé en dehors de la zone urbaine, répondait à la logique sanatoriale de l'époque, inspirée des modèles européens et américains du début du XXe siècle. L'idée de traitements par cure de plein air, avec exposition aux rayons ultraviolets, a orienté le choix de cet emplacement éloigné, garantissant ainsi une séparation des malades tuberculeux des zones densément peuplées.

Bien que cet éloignement ait été justifié pour les besoins initiaux, la transformation du sanatorium en hôpital général a engendré à la fois des contraintes et des opportunités. Situé sur l'avenue de la Libération (anciennement 24 novembre), l'hôpital a bénéficié d'une meilleure accessibilité, bien que la dégradation des infrastructures routières entre 1990 et 2006 ait affecté son accès. La réhabilitation de l'avenue en 2007 a toutefois amélioré la mobilité, permettant aux habitants d'accéder plus facilement à un hôpital public sans traverser plusieurs communes. Auparavant, ils devaient se rendre à l'Hôpital général de Kinshasa, à plus de 10 kilomètres, ou aux cliniques universitaires et à l'hôpital de Kintambo, à plus de 5 kilomètres.

Cependant, l'hôpital de Makala souffre encore d'une image négative liée à son passé. Ayant abrité des patients atteints de tuberculose, et plus tard de sida dans les années 1980-1990, il est perçu comme un lieu à risque. Un article récent sur la pollution des eaux pluviales provenant de cet hôpital et contaminant les cours d'eau voisins a souligné la nécessité de traiter ces eaux pour limiter les risques de pathogènes (Al Salah, Ngweme, Otamonga, Mulaji, & Poté, 2020). Néanmoins, l'hôpital reste une ressource précieuse pour les familles aux revenus modestes, qui n'ont pas les moyens d'accéder aux soins coûteux des hôpitaux privés.

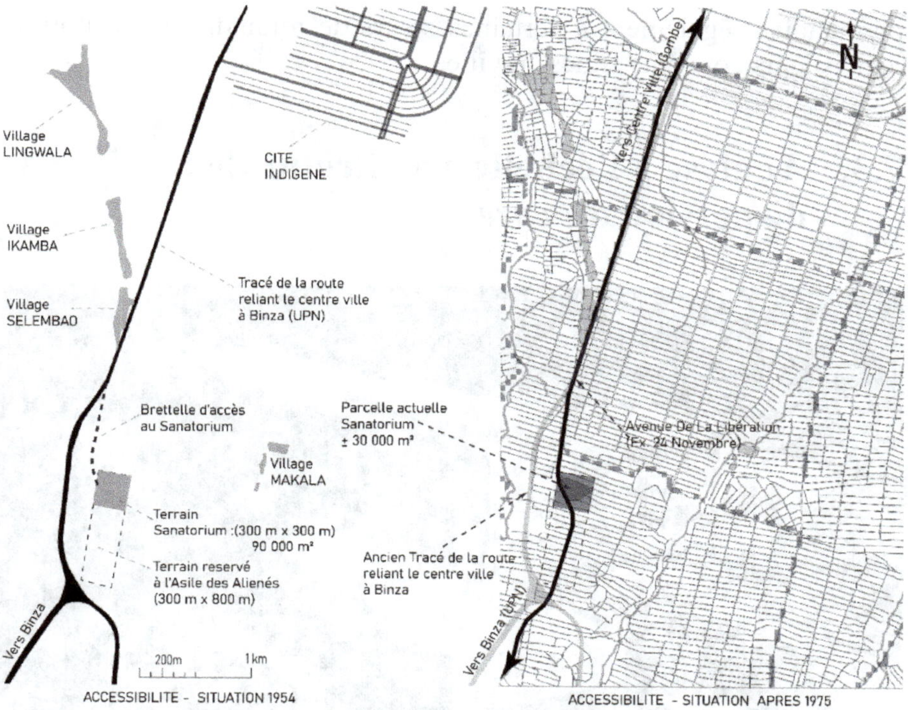

Figure 28 : Accessibilité autour du sanatorium, dressée à partir de la carte établie par l'Institut Cartographique P-Mantnieks, Bruxelles 1954. Source : Auteur, 2019. l'hôpital apparaît isolé, entouré de zones rurales, et la route qui relie le village de Selembao à la ville y est représentée. Cette voie desservait initialement les cités indigènes jusqu'à Binza, et l'isolement du site était voulu par les architectes. L'accès direct n'était pas prévu : une petite bretelle connectait l'hôpital à cette route secondaire. Dans les années 1970, l'avancée de l'érosion menaçant le tronçon entre l'ex-station-service Fina et l'arrêt de bus Kitokimosi a conduit à rapprocher la route principale de la concession de l'hôpital, formant l'avenue de la Libération actuelle.

Au fil des années, le sanatorium, jadis isolé, s'est intégré progressivement dans un tissu urbain dense. Les villages ruraux environnants ont disparu dans les années 1960, remplacés par des habitations de fortune et des constructions durables. L'avenue de la Libération a rétréci la parcelle initiale du sanatorium, modifiant ainsi son environnement et son accessibilité.

Les patients hospitalisés dans cet ancien sanatorium étaient pour la plupart issus de la population noire des zones résidentielles de la capitale ou des villages environnants. Ils étaient généralement admis sur recommandation du Centre de dépistage. Pour les sœurs religieuses en charge de l'hôpital, un couvent était prévu dans le plan initial, mais en raison de restrictions budgétaires, seules quelques chambres ont pu être aménagées au quatrième étage. Des dispositions de transport permettaient également à certaines sœurs de rejoindre le sanatorium depuis leurs couvents situés en ville.

7.3. Analyse à l'échelle architecturale : dispersion du *care*

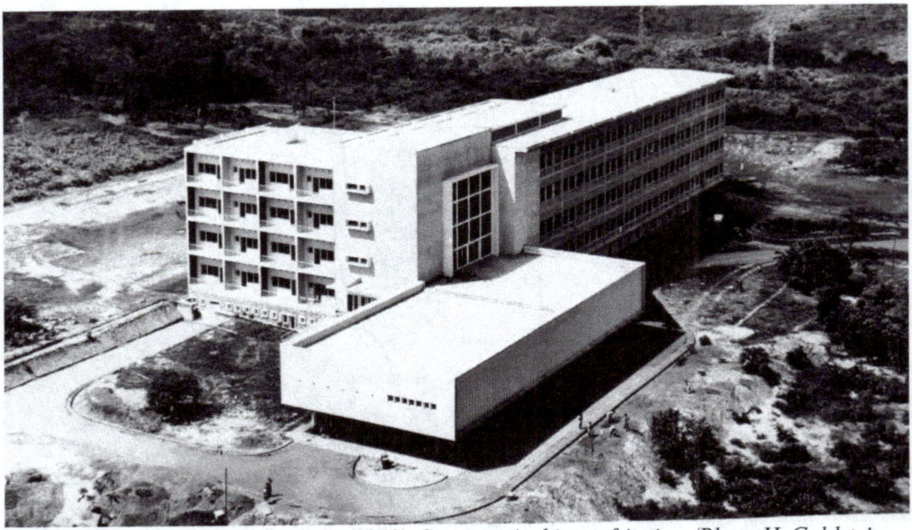

Figure 29 : sanatorium de Makala (1958), Source : Archives africaines/Photo H. Goldstein — Congopresse.

Construction du sanatorium de Makala

Le sanatorium de Makala, construit en 1958 sous l'impulsion du docteur Martin[101] dans le cadre de la lutte contre la tuberculose, représente une composante clé du Plan décennal (1949-1959). Ce plan avait prévu 48,6 millions de francs, augmentés à 59,3 millions en 1953, pour construire le bâtiment principal, un couvent et une chapelle. Cependant, le budget final n'a permis que la construction de l'hôpital lui-même et de ses équipements essentiels (mobilier, systèmes de ventilation, équipements de cuisine et buanderie, forage d'un puits,

[101] Le Docteur Martin, de l'Université Libre de Bruxelles, est arrivé au Congo en 1939. Il fut directeur du centre de dépistage de la tuberculose à Léopoldville. Il est l'auteur du mémoire intitulé *Contribution à l'étude de l'endémie tuberculeuse au Congo belge* publié en 1951. Source : Archives africaines, fonds 3 DG (402) 3, Agence Belga, Nouvelle d'Afrique 95 du 23/4/1954.

etc.)[102]. Les autres structures prévues, comme la chapelle et le couvent, n'ont pas vu le jour.

Le projet, réalisé entre 1956 et 1957, remplaçait le lazaret surpeuplé de Mont-Ngaliema. En 1986, le sanatorium a été transformé en hôpital général par décret, ajoutant des services de médecine interne, pédiatrie, chirurgie générale, gynécologie-obstétrique et maternité, avec une capacité de 360 lits. Ce changement a intégré l'hôpital au système de soins intermédiaire du pays, aligné avec le modèle de santé primaire (OMS, 1978).

Depuis son inauguration, le bâtiment comprend trois ailes, avec quatre étages d'hospitalisation (huit salles de 12 lits), une aile technique d'un étage, et une aile centrale avec chambres et un réfectoire, le tout surmonté d'une terrasse pour les patients. Bien qu'il ait subi des pillages en 1997, le bâtiment conserve son architecture d'origine, avec des rénovations limitées, notamment une clôture, des toilettes extérieures, et des améliorations dans les services de laboratoire et radiologie, financées par un don canadien en 2003. Par rapport au projet initial, seuls une morgue, un bâtiment administratif pour la zone de santé et un programme VIH ont été ajoutés[103].

Discussion typologique

L'évolution du sanatorium de Makala s'inscrit dans un contexte de débats politiques et d'influences architecturales. Les modèles européens et américains de sanatoriums, développés entre la fin du XIXe et le début du XXe siècle, ont influencé sa conception, marquée par une cure d'air et d'isolement pour réduire les contagions (Cremnitzer, 2005).

1. Modèles architecturaux de sanatoriums :
   - Le modèle germano-suisse, inspiré des palaces hôteliers, se caractérise par des chambres avec balcons ou galeries de cure et une séparation rigoureuse des sexes.
   - La « cité sanitaire » regroupe plusieurs bâtiments destinés à divers patients selon l'âge, le sexe et la classe sociale, comme le sanatorium Félix Mangini en France.

---

[102] Correspondance du Gouverneur Général en date du 22 octobre 1954, (signé par le secrétaire général a.i. Welvaert) à monsieur le ministre des Colonies en Belgique., Objet : Construction sanatorium pour tuberculose à Makala.

[103] Ces informations doivent être prises avec réserve en raison d'un manque de certitude quant aux véritables acteurs de ces projets.

- Le modèle pavillonnaire collectif, dominant aux États-Unis, privilégiait l'isolement individuel avec de petites unités dispersées, favorisant le repos et l'air pur. Exemples : sanatorium de Fort Stanton (États-Unis), sanatorium Emile Roux (France).

2. Modèle gradins-terrasses : En Allemagne, des édifices en gradins-terrasses comme celui de Richard Döcker en 1929 permettaient une entrée de lumière naturelle optimisée et un contrôle du rayonnement solaire, tout en favorisant l'hygiène.
3. Sanatoriums en Afrique : Les sanatoriums africains, comme le sanatorium d'altitude de Ben Smim au Maroc (1946), suivaient souvent le modèle monobloc européen (Hjiej, Fourtassi, Ben Yakhlef, & Hajjioui, 2014). Ce sanatorium illustre la typologie hygiéniste en intégrant des éléments architecturaux favorables à la cure d'air et à l'exposition solaire.
4. Typologie en RDC : Le premier sanatorium du Congo, dans l'Hôpital des Noirs à Boma, répondait aux besoins des tuberculeux avant que d'autres structures, comme le sanatorium d'Élisabeth de Banana, n'apparaissent en 1909. Ce dernier, en bord de mer, offrait un environnement adapté aux cures de convalescence.

Présentation du projet architectural et de l'architecte

Le sanatorium de Makala, conçu par René Schmit, architecte luxembourgeois né en 1924, est une réalisation marquante dans la lutte contre la tuberculose à Kinshasa (anciennement Léopoldville). Diplômé avec distinction en 1950 de l'Académie Royale des Beaux-Arts de Bruxelles, Schmit débute en 1951 sa carrière à Kinshasa comme architecte principal adjoint. Son séjour africain jusqu'en 1960 est marqué par de nombreux projets, notamment d'hôpitaux, sanatoriums et maternités. En collaboration avec l'architecte H. Peerder, il participe aussi à la construction des pavillons de maternité et pédiatrie de l'hôpital Mama Yemo et à la résidence du Gouverneur de Léopoldville. De retour au Luxembourg après l'indépendance du Congo en 1960, Schmit y crée son propre cabinet.

La Belgique, comme d'autres pays occidentaux, est alors un centre de développement des sanatoriums, inspirant les pratiques architecturales dans ses colonies. Le sanatorium de Makala s'inscrit dans cette continuité, conçu pour répondre aux besoins de lutte contre la tuberculose, une maladie endémique à l'époque. Entre 1952 et 1954, un avant-projet de modèle pavillonnaire est proposé, mais il rencontre des objections pour des raisons pratiques : la distance nécessaire entre les pavillons, l'accès difficile pour le personnel et l'entretien complexe des galeries de circulation. La configuration pavillonnaire entraîne aussi une gestion délicate des dénivelés et des distances entre bâtiments, posant des défis à la fois fonctionnels et techniques.

À la demande du Dr Martin, directeur du centre de dépistage, Schmit élabore en 1954 un nouveau projet, validé pour une construction monobloc. Ce modèle compact reflète l'émergence du modernisme tropical des années 1950 au Congo (Lagae, et al., 2013), intégrant des dispositifs climatiques (brise-soleils, pilotis, ouvertures d'aération) qui favorisent la ventilation et sont essentiels dans le traitement des maladies pulmonaires. Bien que certains aient critiqué le choix d'un hôpital monobloc à quatre étages dans un contexte où l'espace ne manquait pas, cette approche s'est imposée pour des raisons médicales et pratiques, notamment pour optimiser la circulation de l'air. Le passage d'un modèle pavillonnaire à un modèle compact illustre l'adaptation aux contraintes locales.

Analyse fonctionnelle et morphologique du projet construit

a) Analyse de la parcelle

Au fil du temps, l'hôpital est confronté à des transformations morphologiques comme c'est le cas de bien d'autres hôpitaux publics à Kinshasa. Les conséquences du déplacement de la route et la frénésie d'occupations de terrain observée après 1975 ont eu pour effet le rétrécissement considérable de la parcelle. Avec une superficie initiale de 9 hectares, les limites parcellaires actuelles mesurent moins de 3 hectares. De nouveaux bâtiments ont surgi avec des affectations diverses, des pratiques d'usages qui impactent considérablement le projet initial. Pour le sanatorium de Makala, les grandes transformations sont schématisées par regroupement des périodes lors desquelles elles ont été produites.

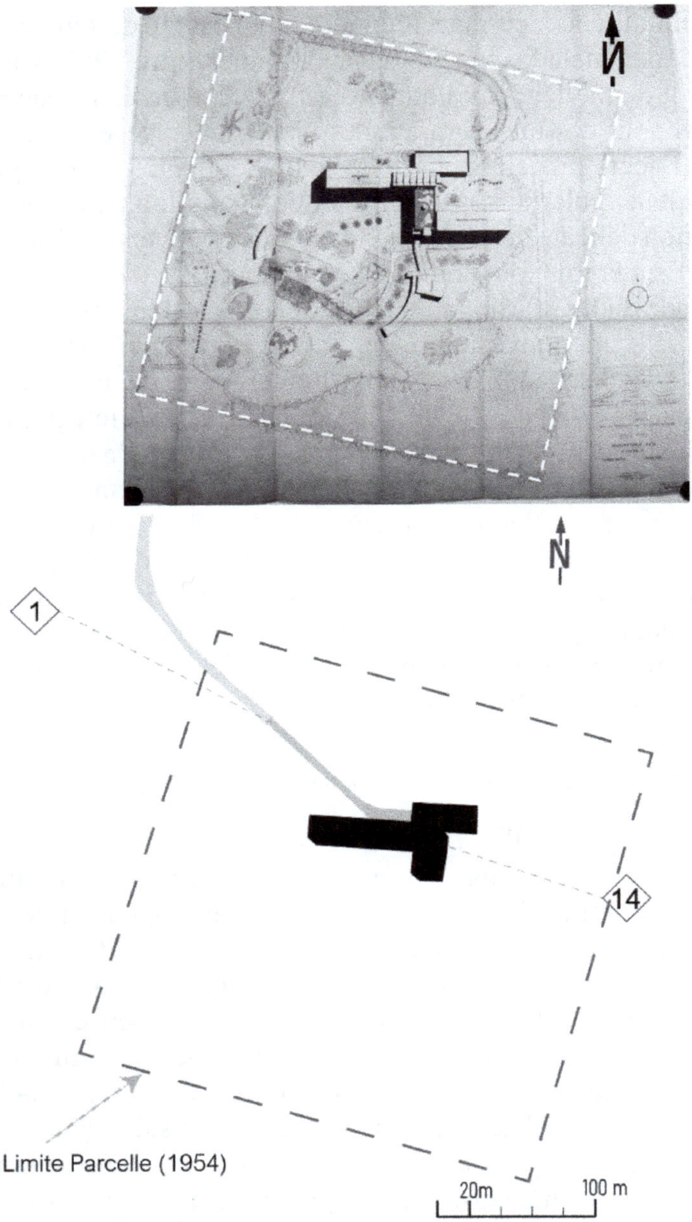

*Figure 30 : Sanatorium de Makala — Analyse de l'occupation parcellaire **1958 - 1960.***
Source : Auteur _Dressé sur la base des archives (Archives africaines — fonds 3 DG/402) et témoignages recueillis sur terrain en 2019.
Seul le bâtiment surplombe la colline avec sa voie d'accès branchée à la grande avenue. Les espaces étaient prévus pour les extensions futures selon le plan de l'architecte. Un projet d'un Asile pour les aliénés étaient également projeté à côté du sanatorium, mais il ne verra jamais le jour. La parcelle du sanatorium avait une forme régulière de 300 m sur 300 m.

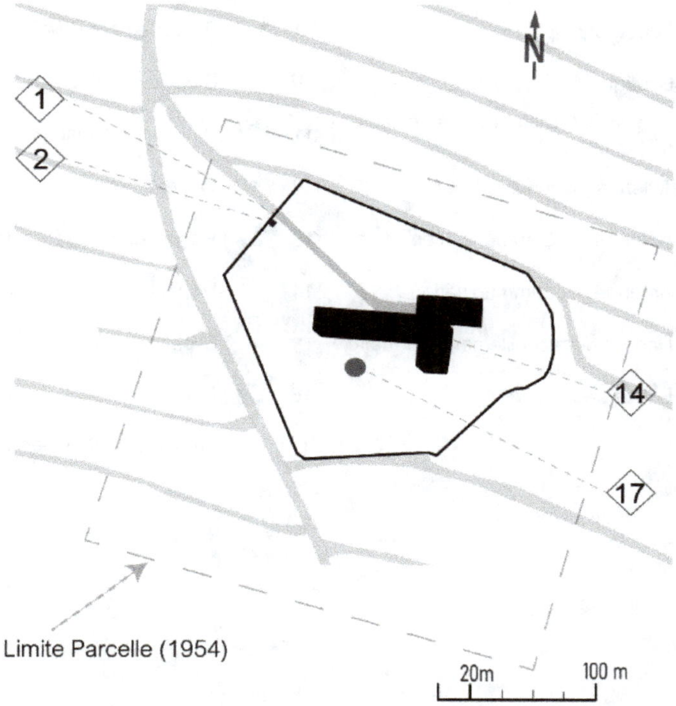

*Figure 31 : sanatorium de Makala _Analyse de l'occupation parcellaire **1960- 1975**. Source : Auteur _Dressé sur la base des témoignages recueillis sur terrain en 2019. Délimitation physique à la suite de la démographie galopante et aux nouvelles constructions proches du lieu destiné à l'isolement des malades. Le sanatorium est protégé par un mur de clôture délimitant la parcelle de l'hôpital. La clôture nouvellement érigée se traduit donc en une ceinture à la fois sanitaire et sécuritaire aux bénéfices des habitations voisines et des malades hospitalisés.*

Légende des cartes :

1. Entrée principale
2. Boutique
3. Ancien Bât. District-Zone de santé de Lukunga
4. Toilettes extérieures H + F
5. Antenne télécommunication
6. Antenne télécommunication
7. Hangar de recueillement mortuaire
8. Entrée secondaire
9. Baraquement Police
10. Baraquement Militaire
11. Bâtiment Hangar inachevé
12. WC extérieur
13. Siège Zone de santé de Selembao
14. Hôpital (Sanatorium de Makala)
15. Espace Lessive
16. Morgue
17. Emplacement ancienne paillotte

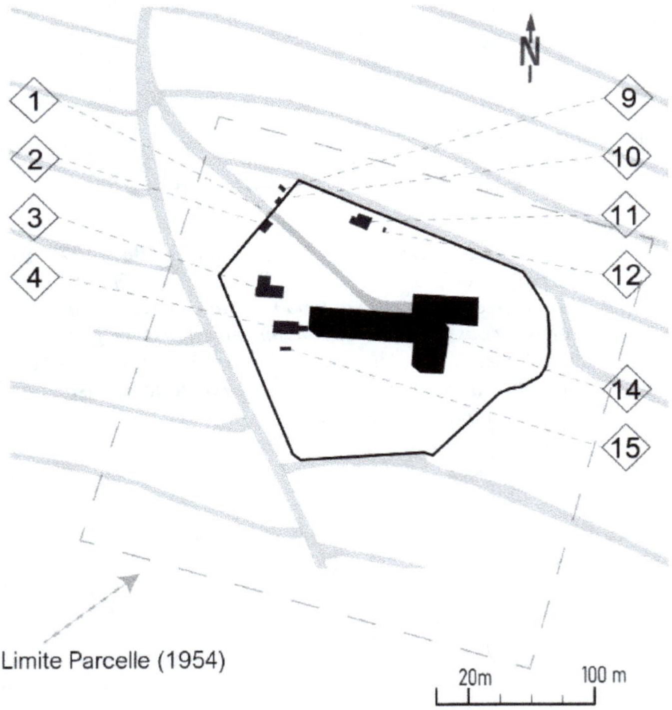

Figure 32 : sanatorium de Makala _Analyse de l'occupation parcellaire ***1975- 2000.*** *Source : Auteur _Dressé sur la base des témoignages recueillis sur terrain en 2019.*
Le sanatorium devient hôpital général de référence. Son offre de service étant élargie à d'autres pathologies, l'hôpital voit la construction de l'ancien bâtiment pour l'administration

des zones de Santé du district de Lukunga (3), des sanitaires (4) avec douches construites à côté des escaliers, un espace lessive (15) aménagé à l'extérieur pour les malades et un autre bâtiment inachevé (11) avec une cabine toilette (12) excentrée du bâtiment central.

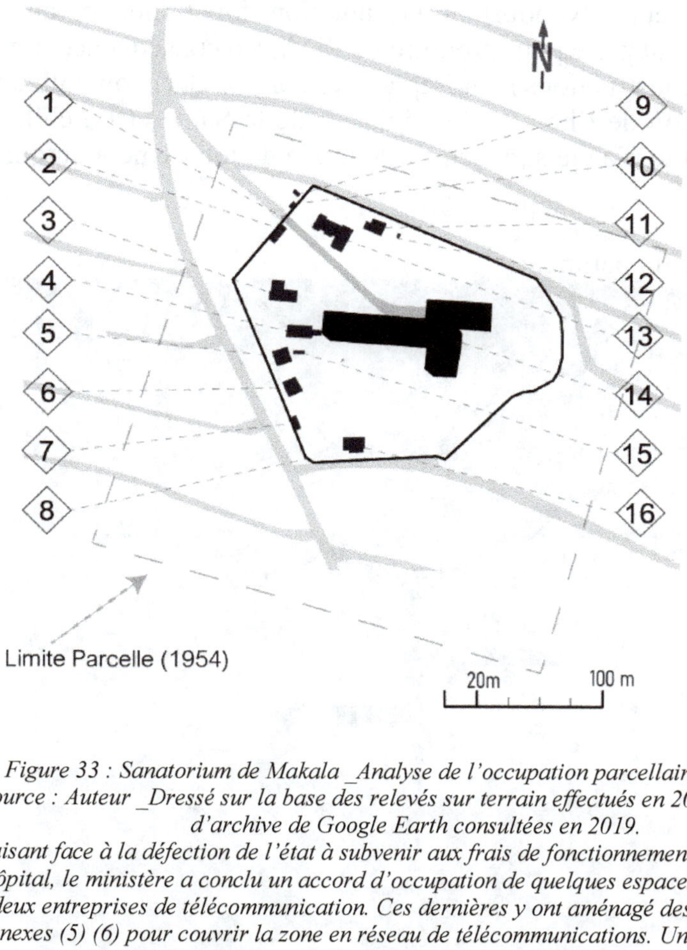

Figure 33 : Sanatorium de Makala _Analyse de l'occupation parcellaire ***2000 - 2020.***
Source : Auteur _Dressé sur la base des relevés sur terrain effectués en 2019 et des images d'archive de Google Earth consultées en 2019.
Faisant face à la défection de l'état à subvenir aux frais de fonctionnement et d'entretien de l'hôpital, le ministère a conclu un accord d'occupation de quelques espaces de l'hôpital avec deux entreprises de télécommunication. Ces dernières y ont aménagé des pilonnes et des annexes (5) (6) pour couvrir la zone en réseau de télécommunications. Une morgue (16) fut construite avec l'aménagement d'un hangar de recueillement au niveau de l'entrée secondaire de l'hôpital. Tout récemment inauguré, un nouveau bâtiment (13) pour la zone de santé de Selembao a été construit face à l'entrée principale de l'hôpital.

Les projets de construction des bâtiments annexes dans la parcelle, les choix du lieu d'implantation ne semblent pas avoir suivi le plan d'implantation initial. L'évolution d'usage de la parcelle démontre un manque de coordination autour d'un plan (schéma) directeur d'aménagement (PDA) pouvant intégrer les changements souhaités et les affectations futures des espaces. Le projet tel que dessiné par l'architecte René Schmit prévoyait une série d'infrastructures qui n'étaient pas construites pour des raisons budgétaires. Les plans initiaux prévoyaient un espace d'extension d'une aile d'hospitalisation, l'emplacement de la morgue, de la chapelle pour les malades et le couvent des sœurs. Nonobstant la mutation fonctionnelle, aucune disposition n'était prise pour produire un PDA. En conséquence, toutes les nouvelles constructions sont implantées sur une décision collective entre la direction de l'hôpital, le ministère de la Santé et l'architecte. Aucune illégalité n'a été signalée sur le mode de lotissement autour de l'hôpital.

b) Analyse du bâtiment

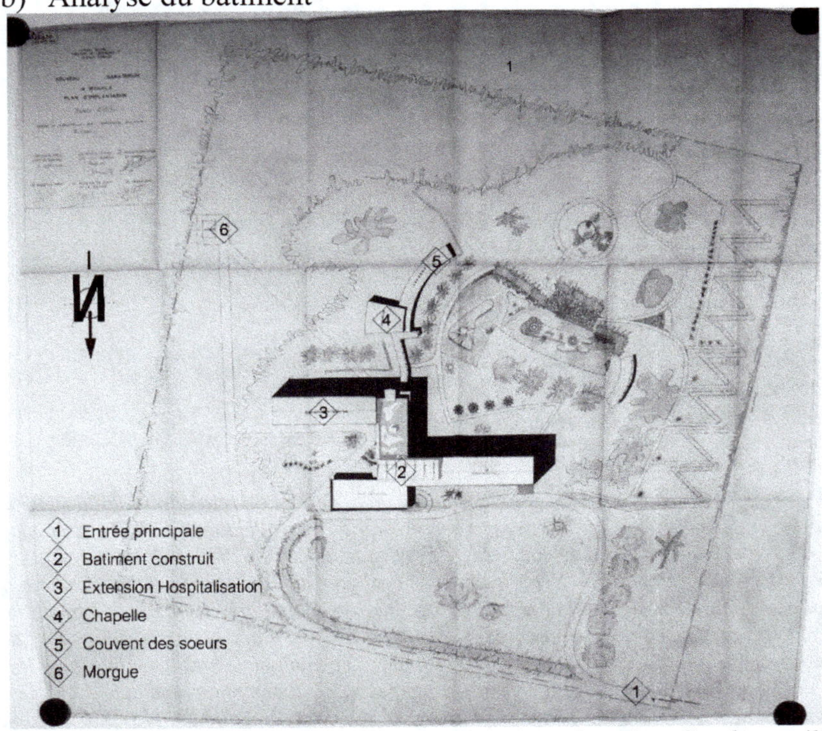

Figure 34 : Sanatorium de Makala _Plan de situation tel que dessiné par l'architecte (1954) _La légende et l'indication du nord, image retouchée par l'auteur (2019). Source : Archives africaines, fonds 3 DG (402) 3.

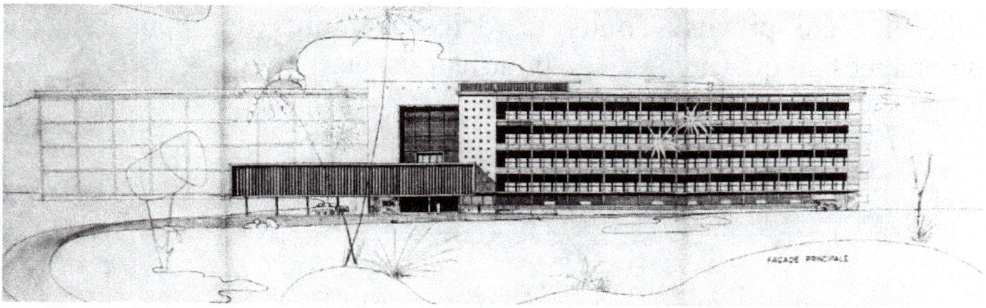

Figure 35 : sanatorium de Makala _Façade principale, tel que dessiné par l'architecte (1954). Source : Archives africaines, fonds 3 DG (402)3.

Le projet validé comporte trois ailes orientées vers le nord, organisées autour d'un hall distributif central. L'architecte a porté une attention particulière aux aménagements extérieurs, dont la toiture-terrasse destinée à la cure d'air des patients. Pour protéger l'édifice d'éventuels mouvements de terrain vers l'ouest, un dispositif comprenant une haie d'arbres et une construction en zigzag, probablement un mur de soutènement, avait été prévu. Cependant, ces aménagements extérieurs n'ont finalement pas été réalisés, à l'exception de l'allée principale menant aux entrées.

Le bâtiment s'élève sur cinq niveaux avec une toiture-terrasse. L'accès principal se fait au nord, par un perron sous le bloc technique sur pilotis. Les espaces logistiques, situés au rez-de-chaussée, sont accessibles latéralement depuis l'extérieur. Le style architectural reflète un modernisme tropical adapté au climat, avec des éléments caractéristiques : pilotis, dispositifs d'aération, barza, et brise-soleils horizontaux et verticaux. Ce modèle architectural, typique des hôpitaux publics de la dernière décennie coloniale, est similaire à celui de la clinique kinoise (extension de la clinique Reine Élisabeth) et des cliniques universitaires de Kinshasa. Les architectes du Service des Travaux publics du gouvernement général ont contribué à ce projet, leur expertise étant visible dans la précision des détails des dessins produits.

Le sanatorium de Makala est conçu pour une cure d'air et de repos, s'articulant autour de deux unités majeures : les chambres avec espaces de cure et les services. Contrairement à d'autres modèles similaires, il manque une unité administrative distincte, probablement en raison du rôle administratif restant au Centre de dépistage de la tuberculose situé à 6 km. Cependant, un espace minimal pour les bureaux du personnel soignant (médecins, infirmiers) est présent à chaque étage. Une quatrième unité, dédiée à l'hébergement des sœurs religieuses affectées aux soins, figurait dans l'avant-projet, mais n'a pas été réalisée faute de budget. À la place, des moyens de transport depuis leurs couvents en ville ont été prévus. Toutefois, deux chambres de repos ont été aménagées au quatrième étage pour leur usage.

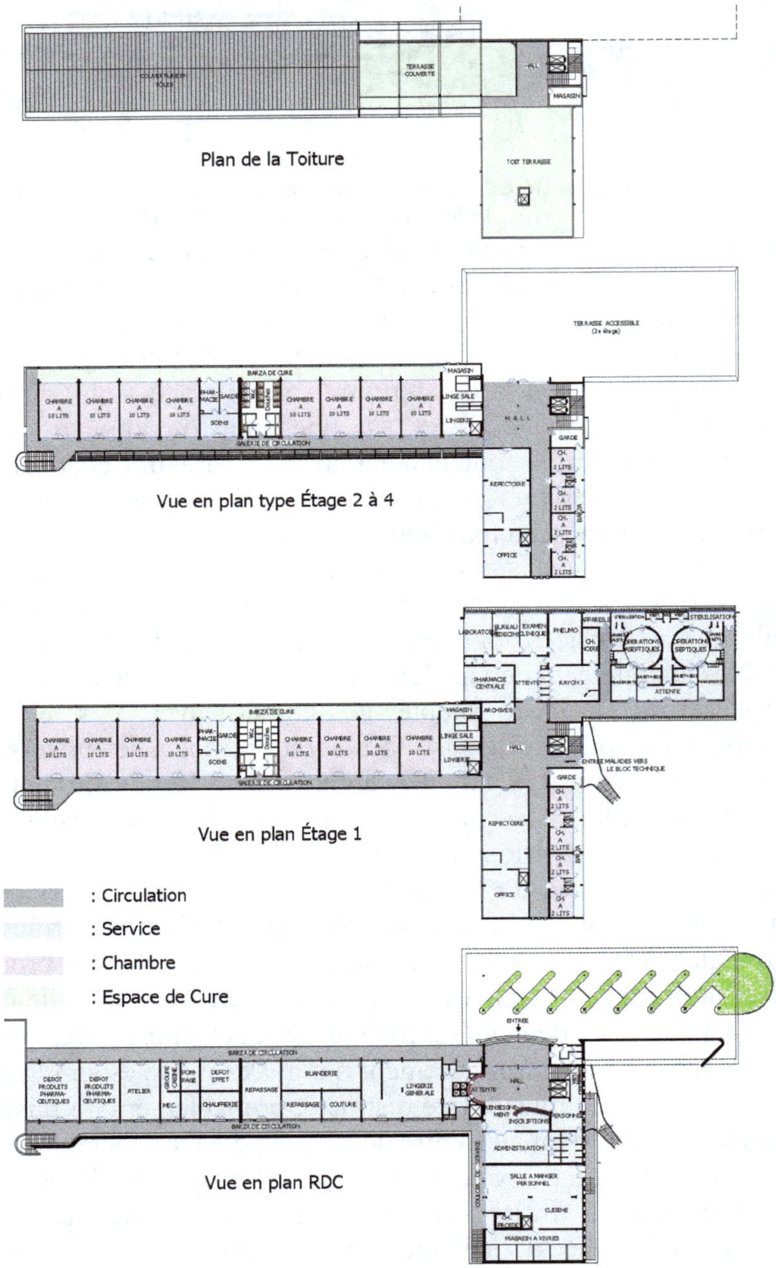

Figure 36 : Sanatorium de Makala _Plans analytiques du fonctionnement_Plans de l'architecte René SCHMIT (1954). Source : Montage et redessiné par l'auteur, 2019.

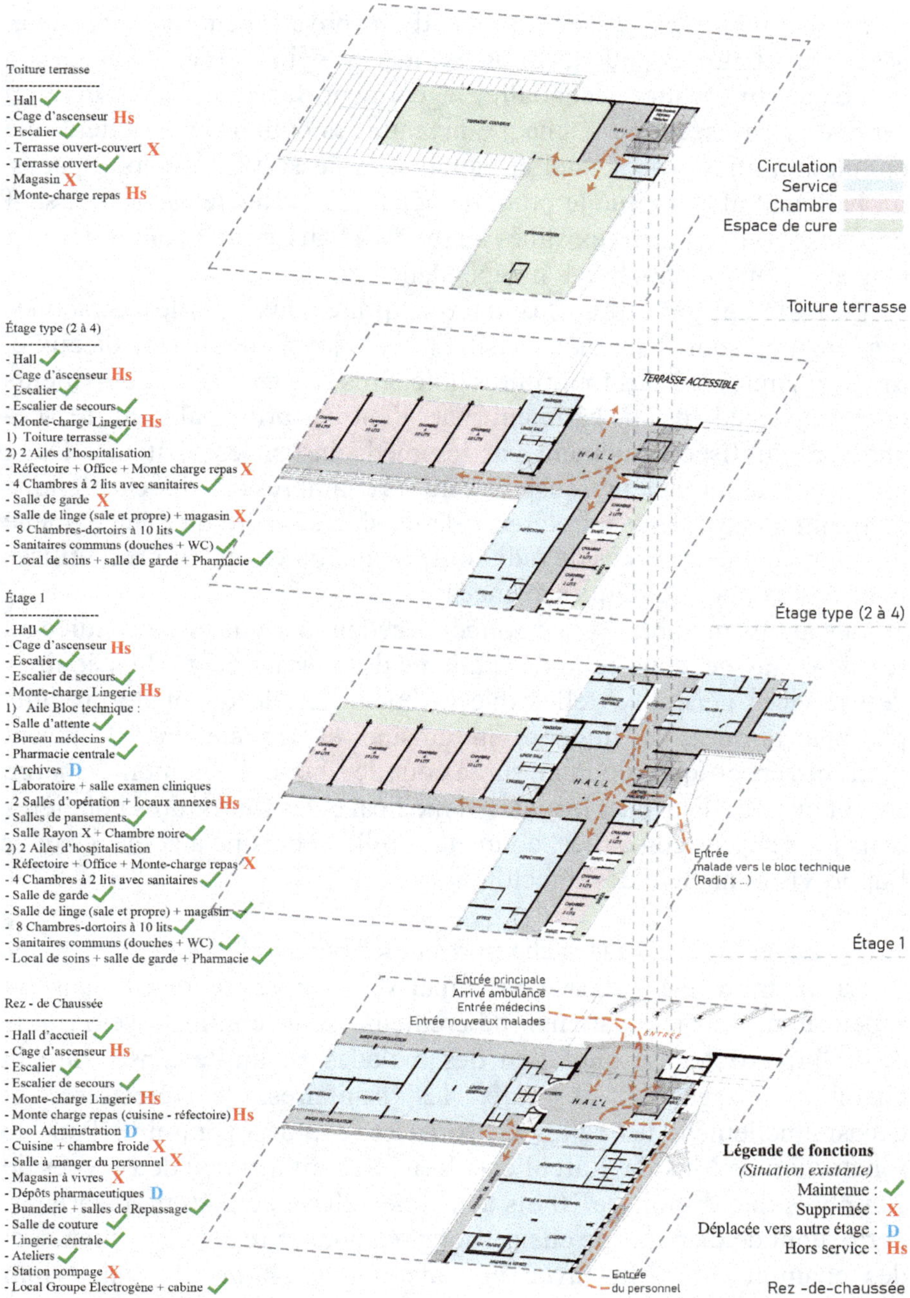

Figure 37 : Sanatorium de Makala _Fonctionnement schématique de la circulation à partir du plan de l'architecte René SCHMIT (1954). *Source : Auteur, 2019.*
La suppression ou la modification de certaines fonctions et de certains espaces, et la présence d'équipement hors service à chaque étage, crée une dépendance entre les étages.

Le bâtiment est conçu autour d'un noyau central avec deux ascenseurs pour les patients et un escalier principal pour la circulation verticale. Un escalier secondaire, légèrement décentré, est réservé au service et aux secours. À chaque niveau, des couloirs permettent une circulation mixte (personnel et patients) et desservent divers espaces. Le hall central constitue le point de départ de toutes les activités, sauf pour les services généraux situés au rez-de-chaussée, qui sont reliés aux étages par un monte-charge indépendant.

Le bâtiment gère trois flux internes principaux : (1) les personnes (patients, personnel soignant, visiteurs), (2) les matériaux médicaux et médicaments, et (3) les fournitures hôtelières et d'entretien. Les patients entrants accèdent au bâtiment par l'entrée principale au rez-de-chaussée, utilisée également par les médecins et les visiteurs. Deux ascenseurs assurent leur transport vers les chambres et le bloc technique au premier étage. Une entrée secondaire, située au premier étage, mène directement aux services de radiologie et aux blocs opératoires, utilisés pour des examens cliniques avancés.

Les autres membres du personnel accèdent par une entrée dédiée au rez-de-chaussée, sous celle des patients du premier étage. Les équipes des services généraux, telles que la buanderie, le dépôt de produits pharmaceutiques, la lingerie, la cuisine et les ateliers, disposent d'entrées spécifiques donnant sur la cour de l'hôpital. Un monte-charge est conçu pour distribuer le matériel médical et les fournitures hôtelières dans les services concernés, et un autre relie la cuisine aux étages pour l'approvisionnement des réfectoires.

c) Espaces de *cure* (les chambres et les barzas)[104]

La chambre est l'espace principal de la cure de repos dans un sanatorium, où les patients tuberculeux sont confinés selon une discipline stricte. Le quotidien des malades se limite ainsi entre la chambre, la galerie de cure, les sanitaires, le réfectoire, et occasionnellement les salles de soins et le bloc opératoire. Pour le sanatorium de Makala, l'architecte René Schmit a conçu deux types de chambres : un dortoir de 10 lits avec une galerie de 2,40 m de largeur, permettant de disposer de chaises longues pour le repos des patients, et des chambres de 2 lits avec un balcon de 1,40 m. Ce sanatorium

[104] Le terme « barza » est utilisé dans les plans de l'architecte René Schmit pour designer la terrasse ou la galerie

comptait 68 lits, dont 60 dans les dortoirs et 8 dans les chambres doubles.

Dans les années 1980, une paillote équipée de chaises longues fut installée dans la cour arrière pour offrir aux malades un espace extérieur de détente. Cet espace a disparu dans les années 1990, ne laissant qu'un arbre à l'ombre duquel les patients et visiteurs peuvent encore se reposer.

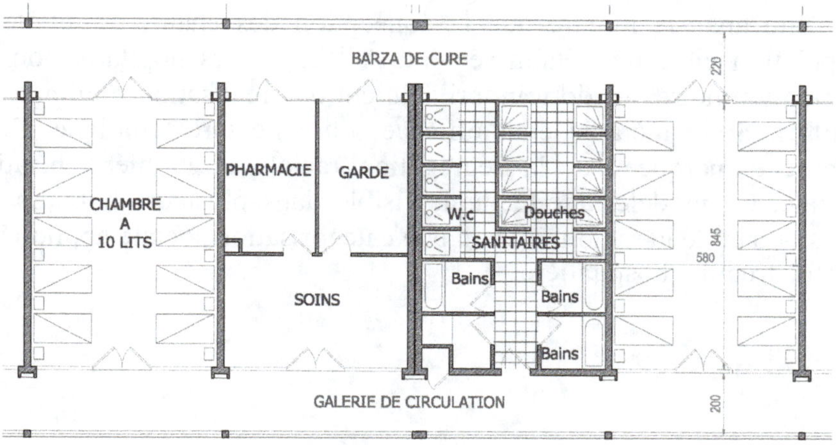

Figure 38 : Sanatorium de Makala _Chambres à dix lits. Source : Auteur, 2019.

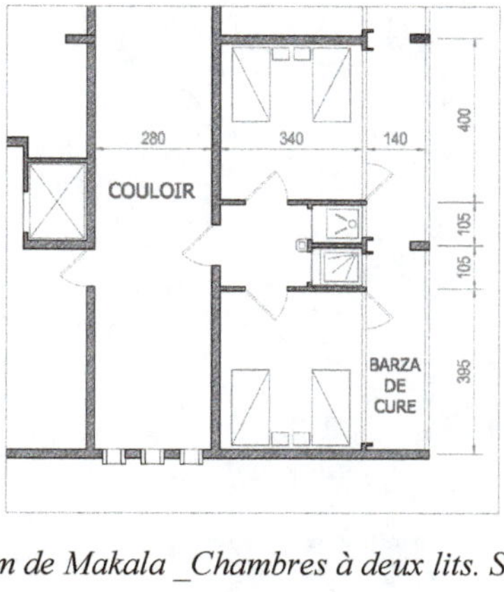

Figure 39 : Sanatorium de Makala _Chambres à deux lits. Source : Auteur, 2019.

Le modèle des chambres de sanatorium, dit « chambres de Bligny, » conçu par l'architecte Magne en 1929, a influencé l'organisation de Makala, bien que son style soit devenu obsolète dans les années 1940. Selon Philippe Grandvoinnet dans sa thèse sur l'histoire des sanatoriums en France, le plan type de 1929 favorisait des chambres de trois lits, sans dortoirs, pour un traitement en petit groupe (Grandvoinnet, 2010). Contrairement à cette approche, le sanatorium de Makala comptait 32 dortoirs de 10 lits, chacun équipé d'une table de chevet et partageant des sanitaires communs, offrant peu d'intimité. À l'inverse, les 16 chambres à 2 lits, soit 4 par étage, se partageaient un bloc sanitaire et garantissaient une intimité accrue, ce qui laisse penser qu'elles étaient réservées à une élite sociale.

Cette analyse montre que la conception des chambres reflète la population cible de l'établissement. À l'instar des hôpitaux pour la population noire, les dortoirs privilégient une réalisation minimale du confort. Si la thérapie était efficace, l'architecture témoigne d'une approche marquée par la ségrégation raciale et la hiérarchisation sociale. Ce modèle architectural, visible dans plusieurs hôpitaux de Kinshasa et de la région, illustre une catégorisation sociale appliquée à l'infrastructure hospitalière.

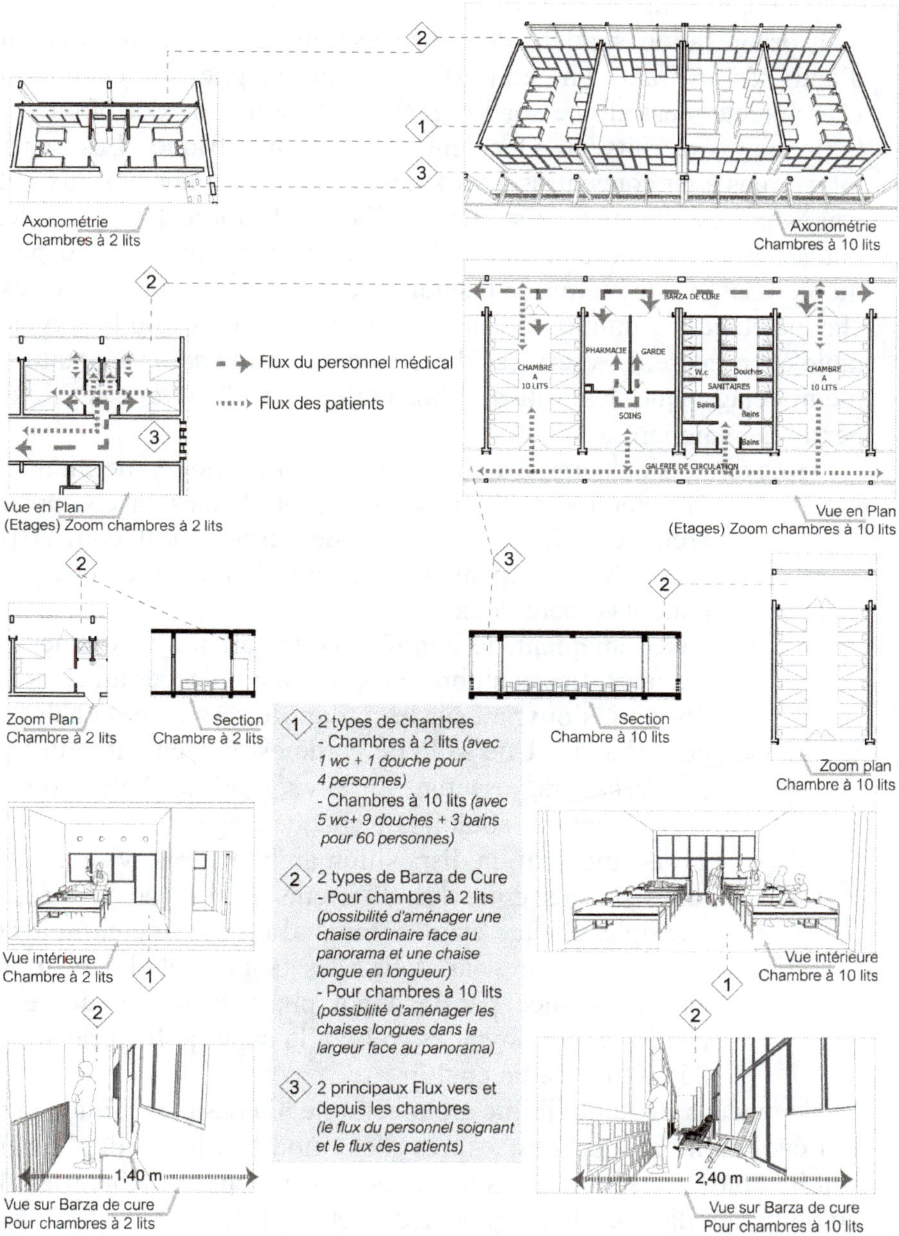

Figure 40 : sanatorium de Makala, Analyse schématique des chambres d'hospitalisation. Source : Auteur, 2019.

d) Espaces des services

L'organisation spatiale des services repose sur un regroupement d'activités offrant un confort intérieur soigné et économique. L'architecte s'est aligné sur l'organisation monobloc des hôpitaux de l'époque, construits en Occident comme en Afrique. Les services logistiques sont concentrés au rez-de-chaussée et connectés aux autres étages par des locaux de soutien à l'hospitalisation. Par exemple, la buanderie est reliée aux salles de lingerie de chaque niveau par un monte-charge. De même, le restaurant est connecté aux réfectoires de chaque étage par un monte-charge menant aux offices où le service de table est préparé. Les services directement liés aux soins sont situés au même étage que les salles d'hospitalisation, facilitant le flux du personnel soignant.

Trois dimensions organisationnelles retiennent notre attention :

- Premièrement, l'équipement central dans la composition architecturale. Les espaces de service sont conçus pour accueillir l'équipement nécessaire à la prise en charge des patients tuberculeux.
- Deuxièmement, le contrôle pour garantir l'isolement des malades. Les chambres de garde sont placées au centre des dortoirs, s'ouvrant sur le couloir de service et la galerie de cure (barza). Une salle de garde est également située près des escaliers, assurant une vue sur le hall, point de croisement des couloirs de chaque étage.
- Troisièmement, la disposition architecturale vise à réduire les distances entre les différents locaux de service. Par exemple, chaque étage comprend un noyau central avec la salle de garde, la salle des soins, et la pharmacie approvisionnée par le dépôt pharmaceutique du rez-de-chaussée. Ce noyau est relié à la salle de lingerie située à 25 mètres via un couloir.

Cependant, cette flexibilité architecturale n'a pas été maintenue face à l'évolution des usages. Après des modifications, des services administratifs se sont ajoutés à chaque niveau, complexifiant les flux, un point détaillé dans le diagnostic de l'état actuel.

Solutions architectoniques pour le climat : orientation, brise-soleil, ventilation…

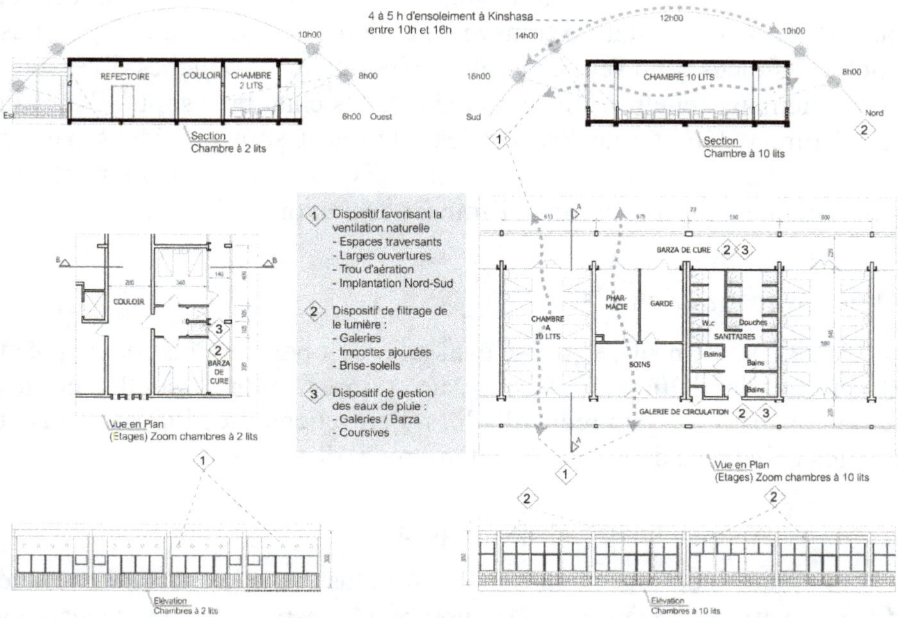

Figure 41 : Sanatorium de Makala _Schématisation des dispositifs prenant en compte l'architecture tropicale. Source : Auteur, 2019.

À Kinshasa, le soleil brille en moyenne quatre à cinq heures par jour, avec des températures minimales de 22 °C et maximales de 32 °C entre septembre et mi-janvier, puis des minimales de 18 °C et maximales de 28 °C entre juin et août[105]. Dans ce climat tropical humide, caractérisé par une saison des pluies de neuf mois avec de fortes précipitations et des températures élevées, suivie d'une saison sèche plus fraîche, l'orientation est cruciale pour l'architecture sanatoriale. L'implantation nord-sud du bâtiment permet de maximiser la luminosité dans les chambres et les espaces de cure. La lumière naturelle, les rayons solaires et l'air frais issu du relief enrichissent la qualité de vie des patients.

Pour optimiser l'air intérieur, l'architecte a prévu de grandes baies et des brise-soleil adaptés à l'ensoleillement. En complément, les galeries d'une profondeur moyenne de 2 mètres procurent de l'ombre,

---

105 Source : https://www.climatsetvoyages.com/climat/republique-democratique-congo, consulté le 11-02-2020

tandis que l'éloignement du bâtiment des sources de pollution et son implantation en milieu naturel garantissent une qualité d'air optimale.

Les vents dominants de Kinshasa sont également pris en compte dans la conception : les dortoirs sont dotés de baies sur chaque façade, permettant une ventilation transversale naturelle. Quant aux chambres doubles, situées d'un seul côté, elles bénéficient de bouches d'aération en soutien aux fenêtres. Placées côté est, ces chambres sont à l'abri du soleil direct, tandis que les façades sud-ouest sont protégées par un double dispositif de brise-soleil, disposé horizontalement et verticalement, pour minimiser l'impact des rayons solaires.

Diagnostic état actuel

Ce diagnostic n'offre qu'une évaluation globale de l'état physique et structurel du bâtiment, basée sur l'observation visuelle et les témoignages d'usagers recueillis lors d'entretiens. Les informations et images collectées datent du 4 septembre 2019.

- Locaux et équipements spécifiques

L'hôpital, bien qu'opérationnel, est vétuste et n'a jamais bénéficié de rénovations majeures. De nombreux espaces conservent des équipements d'origine, désormais hors d'usage, comme le matériel de radiologie, les ascenseurs (hors service depuis les années 1980) et les lits dans les chambres. Après sa reconversion en hôpital général, certaines adaptations ont été faites, par exemple, en transformant le réfectoire du deuxième étage en salle d'accouchement. Cependant, les salles d'opération ont été abandonnées en raison du manque de financement pour l'entretien des équipements.

Les coupures récurrentes d'électricité et d'eau ont poussé les gestionnaires à aménager une salle d'opération dans un bureau du deuxième étage. Certaines salles d'hospitalisation et sanitaires, laissés sans entretien, témoignent de la dégradation du bâtiment. Cependant, des travaux d'entretien limités, financés par les revenus de l'établissement ou les contributions du personnel soignant, permettent de maintenir en état les espaces encore utilisés.

• Aménagement de la parcelle

Depuis sa construction, la parcelle n'a pas subi de réaménagement significatif, hormis l'ajout d'une clôture en blocs de ciment d'une hauteur de plus de 2 mètres, assurant la sécurité du site. Des vestiges des aménagements d'origine, comme une section de bitume à l'entrée et le réseau de drainage, sont encore visibles, bien que partiellement recouverts de terre. L'accès est principalement piéton, et les ambulances et véhicules du personnel sont autorisés à entrer. Un parking spontané, géré par la police, est utilisé par des riverains, qui y stationnent leurs véhicules moyennant une contribution, bien que cela ne soit pas officiellement confirmé.

Près de 60 % de la surface est recouverte de végétation, entretenue de manière irrégulière. Une activité agricole informelle, principalement la culture de manioc, occupe une grande partie de la parcelle, sans considération pour les risques de contamination.

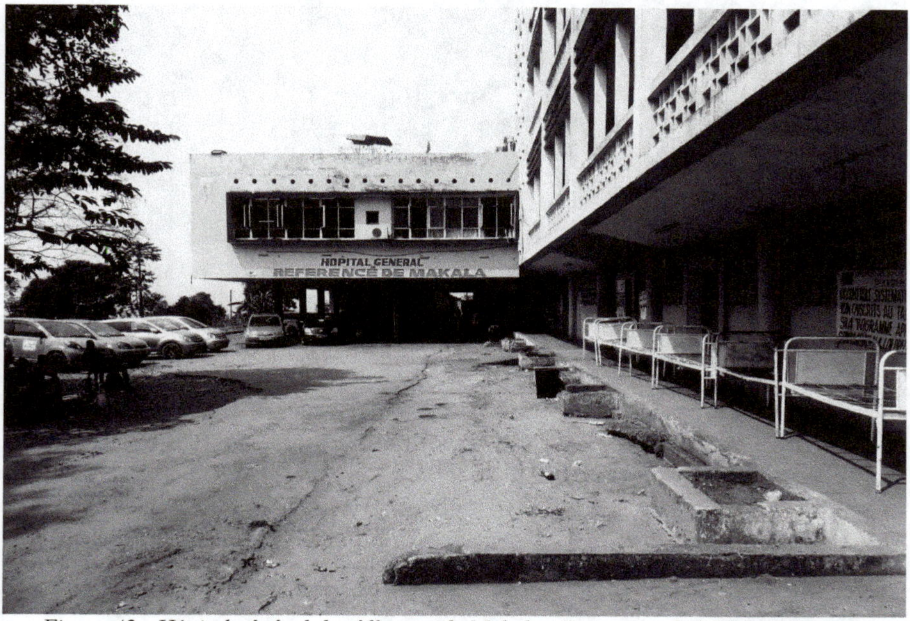

Figure 42 : Hôpital général de référence de Makala _Devanture de l'hôpital. Source : Auteur, 2019.

• Pratiques d'usages d'espaces et complexification des flux

La reconversion en hôpital de référence n'a pas été accompagnée d'une réorganisation de l'espace, générant de nouveaux usages et une complexification des flux. La buanderie au rez-de-chaussée est hors service, et les linges sont désormais lavés manuellement. La salle de repassage a été transformée en restaurant, géré par un maître-tailleur, qui dessert aussi bien le personnel que les habitants du quartier.

Le déplacement des patients entre les étages, pour des examens spécifiques ou des transferts, est difficile en raison de l'absence d'ascenseurs. La suppression ou réaffectation de certains espaces, combinée aux équipements hors d'usage, crée une dépendance entre les étages et complique la circulation au sein de l'hôpital.

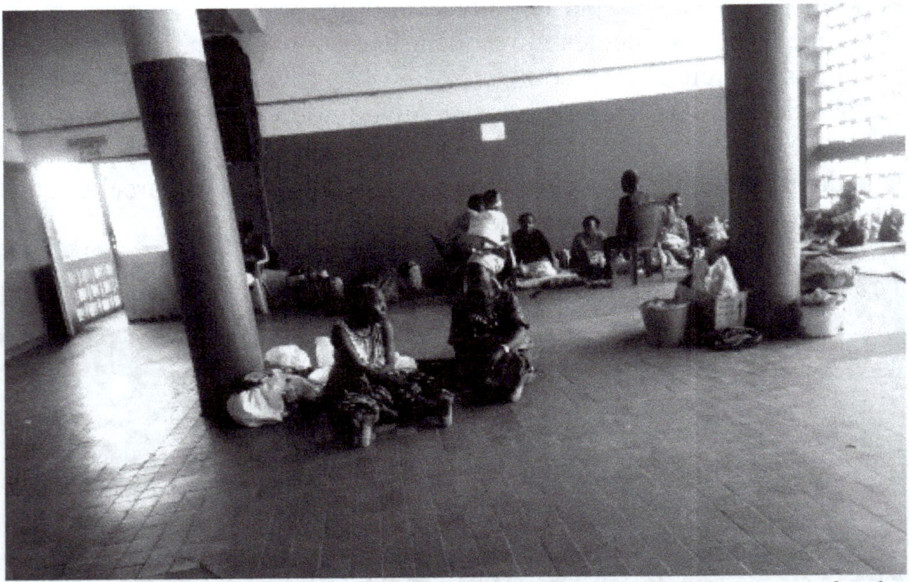

Figure 43 : Hôpital général de référence de Makala : des gardes-malade sont assis dans le hall du 3e étage, devant la salle des soins intensifs (aménagée dans l'ancien réfectoire du sanatorium). Source : Auteur, 2019.
L'espace d'attente pour les visiteurs et accompagnateurs étant situé au rez-de-chaussée, ces derniers préfèrent occuper le hall du 3e étage pour rester près des patients, ce qui perturbe parfois le flux de circulation à cet étage.

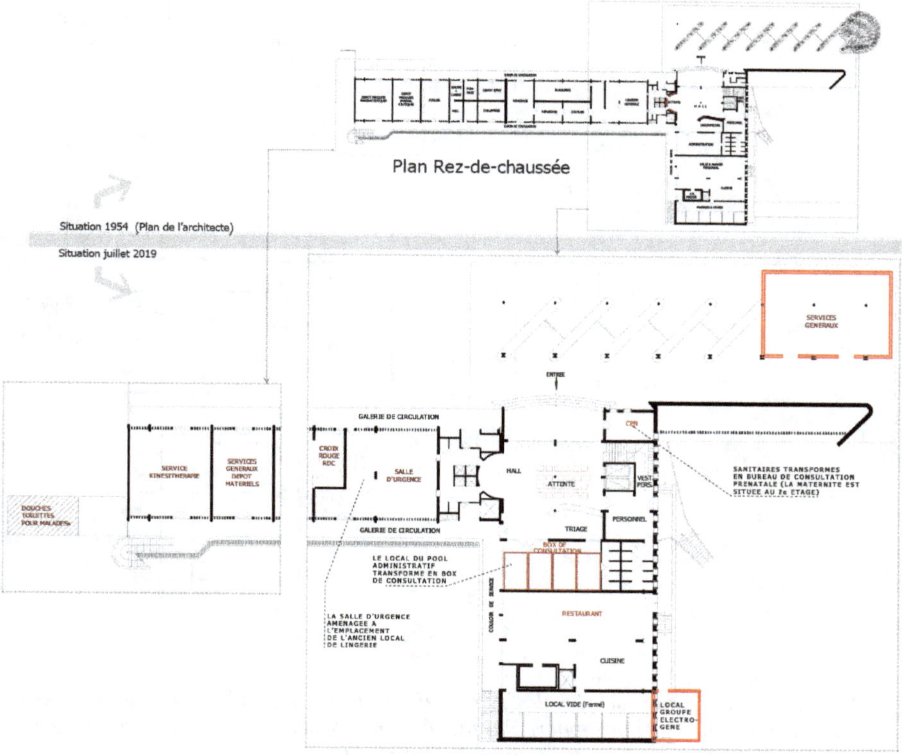

Figure 44 : Sanatorium de Makala _Plan rez-de-chaussée _Analyse des transformations relevées en juillet 2019 par rapport à la situation initiale selon le plan de l'architecte en 1954. Source : Auteur, 2019.
Trois modifications majeures observées : (1) Aménagement des box de consultation pour les médecins à l'emplacement de l'ancien pool administratif. Chaque box, d'environ 6 m², est mal ventilé et insuffisamment éclairé, entraînant un faible taux d'utilisation. (2) Création d'une annexe pour les services généraux (logistique) à l'emplacement des parkings. (3) Construction de nouvelles toilettes et douches pour les patients à l'extérieur du bâtiment. Les installations sanitaires à l'intérieur sont souvent hors service en raison de l'approvisionnement insuffisant en eau et de la vétusté des tuyauteries d'évacuation. Cette solution externe facilite l'entretien des sanitaires, l'adduction d'eau étant assurée par une citerne adjacente. Celle-ci approvisionne aussi l'ensemble du bâtiment, avec un transport manuel de l'eau par seaux et bidons.

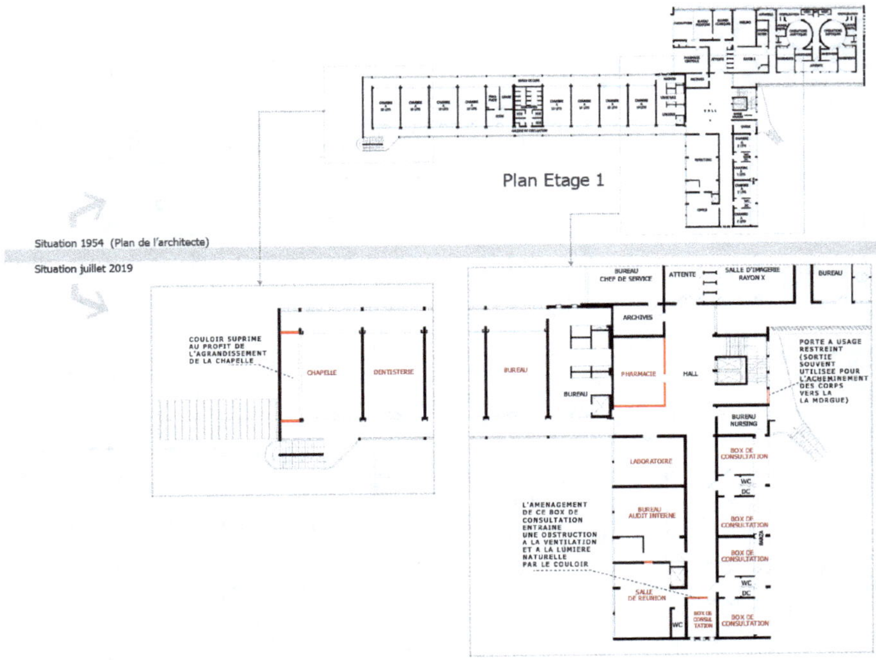

Figure 45 : Sanatorium de Makala _Plan premier étage _Analyse des transformations relevées en juillet 2019 par rapport à la situation initiale selon le plan de l'architecte en 1954. Source : Auteur, 2019.

Sur ces plans, les modifications, indiquées en rouge, montrent les changements réalisés principalement après la conversion en hôpital de référence en 1986. Les nouveaux cloisonnements intérieurs respectent la trame de la structure porteuse existante, sans compromettre l'ossature du bâtiment. La plupart des ajustements concernent les nouvelles affectations des locaux, dont plusieurs chambres-dortoirs ont été transformées en bureaux ou en espaces pour divers services d'un hôpital général. Trois modifications majeures ont été observées : (1) Agrandissement de la chapelle de prière, entraînant la suppression du couloir reliant le barza de cure à la galerie de circulation. (2) Reduction de la surface du hall d'un tiers pour accueillir la pharmacie centrale de l'hôpital. (3) Installation d'un box de consultation au fond du couloir, obstruant ainsi la ventilation et l'apport de lumière naturelle.

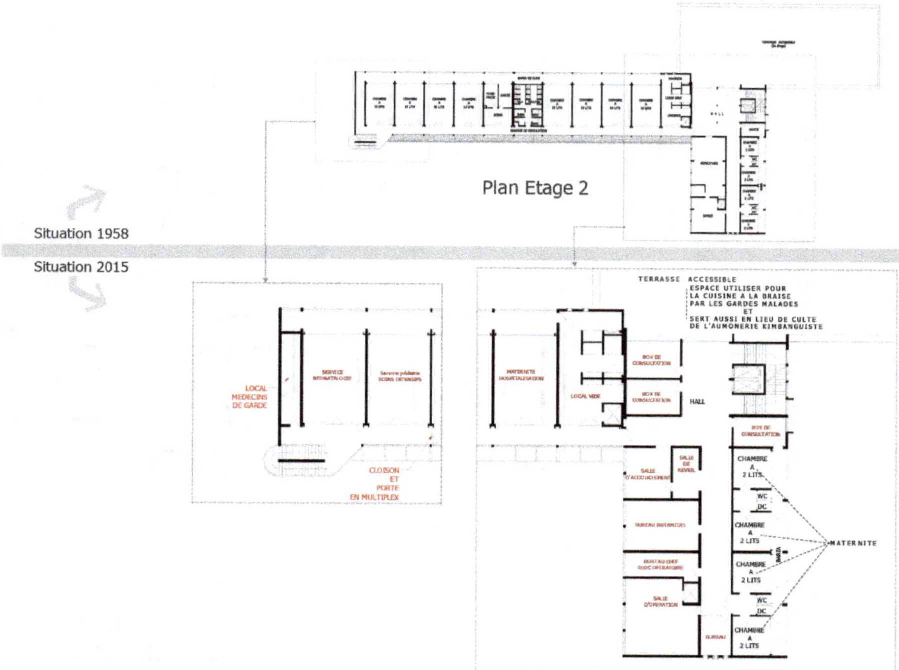

Figure 46 : Sanatorium de Makala _Plan deuxième étage _Analyse des transformations relevées en juillet 2019 par rapport à la situation initiale selon le plan de l'architecte en 1954. Source : Auteur, 2019.

Les modifications, représentées en rouge, montrent les ajustements réalisés principalement après la transformation en hôpital de référence en 1986. Les cloisonnements intérieurs supplémentaires respectent la trame de la structure porteuse existante sans affecter l'ossature du bâtiment, comme dans le cas des deux box de consultation aménagés dans le hall. D'autres changements concernent la réaffectation des locaux, avec de nombreuses chambres-dortoirs réaménagées en bureaux ou en divers services d'un hôpital général.

L'hôpital a également ouvert l'accès à la toiture-terrasse au-dessus du bloc technique, offrant un espace que les gardes-malade utilisent pour cuisiner ou étendre le linge des patients. L'aumônerie kimbanguiste y organise également ses réunions de prière dominicales.

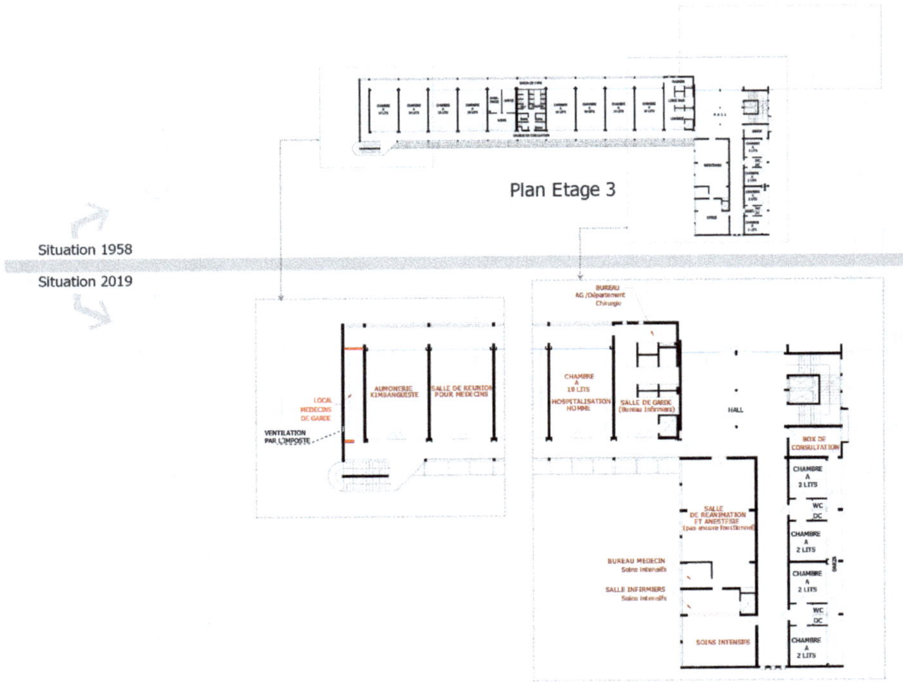

Figure 47 : Sanatorium de Makala _Plan troisième étage _Analyse des transformations relevées en juillet 2019 par rapport à la situation initiale selon le plan de l'architecte en 1954. Source : Auteur, 2019.
L'étage n'a pas subi de transformations structurelles, hormis la réaffectation des espaces. L'ancien réfectoire est désormais utilisé comme salle de réanimation, bien qu'elle ne soit pas encore opérationnelle, et l'ancien office a été transformé en salle de soins intensifs pour la médecine interne. Le hall du troisième étage conserve sa forme d'origine mais connaît un flux important de visiteurs et d'accompagnateurs des patients en soins intensifs.

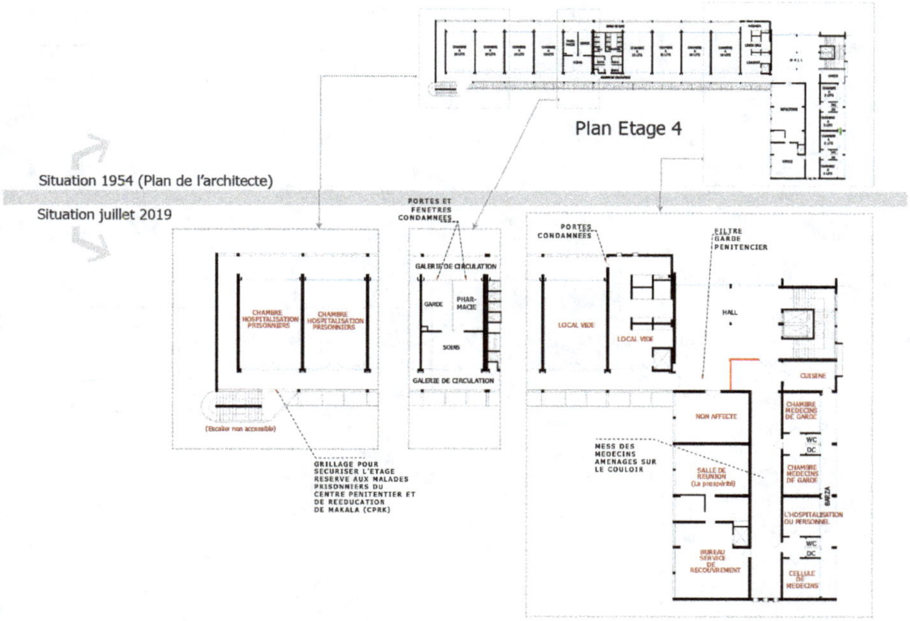

Figure 48 : Sanatorium de Makala _Plan quatrième étage _Analyse des transformations relevées[106] en juillet 2019 par rapport à la situation initiale selon le plan de l'architecte en 1954. Source : Auteur, 2019.
Une aile du quatrième étage est réservée à l'hospitalisation des prisonniers en provenance du Centre pénitentiaire de Kinshasa (Prison de Makala). Une autre aile est occupée par le mess des médecins, incluant une chambre d'hospitalisation destinée aux médecins et à leurs familles. Cette section abrite également un bureau pour le service de recouvrement des frais d'hospitalisation. Contrairement aux autres halls, celui du quatrième étage n'accueille pas de visiteurs en raison de l'hospitalisation des prisonniers. Un coin du hall sert ainsi de filtre pour contrôler les entrées et sorties vers la section des prisonniers.

[106] Les modifications relevées et illustrées ne sont pas exhaustives. Certains locaux, inaccessibles, n'ont donc pas pu être documentés. L'accent a été mis sur les changements mentionnés dans les témoignages des usagers et observés directement in situ.

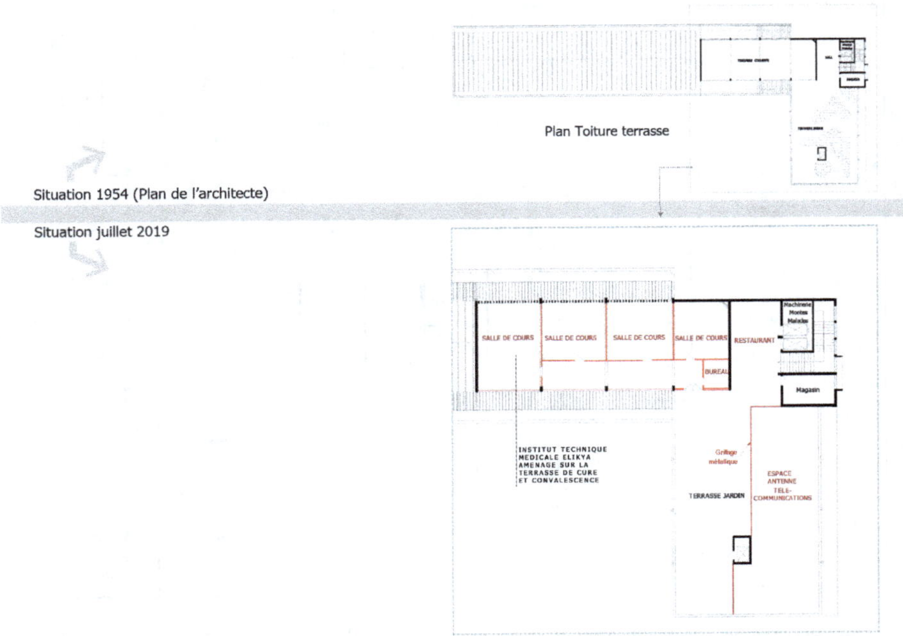

Figure 49 : Sanatorium de Makala _Plan toiture-terrasse _Analyse des transformations relevées en juillet 2019 par rapport à la situation initiale selon le plan de l'architecte en 1954. Source : Auteur, 2019.
Ces plans montrent les différentes modifications, en rouge, réalisées principalement à la demande de l'institut médical qui occupe désormais la terrasse autrefois destinée au repos des patients. On y trouve également un restaurant, géré par un particulier, fréquenté par tous les usagers de l'hôpital. Le toit accueille également une antenne de télécommunication, exploitant la hauteur du bâtiment pour desservir la commune de Selembao et ses environs. Ainsi, la toiture-terrasse est devenue un espace sous-loué[107].

Bien que le bâtiment conserve en grande partie ses caractéristiques d'origine, les réaffectations mineures et l'ajout de nouvelles fonctions n'en altèrent que légèrement l'aspect. Les adaptations apportées, transformation de chambres en bureaux, ajout de services dans des espaces contraints et dépendance entre étages, montrent l'absence de plan global pour intégrer pleinement les nouvelles fonctions. Malgré cela, certains atouts demeurent : l'orientation nord-sud optimise la lumière et la ventilation, et la parcelle isolée offre des espaces extérieurs propices aux *care*.

[107] Pendant nos échanges avec les gestionnaires de l'hôpital, aucune information n'a filtré sur le contrat de bail de l'hôpital avec les trois locataires.

Dispersion du care à l'espace du quartier : l'HGRM et les structures sanitaires de Selembao

La question se pose : y a-t-il du *care* dans les autres petits centres du quartier ? L'accès aux soins de santé en RDC reste limité et inégal. En raison de l'insuffisance des établissements publics de santé, l'État congolais se concentre actuellement sur l'intégration des établissements privés dans le système de santé pour élargir l'accès aux soins.

La commune de Selembao compte soixante et une structures sanitaires, dont dix-huit sont intégrées comme structures d'appui dans la zone de santé et jouent un rôle de soutien à la politique sanitaire locale. L'HGRM (Hôpital Général de Référence de Makala) fonctionne comme établissement de niveau secondaire, selon le modèle Alma-Ata, en support à la politique de soins primaires de base. Il reçoit les patients transférés depuis les dix-huit aires de santé, composées de centres de santé, de dispensaires et de centres médicaux.

Un relevé, non exhaustif, des structures sanitaires a été effectué pour évaluer le système de référencement. La démarche inclut une marche d'évaluation pour estimer la distance qu'un patient doit parcourir entre une structure sanitaire et l'hôpital de référence. Une observation directe de l'état physique des établissements et des photographies ont permis de recueillir les informations nécessaires. Trois jours de descente dans les principales artères de Selembao ont permis de relever les équipements disponibles. Ce relevé a montré que la majorité des infrastructures sanitaires sont de petits centres de santé de moins de 10 lits, ainsi qu'un centre de 25 lits, principalement situés le long de l'axe 24 Novembre UPN-Prison de Makala.

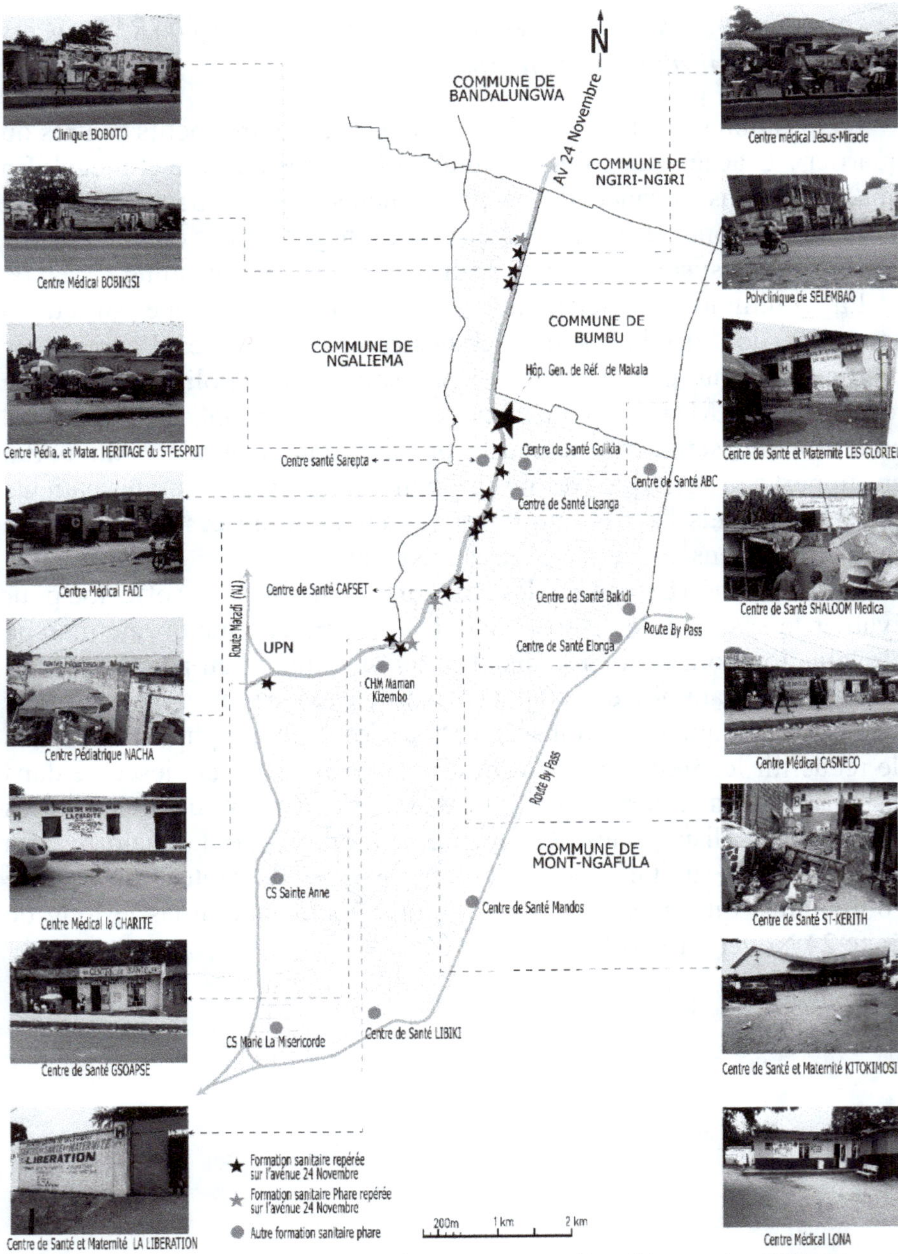

Carte 18 : Structures sanitaires autour du sanatorium sur l'axe 24 novembre UPN-Prison de Makala. Source : auteur, établit sur la base du travail d'enquête sur terrain (2019)

L'analyse urbanistique et architecturale de l'Hôpital Général de Référence de Makala (HGRM) met en lumière les conséquences d'une reconversion fonctionnelle sans véritable projet architectural. Les nouvelles fonctions de l'hôpital nécessitent une planification intégrée, prenant en compte les diverses interventions antérieures sur la parcelle.

Chapitre 8.
Vers une architecture hospitalière du *care* — Note aux concepteurs

Comment garantir une architecture qui incarne le *care* ? Quels sont les éléments nécessaires pour mener un tel projet dans une pensée induisant le *care ?* Pour saisir ce que c'est le *care*, d'abord de façon conceptuelle, nous avons été chercher dans la littérature. Selon la pensée « Gilliganienne[108] » et dans ce sens éthique qu'elle lui donne, le *care* se fonde sur le souci des autres et l'acte de prendre soin. Nous nous sommes ensuite intéressés à la façon dont ce concept s'applique ou peut s'appliquer à l'architecture. Nous avons remarqué que l'introduction du *care* en architecture est bien plus large qu'une question d'architecture hospitalière.

Puis, ayant à notre disposition deux cas d'études, nous avons souhaité chercher des marqueurs du *care* qui soient spatialisés. Nous nous sommes dit que le *care* « habitait » principalement dans les interstices qui ne servent pas au *cure*. Et qu'en observant ces espaces, leurs usages et leurs évolutions, nous pouvions sans doute avoir les éléments qui permettent d'objectiver ce que l'espace de l'hôpital permet au *care* et au *cure*. C'est donc pour cette raison particulière que nous avons fait les différents dessins architecturaux, redessiné les plans en essayant de voir les modifications opérées au fil des usages. Dans la parcelle, certains espaces sont appropriés par les usagers et transformés en espace de repos ou d'attente. De plus, des bureaux ont été ajoutés dans des espaces autrefois destinés au *cure*, répondant ainsi aux besoins de *care* pour le personnel soignant, qui requiert aussi des espaces privés. D'autres espaces libres accueillent divers aménagements destinés au *care* ou au *cure*.

Nous avons donc réalisé un exercice de relevé des éléments architecturaux et urbanistiques sur lesquels une attention particulière devrait être portée lors de la réalisation de projets d'infrastructures hospitalières.[109] Pour « mettre de l'ordre », nous avons dû énoncer des marqueurs du *care*.

---

[108] Fait référence à la pensée de Carol Gilligan sur l'éthique du *care*.

[109] Cette démarche peut être opérée pour d'autres projets architecturaux en dehors des infrastructures hospitalières. Exemple pour le projet de construction des écoles.

L'analyse révèle également une forme de marchandisation des soins, que ça soit dans l'ordre de *to cure* ou de *to care*. Bien que peu objectivée en introduction, la dimension économique s'avère omniprésente dans les témoignages et se manifeste de plusieurs manières. Nos études de cas montrent que l'aspect économique du *cure* est sans doute le marqueur le plus visible du manque de *care*. L'évolution de la politique sanitaire en RDC révèle que plus le *cure* est financé, moins il reste de budget pour le *care*. C'est pourquoi nous proposons ici le développement de quatre régimes qui ordonnent et objectivent la dimension économique en fonction de qui paie, quoi et comment :

- *Un régime de don* : qui appartiendraient aux familles philanthropes, aux donateurs, aux mécènes…
- *Un régime d'investissement* : qui regrouperaient les investisseurs privés, les bailleurs internationaux qui visent certains aspects du *care* — financement des vaccins, achat des équipements médicaux, réhabilitation pavillon de la maternité et moins souvent des aspects de l'ordre du *care* ;
- *Un régime de consommation informelle* : y appartiendraient les usagers quotidiens qui monnayent des services ;
- *Un régime d'usurpation* : pourrait être ajouté puisque l'État tend à prélever sur les financements, réduit les finances publiques, qu'il y a une pratique de corruption au niveau individuel (les gardes à la barrière qui laissent passer les policiers et pas d'autres visiteurs, quand l'économie de la débrouille s'installe) (Lelo Nzuzi, 2008).

Ce type de lecture et cet angle d'analyse servir de point de départ pour de futures recherches spatiales et pour améliorer les cahiers des charges des bailleurs de fonds ou les politiques publiques d'infrastructures sanitaires en RDC.

Ces régimes sont répartis dans une « matrice à penser », essentielle pour l'évaluation *ex ante* des stratégies de réalisation de projets et l'évaluation *ex post*, qui permettra d'en mesurer l'impact. Elle est présentée ci-après.

La « matrice à penser » repose sur quatre points et structure la prise en compte du *care* dans les projets hospitaliers. Elle articule trois axes d'analyse (Axe 1 : politique sanitaire et financière des infrastructures hospitalières ; Axe 2 : usagers de l'infrastructure hospitalière ; Axe 3 : infrastructure hospitalière) à trois échelles d'intervention (échelle nationale, échelle urbaine, et échelle architecturale ou parcellaire, voir figures pages 239, 246, 249 et 253). À chaque niveau, la question posée est :

> *Quelle « attention/réponse » la politique sanitaire et financière des infrastructures hospitalières/les usagers de l'infrastructure hospitalière/l'infrastructure hospitalière doivent-ils apporter à l'échelle nationale/urbaine/architecturale (parcelle et bâtiment) pour garantir la prise en compte de la dimension care dans la construction ou la réhabilitation d'une infrastructure sanitaire ?*

La nature de ces rubriques montre comment le *cure* et le *care* peuvent coexister, le *care* s'inscrivant dans les interstices du *cure* pour enrichir l'approche architecturale et humaine des infrastructures hospitalières.

8.1. Des espaces hospitaliers à dimension humaine pour des usages et des pratiques interculturelles

L'espace hospitalier est un lieu de rencontre des humeurs, de douleur, d'espérance et de volonté. La dimension humaine doit être tangible dans le projet de construction ou réhabilitation d'un hôpital. Dans une approche programmatique du projet, le concepteur est censé déterminer les besoins ou les attentes des futurs usagers. Également, il lui faudra identifier les pratiques actuelles d'usage d'espaces et les éléments d'attractivité. Ces trois dimensions sont développées par Jodelle Zetlaoui-Léger, parmi celles qui sont censées être articulées par le concepteur pour chaque projet à réaliser. (Zetlaoui-Léger, 2009)

Il s'agit de considérer le « vécu » et le « perçu » des usagers[110]. L'architecture peut donner langage aux ressentis des usagers par la création d'espaces conviviaux, de cohésion sociale et qui favorisent le respect de l'intimité. La réponse architecturale diffère des besoins d'une part de l'usager qui y vit en permanence ou de ceux qui y vont sporadiquement et d'autre part de ceux qui le voient de l'extérieur ou de manière irrégulière (Becker, 1996). Pour le premier groupe constitué du personnel soignant et paramédical ou du patient et accompagnateur, les besoins en espace seront pensés en fonction de l'épanouissement dans le lieu de travail et du bien-être. Pour le second groupe, le concepteur travaillerait sur les aspects attractifs de l'infrastructure et de

---

[110] A propos du « vécu » et « perçu », lire l'explication à la page 30 au point sur les « espaces hospitaliers à dimension humaine ».

l'appropriation de l'équipement. Il est évident que la capacité d'attirer ou de retenir l'attention des personnes est multidimensionnelle. Seule l'architecture ne peut y arriver, mais elle peut y participer considérablement. Cerner la nature interculturelle des usagers peut conduire vers des espaces judicieusement aménagés en tenant compte des pratiques culturelles.

Une chaise, si confortable soit-elle, peut ne pas l'être pour une mère congolaise aux cultures traditionnelles ancrées.

Le programme du maître d'ouvrage et du maître d'œuvre est censé inclure des dimensions anthropologiques. Les opérations architecturales pourront converger aux bénéfices des espaces thérapeutiques[111] médicaux et moraux qui ne sont pas toujours pris en compte dans le cahier des charges des bailleurs de fonds d'une manière particulière et par les acteurs du projet dans l'ensemble. Les espaces classiques, tels que la salle de soin, la chambre, le bloc opératoire, sont prioritaires au moment de la conception et budgétisation du projet. Au contraire, les aménagements extérieurs, tels que les espaces verts et les aires de détente, sont superficiellement abordés. Il est fréquent de voir des projets d'architecture où le concepteur fait fi du design de la clôture en élévation ou des détails, des essences végétales à planter dans la parcelle, des espaces d'assise pour les gardes-malade, qui ne sont évoqués nulle part dans le dossier d'exécution,

L'architecture peut participer au traitement de la vulnérabilité des usagers. Le confort des espaces, l'hospitalité, l'intimité, la convivialité, le recueillement et le bien-être peuvent garantir cette dimension humaine. On pourra dans une certaine mesure spatialiser les dimensions suivantes : la liberté d'expression religieuse (exemple : espace pour réunion de prières, chapelle, etc.), l'expression de la douleur à la suite de la perte d'un proche (exemple : zone de recueillement), le calme ou la chaleur familiale (exemple : paillote, salon, etc.) ; la détente et l'attente (exemple : salle de repos, salle d'attente, salle de lecture, salle de cinéma, espaces de jeux, etc.). La conception doit faciliter d'une certaine manière le repérage, l'orientation, le déplacement dans la parcelle et à l'intérieur des bâtiments pour toutes catégories sociales et intellectuelles.

[111] La thérapeutique médicale est à définir comme un moyen ou agent « qui a une action efficace dans la lutte contre les maladies, le rétablissement ou la préservation de la santé. Tandis que la thérapeutique morale l'est au sens d'adoucir, abolir les maux de l'âme, à la réparation d'un dommage moral et la participation au réconfort. Source : https://www.cnrtl.fr/definition/thérapeutique, consulté le 08/01/2021.

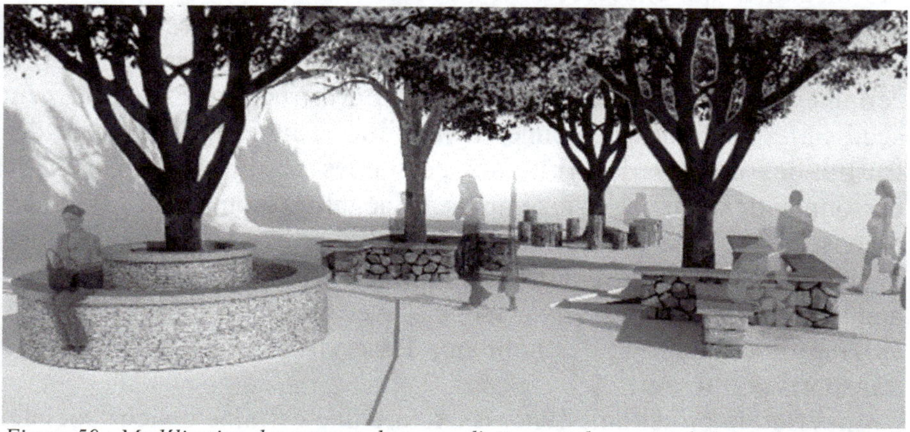

Figure 50 : Modélisation des espaces de repos, d'attente et de convivialité dans la parcelle de l'hôpital. Source : Auteur. 2019

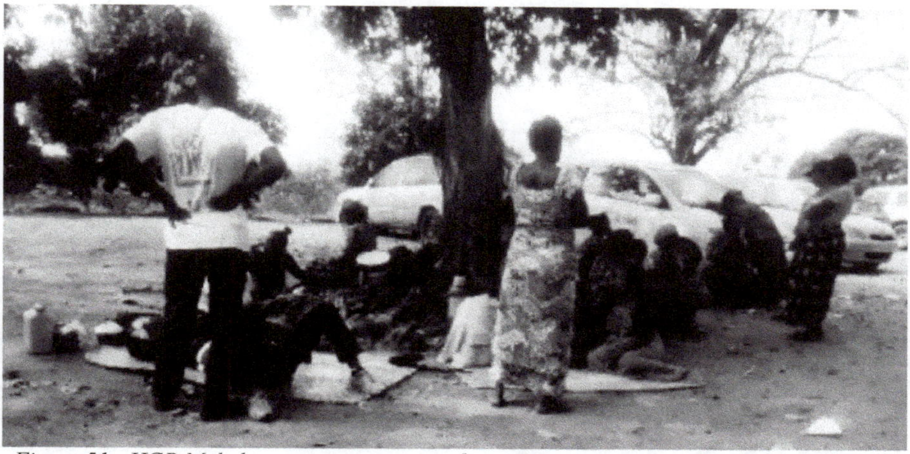

Figure 51 : HGR Makala : accompagnateurs des patients aux urgences assis devant la salle d'urgence. Source : Auteur. 2019.
Les accompagnateurs des patients aux urgences sont assis ou couchés sur des nattes. D'autres sont en position accroupie sur les racines de l'arbre ou sur les seaux de bain des malades. Ces images sont couramment visibles dans les hôpitaux publics à Kinshasa. Si la première cause serait un manque d'espace aménagé pour les visiteurs et accompagnateurs, pour certains d'entre eux, les espaces aménagés leur semblent inconfortables ou éloignés de leurs proches malades. Des aménagements moins complexes peuvent être proposés avec des matériaux locaux et des techniques constructives locales, et suivant des projets participatifs avec les gardes malades, les gestionnaires de l'hôpital... pour valider les options d'aménagement,

Le processus d'exécution de projet est souvent limité par les enjeux financiers et l'absence d'interlocuteurs pouvant relever la nécessité d'inclure les aspects ci-haut évoqués. Aux enjeux financiers s'ajoutent des inégalités qui exacerbent la vulnérabilité. Pour un grand nombre, les inégalités proviennent de mauvaises politiques sociales qui touchent à l'accès aux soins. Cependant, l'architecture en crée aussi en ignorant certaines catégories sociales. Les infrastructures difficilement accessibles pour des personnes à mobilité réduite, qui génèrent des frustrations et plus d'efforts aux personnes accompagnantes ou du personnel de soins. Les exemples d'inégalités sont multiples : des ascenseurs qui ne fonctionnent pas ; absence de rampes d'accès ; mauvais dimensionnement des sanitaires ; des aménagements avec des hauteurs non accessibles aux personnes avec handicap ; des inscriptions en langues étrangères ; des hôpitaux desservis inefficacement par des transports publics, etc.

En effet, le projet doit éviter d'exclure une certaine couche sociale, mais il doit s'inscrire dans une vision unificatrice de la société à l'image que lui donne l'ouvrage *Addis-Ababa, A Manifesto on African Progress* (Hebel, Heisel, & Wisniewska, 2018).

Réponses au niveau de 3 échelles d'analyses pour repenser l'infrastructure hospitalière :

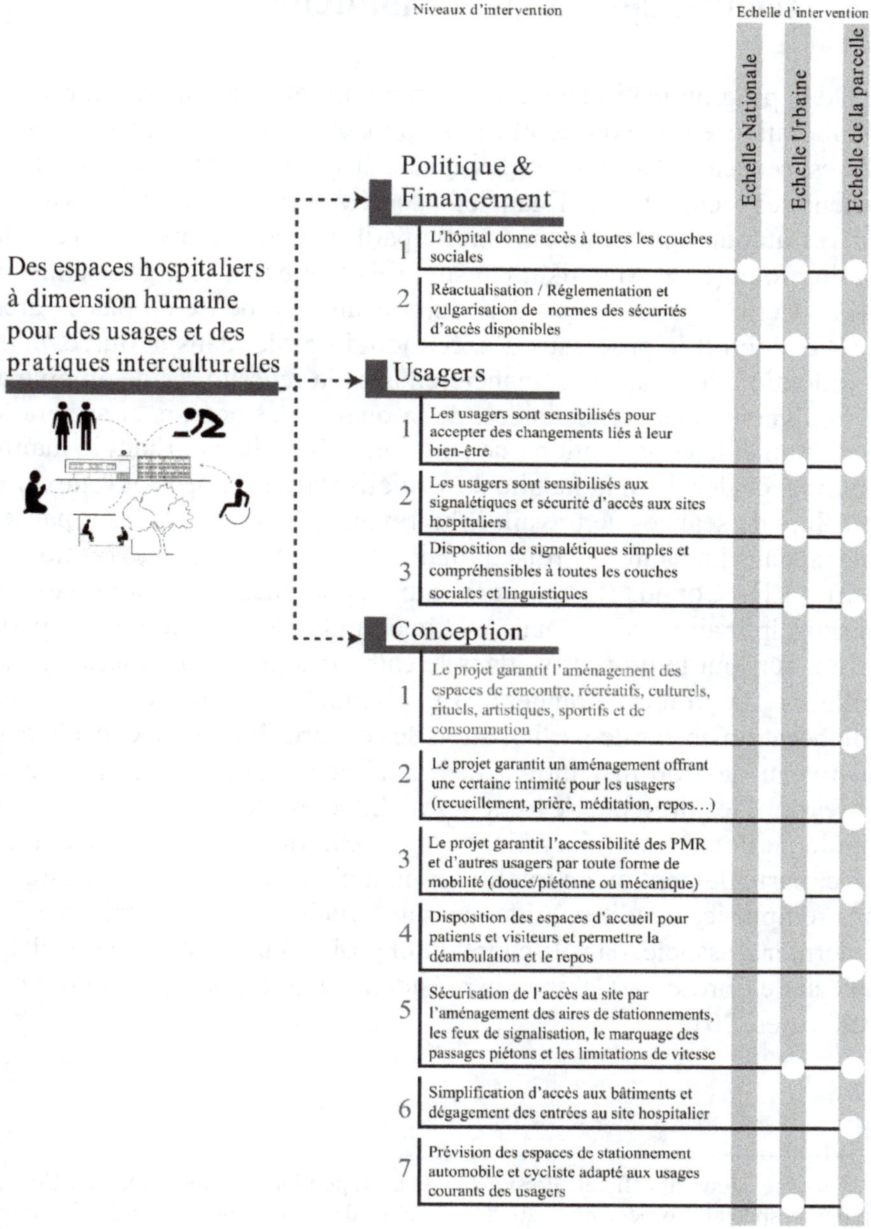

8.2. Approche collaborative interdisciplinaire pour le transfert de connaissances autant techniques que traditionnelles

De la programmation à l'exécution du projet hospitalier, l'approche collaborative entre experts pluridisciplinaires est vivement souhaitée. Elle est censée s'élargir à tous les agents du *care* (experts, bénéficiaires, partenaires techniques et financiers, société civile et autorités locales), fédérés autour d'un processus participatif à chaque étape du cycle de vie du projet (Fitz, Angelika; Krasny, Elke; Wien, Architektursentrum, 2019). Cette approche n'est pas toujours aisée à mettre en place parce qu'elle alourdit le processus d'exécution du projet dans la durée, dans la validation des étapes et financièrement. Sa réussite réside au niveau de la diversité des compétences, de la qualité des acteurs et surtout la médiation et la coordination que peut jouer l'architecte. Étant le maître d'œuvre, ce dernier a la faculté de spatialiser les échanges et réflexions émis lors de séances de travail. Il lui revient d'opérationnaliser, par les études, dans un cadre interdisciplinaire, le projet pour son exécution.

En RD Congo, le recours aux approches collaboratives et pluridisciplinaires existe, mais voit une faible participation des experts locaux sur tout le processus, dans le cadre des projets financés par les bailleurs de fonds étrangers. Et pourtant, la loi encadre cette collaboration en cas de participation des experts étrangers. C'est le cas, au niveau de l'ordre national des architectes, pour l'exercice de la profession, les droits et devoirs des architectes, dont l'article 52[112]. Il stipule : « Pour tout projet à financement extérieur, gouvernemental ou privé, partiellement ou en totalité, si un architecte étranger est désigné, sans remplir les conditions énoncées à l'article 13[113] de la présente loi, ce dernier s'associe, dans le cadre dudit projet, à un architecte inscrit au tableau de l'ordre. » (Cabinet du président de la République - Ordre des architectes, 2018).

[112] Source : Journal officiel -Présidence de la République démocratique du Congo, numéro spécial, 26 décembre 2018, Loi n° 18/034 du 13 décembre 2018 portant création, organisation et fonctionnement de l'Ordre National des Architectes.

[113] L'article 13 évoque les conditions d'inscription au tableau de l'ordre avant l'exercice de la profession.

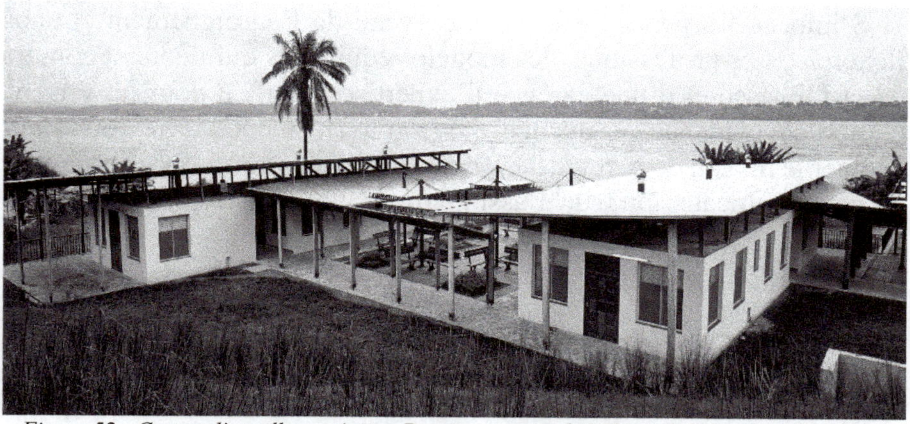

Figure 52 : Centre d'excellence Action Damien au sein de l'Hôpital de la rive à Kinshasa. Source : ARTER Architects 2022.
Le bureau belge Arter Architects était chargé des études du nouveau bâtiment de l'Hôpital de la rive à Kinshasa entre 2013 et 2014. Les architectes congolais qui y ont participé l'ont été au niveau de la présentation du projet de permis de construire et le suivi de l'exécution du projet.

Pour bon nombre de projets de grande envergure, l'architecte local est consulté uniquement pour le dossier de permis de construire ou l'estimation du coût du projet. L'expertise étrangère prend ainsi une grande part dans la fabrique du projet. Ce qui réduit la collaboration en une consultation et non un travail associatif ou collectif où les tâches sont communes et dans lequel les échanges de compétences sont possibles (Plattner, Meinel, & Leifer, 2018).

Le recours intensif à l'expertise étrangère pour les pays en manque d'experts qualifiés semble justifiable. La culture généraliste dans les formations universitaires et la rareté d'ouverture des marchés publics[114] aux bureaux d'études locaux sont certainement à la base de la carence des spécialistes. Les architectes congolais participent comme maîtres d'œuvre dans certains marchés publics, mais plus pour des projets de réhabilitation ou construction de centres de santé. Pour la construction ou rénovation des hôpitaux publics (hôpitaux de référence et cliniques), les offres s'ouvrent à une concurrence internationale dans laquelle, seuls ceux qui s'associent aux cabinets étrangers peuvent espérer gagner le marché d'études. Au cours de cette décennie, les études architecturales de 4 projets majeurs de nouveaux hôpitaux publics en RD Congo ont été menées par des bureaux étrangers.

---

[114] Il s'agit spécifiquement des marchés publics financés par des bailleurs de fonds étrangers.

S'impose l'urgence de créer, au niveau de l'enseignement et dans l'exercice des professions, des modèles équilibrés qui tiennent compte de la faiblesse et d'une carence d'expertise qualifiée pour les études. C'est une évidence qu'aucune étude n'a été menée à ce jour pour évaluer le niveau de partage des connaissances entre équipes étrangères et experts locaux ou sur l'assimilation, voire la reproduction des expériences accumulées lors de ce projet.

Team

The work on the feasability study and the master plan was carried out in close collaboration between Panzi Hospital, healthcare experts, design practitioners, and sustainability experts.

White Arkitekter	Architecture, healthcare architecture, and sustainability expertise
WSP Group	Construction, energy provision, sanitation, and water treatment expertise
The Centre for Healthcare Architecture (CVA), Chalmers University of Technology	Healthcare architecture research, and design process expertise
Centre for Person-Centred Care (GPCC), University of Gothenburg	Perinatal and neonatal healthcare research
Art of Life and Birth	Perinatal healthcare expertise
Panzi Hospital	Client, local expertise

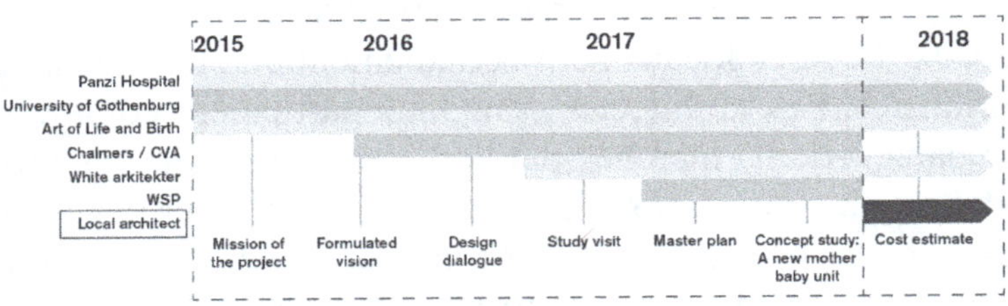

Figure 53 : Composition de l'équipe du projet « Centre mère et enfant et Master Plan de l'hôpital de Panzi ». Source : (White Arkitekters, 2018)
En novembre 2016, le bureau d'études suédois White Arkitekter a entamé des études de faisabilité du projet « Centre mère et enfant et Master Plan de l'hôpital de Panzi » à Bukavu. En collaboration avec 3 partenaires suédois (University of Gothenburg, WSP, Art of Life and Birth and the Center for Health Architecture at Chalmers). Les architectes locaux sont intervenus uniquement lors de la phase d'estimation du coût du projet.

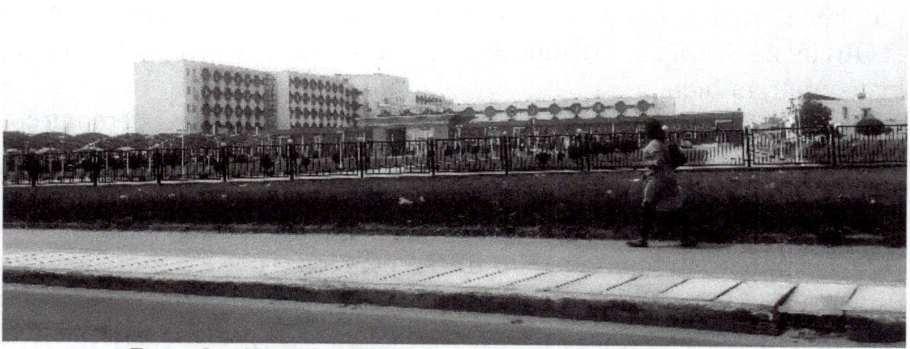

Figure 54 : Hôpital du Cinquantenaire à Kinshasa. Source : Auteur.
Entre 2011 et 2014, les entreprises chinoises ont réalisé les études et construit l'hôpital du Cinquantenaire et l'hôpital sino-congolais à Kinshasa avec une expertise composée en majorité de Chinois. Les experts congolais ont participé au niveau des travaux d'assainissement des réseaux d'évacuation, de la main d'œuvre et au niveau du contrôle des travaux.

Pour une démarche interdisciplinaire

La collaboration dans le projet hospitalier doit se concrétiser dans une démarche interdisciplinaire. Le concept d'interdisciplinarité, plus abordé dans la recherche et l'enseignement, est critiqué parfois parce qu'il exige « un investissement supplémentaire en temps et en énergie, ainsi que des compromis sur le plan de la formulation des questions… » (Prud'homme, Larivière, & Gingras, 2017). Mais son usage ici l'est à la suite de la productivité et de la qualité des résultats qu'elle produit (Maublanc, 2018). Pour l'anthropologue Jean-Pierre Olivier De Sardan : « […] les apports d'autres disciplines sont utilisés pour affirmer l'identité disciplinaire, autrement dit renforcer la citadelle disciplinaire… Dans une seconde version, les apports d'autres disciplines sont utilisés pour dépasser l'identité disciplinaire, autrement dit faire tomber les remparts de la citadelle disciplinaire. » (2013)

Aux disciplines traditionnelles qui participent à la conception (la médecine et l'architecture), nous suggérons la participation d'autres disciplines qui, malgré leur importance, sont absentes dans la fabrique du projet hospitalier en RD Congo. Il s'agit notamment de l'anthropologie médicale et de la sociologie urbaine. Pour repenser l'infrastructure hospitalière dans une Afrique subsaharienne ancrée dans les pratiques culturelles, les disciplines qui mettent la lumière sur les aspects socioculturels sont d'une importance capitale. La faible prise en compte par la médecine moderne de ces dimensions comportementales des usagers, musèle leurs considérations dans l'architecture hospitalière. Les travaux de recherche de Yannick Jaffré et Olivier de Sardan en Afrique de l'Ouest sur l'anthropologie médicale, le démontrent bien.

Dans « Une médecine inhospitalière », les auteurs démontrent l'insatisfaction des populations dans les hôpitaux et centres de santé publics d'Afrique de l'Ouest où la qualité de l'accueil et de soin est mise en cause. Mais lorsqu'on analyse les parcours des usagers, les comportements stigmatisés dans différents récits, une amélioration des flux et un aménagement judicieux des espaces peuvent contribuer à une réduction de contact entre malades ambulatoires et personnels. En effet, c'est notamment pendant de longues minutes d'attente des malades que sont générées des disputes. Depuis le hall couvert, ouvert sur les côtés avec une vue sur les portes des différents bureaux, ils aperçoivent gestes et mouvements du personnel soignant semblant ne pas se préoccuper de leur présence.

Quels sont les aspects conceptuels nouveaux qu'apporteraient les autres disciplines à l'instar la sociologie et l'anthropologie de la santé ? L'apport de ces dernières peut être illustré par deux récits communiqués par le professeur Bruno Lapika Dimomfu[115] :

> ***Récit 1** : Dans le Kasaï, un partenaire technique et financier a fait construire une maternité dans un village pour réduire les distances que faisaient les femmes enceintes entre leurs villages et l'hôpital. Le projet était salutaire pour toute la communauté. Cependant, moins de 50 % des femmes (ayant été en consultation) accouchent dans la nouvelle maternité. La raison de leur refus était l'absence de parterre dans l'infrastructure empêchant le contact spirituel du nouveau-né aux ancêtres censé le protéger des esprits mauvais. C'était ancré dans leur coutume et la pratique était respectée par les sages-femmes traditionnelles du village. Une fois le parterre créé, les accouchements avaient augmenté.*
>
> ***Récit 2** : Toujours dans le Kasaï, un hôpital a reçu le financement pour la construction d'une morgue. À la fin de sa construction et en attente de l'inauguration, le chef de village a envoyé un message dissuasif aux villageois et à l'hôpital. En effet, il informa les futurs utilisateurs que le premier à y conduire un corps sera le suivant à y être placé. Cette menace fut prise au sérieux en raison de la pratique traditionnelle qui oblige à enterrer le mort le même jour que son décès. Y déroger frappait des esprits d'ancêtres, conduisant au décès du suivant.*

---

[115] Propos recueilli par l'auteur le 24 mai 2018. Bruno Lapika Dimomfu est professeur d'Anthropologie à l'université de Kinshasa.

Ces deux récits traduisent l'ignorance de certaines pratiques qui pourtant questionnent l'approche d'exécution de projet dans l'Afrique subsaharienne. Toutefois, les compromis doivent être trouvés et les besoins des réformes (De Sardan, 2013) sont évidents devant une société en continuel changement (Hamel, 2012).

Réponses au niveau de 3 échelles d'analyses pour repenser l'infrastructure hospitalière :

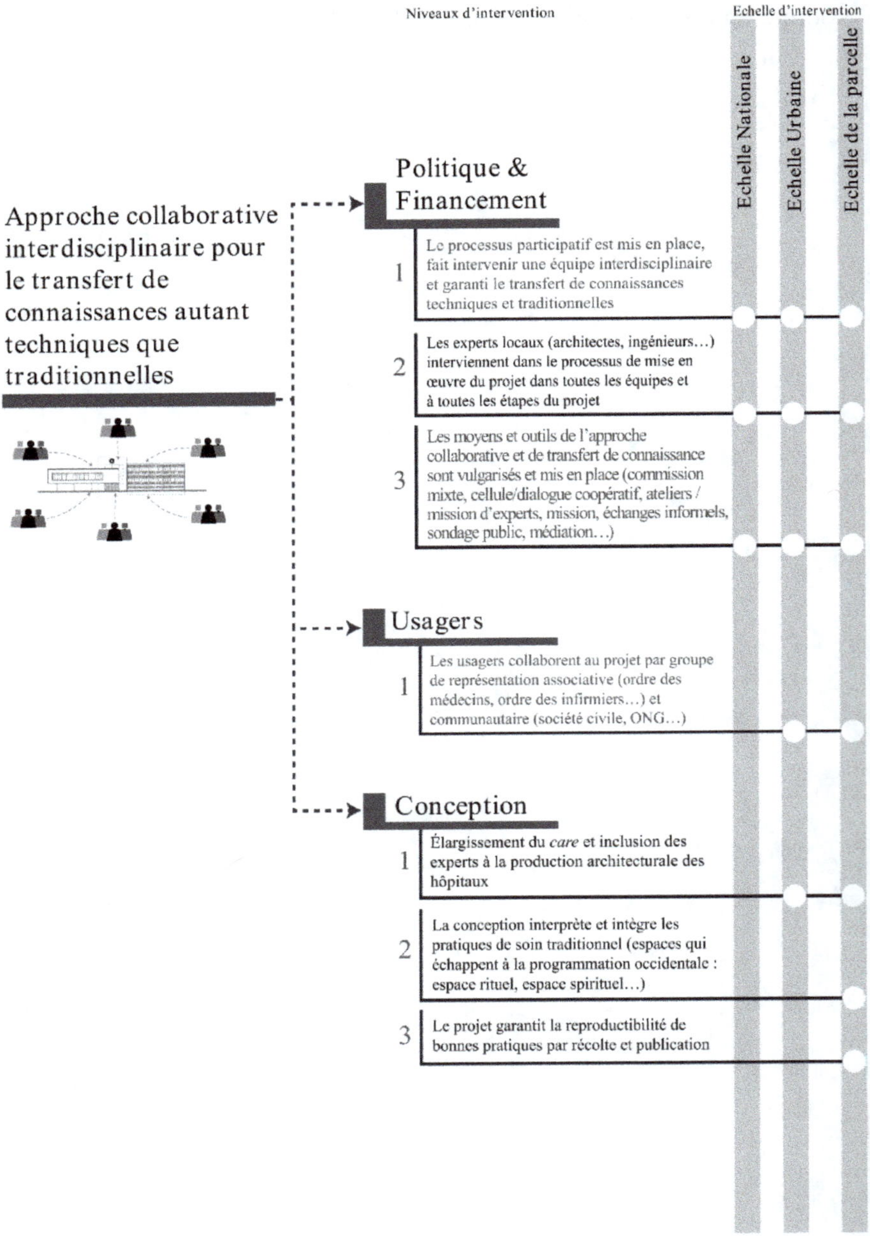

8.3. Une adaptabilité et une évolutivité pour tenir en compte autant l'aspect médical que les soins et la sociabilité informelle

Face à l'évolution des techniques de soin, l'hôpital doit s'adapter aux avancées médicales et aux innovations constructives. Sachant que l'évolutivité impacte différemment chaque espace, de l'échelle de la parcelle à celle de la chambre, l'architecture doit anticiper les mutations par des solutions techniques et conceptuelles. Les interventions architecturales doivent ainsi réduire les contraintes pour faciliter les transformations futures. En concertation avec les parties prenantes, il convient d'identifier les espaces susceptibles de changer plus rapidement que d'autres. L'évolutivité (le Maire, 2009), recherchée à l'intérieur comme à l'extérieur de l'hôpital, doit garantir flexibilité (Hill, 2003), adaptabilité et extensibilité, permettant aux infrastructures de s'ajuster aux nouvelles affectations et usages, tout en facilitant la participation des usagers à leur aménagement.

L'évolutivité des infrastructures hospitalières est cependant souvent menacée par des contraintes foncières. Les terrains publics étant fréquemment spoliés, les possibilités d'extension des infrastructures se retrouvent limitées, avec des espaces non occupés parfois réaffectés à des projets qui ne répondent pas aux besoins de l'hôpital. Des solutions foncières seules ne suffisent donc pas pour garantir l'évolutivité, d'où l'importance de plans directeurs, élaborés en concertation avec tous les acteurs impliqués dans la gestion de l'infrastructure publique.

L'analyse de deux cas d'études révèle que le *care* s'installe dans le surplus d'espace. L'hôpital en bloc, pensé pour rationaliser les espaces, limite ce surplus. Les espaces intérieurs de ce modèle offrent moins de possibilités d'insertion de divers usages en comparaison avec le modèle pavillonnaire. Dans les hôpitaux pavillonnaires, la relation entre vides et volumes, les grands dortoirs, les espaces verts entre pavillons et l'environnement du complexe offrent davantage d'options pour déployer le *care*.

À l'Hôpital général de référence de Makala, la disponibilité de l'espace dans la parcelle dépasse les limites du monobloc. Ces espaces vides donnent plusieurs possibilités d'extension de l'hôpital. La mauvaise gestion de ces espaces, avec la construction désordonnée d'annexes ajoutées ces dernières années, pourrait être un obstacle à l'élaboration d'un nouveau projet et fait apparaître le risque de voir les espaces du *care* disparaitre. La réflexion sur les extensions devrait être l'occasion d'impliquer les usagers aux côtés des décideurs et des concepteurs.

À l'hôpital Mama Yemo, les grands dortoirs et autres locaux ont permis d'accueillir de nouvelles fonctions. C'est le cas de la salle d'opération aménagée dans l'ancien réfectoire (voir pages 231 et 237) ou de la transformation d'une chambre-dortoir en bureau (voir pages 181, 234 à 239). Ces transformations n'ont pu être possibles que grâce à la taille relativement grande et la standardisation des espaces, avec une structure qui suit une trame précise. Cette logique favorise, outre la modularité des espaces, l'interchangeabilité des fonctions et des services.

Réponses au niveau de 3 échelles d'analyses pour repenser l'infrastructure hospitalière :

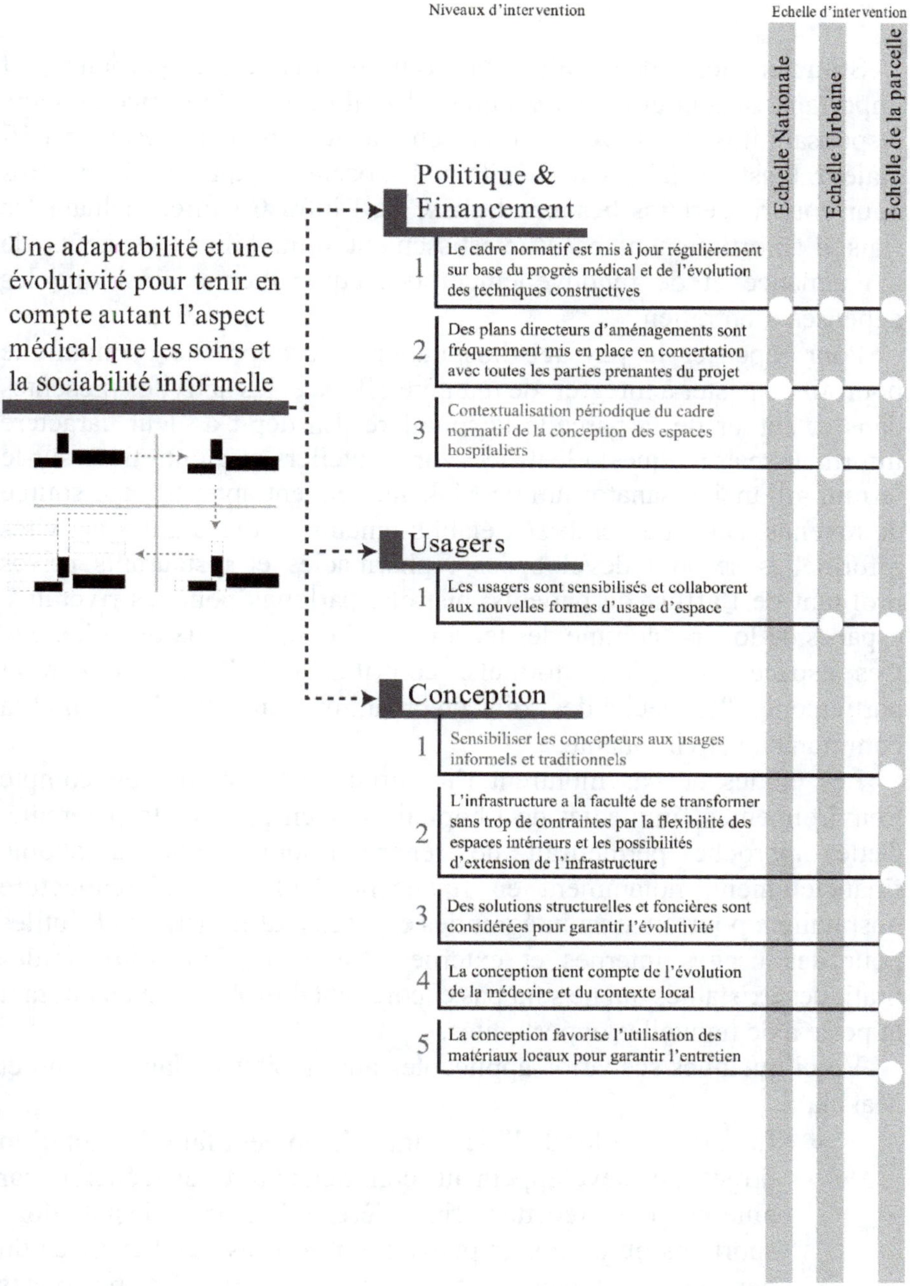

8.4. Une autonomie financière qui inclut l'économie informelle

Stimuler les idées d'autonomisation financière partielle est important, sans pour autant exempter l'État ou l'entité tutrice de leurs responsabilités. En RDC, le financement des hôpitaux reste un défi majeur. Il est crucial que les hôpitaux disposent de capacités financières pour couvrir certains besoins de base de l'infrastructure, incluant les frais d'amortissement et d'investissement immobilier, les coûts de maintenance et de renouvellement des équipements, ainsi que les dépenses d'entretien.

Pour repenser le paysage hospitalier, une approche économique pourrait consister à intégrer, de manière efficace, les activités présentes dans et autour de la parcelle hospitalière. En dépit de leur caractère informel, ces pratiques, identifiées lors d'ateliers et d'entretiens sur le terrain à l'ancien sanatorium de Makala, peuvent apporter une source de revenus. Dans de nombreux établissements médicaux, des activités informelles se sont développées : pharmacies et restaurants privés profitant de l'afflux de patients, bistrots, parkings pour les riverains, espaces de loisirs (comme des terrains de football), lieux de culte, etc. Ces espaces, bien qu'informels, contribuent à la vie sociale et participent à l'efficacité des soins en créant un lien entre l'hôpital et la communauté environnante.

Les études de cas montrent l'importance de prendre en compte l'environnement immédiat de l'hôpital pour en garantir la pérennité. Cette approche permettrait de rendre l'hôpital plus autonome financièrement, notamment en finançant l'entretien. L'architecture hospitalière pourrait ainsi intégrer des espaces multifonctionnels, utiles pour des usages internes et externes. Cette stratégie valorise des pratiques existantes qui ne sont pas encore rentabilisées, tout en ouvrant la porte à de nouvelles opportunités.

Voici quelques scénarios applicables aux hôpitaux Mama Yemo et Makala :

- Le terrain de football de Mama Yemo peut faire l'objet d'un projet de développement communautaire et générer par ailleurs des recettes financières. D'autres installations sportives ou de loisirs peuvent être créées aux bénéfices du personnel soignant, patients, visiteurs ou des personnes extérieures.

- Des salles de réunions des hôpitaux peuvent être mises à disposition pour des rencontres extra hospitalières (tel que des rassemblements religieux ou des réunions des associations extra hospitaliers).
- La buanderie de l'hôpital pourrait servir à d'autres établissements médicaux locaux qui n'en possèdent pas, renforçant ainsi la coopération entre structures de santé.
- Des parkings payants pourraient être mis en place pour visiteurs et riverains pourraient être aménagés.
- Des ateliers pour artisans pourraient être mis à disposition d'artisans du quartier ou de la ville. À l'hôpital Mama Yemo, par exemple, le personnel utilise déjà des ateliers pour répondre à des commandes internes et externes. Une structure de développement pourrait être établie pour formaliser et élargir cette activité.
- Des bibliothèques peuvent être accessibles à la communauté scientifique et aux résidents de la commune.

Ces initiatives économiques permettraient de favoriser un *building social*, rapprochant la société autour d'un projet collectif (Hebel, Heisel, & Wisniewska, 2018). Cela offrirait également à la population locale l'opportunité de participer à la construction d'une infrastructure qui reflète les spécificités culturelles et sociales locales (Lepik & Bainbridge, 2013).

Cependant, l'obstacle majeur de ce scénario réside dans la difficulté de voter des lois permettant une gestion autonome des hôpitaux. Cette question pourrait être débattue avec les acteurs impliqués dans les projets hospitaliers, notamment le ministère de la Santé. Une politique de partenariat public-privé (PPP) pourrait également être envisagée.

Les PPP sont déjà employés par le ministère de la Santé pour certains hôpitaux, tels que le Centre hospitalier Roi Baudouin de Masina [CHRM] et l'Hôpital pédiatrique de Kalembe-Lembe[116], gérés respectivement par l'Armée du Salut et la Croix-Rouge du Congo. Toutefois, aucune étude n'a encore évalué l'efficacité de ces partenariats. Il serait pertinent d'approfondir cette question dans le

[116] Fondé en 1948 par la Croix-Rouge du Congo belge, l'Hôpital pédiatrique de Kalembe-Lembe est situé à Kinshasa dans la commune de Lingwala. Il compte une centaine de lits. Après sa reprise par l'état en 1973, l'hôpital fut confié à la Croix-Rouge de Belgique en partenariat avec la Croix-Rouge du Congo en 1997 pour sa gestion. L'hôpital est le seul et le plus grand des établissements publics spécialisés dans la médecine des enfants.

cadre de recherches futures. Les hôpitaux gérés par des organisations philanthropiques, comme l'hôpital Saint-Joseph et la clinique Bondeko à Limete, sont réputés pour leur qualité de service et bénéficient régulièrement de fonds pour l'entretien, provenant soit de leur réseau, soit d'une gestion efficace.

Pour garantir le *care*, il est nécessaire de stimuler l'autonomisation financière des hôpitaux tout en maintenant l'implication de l'État ou de l'entité tutrice. Le financement des infrastructures hospitalières doit inclure des ressources pour l'amortissement et l'investissement immobilier, la maintenance des équipements et l'entretien général.

Réponses au niveau de 3 échelles d'analyses pour repenser l'infrastructure hospitalière :

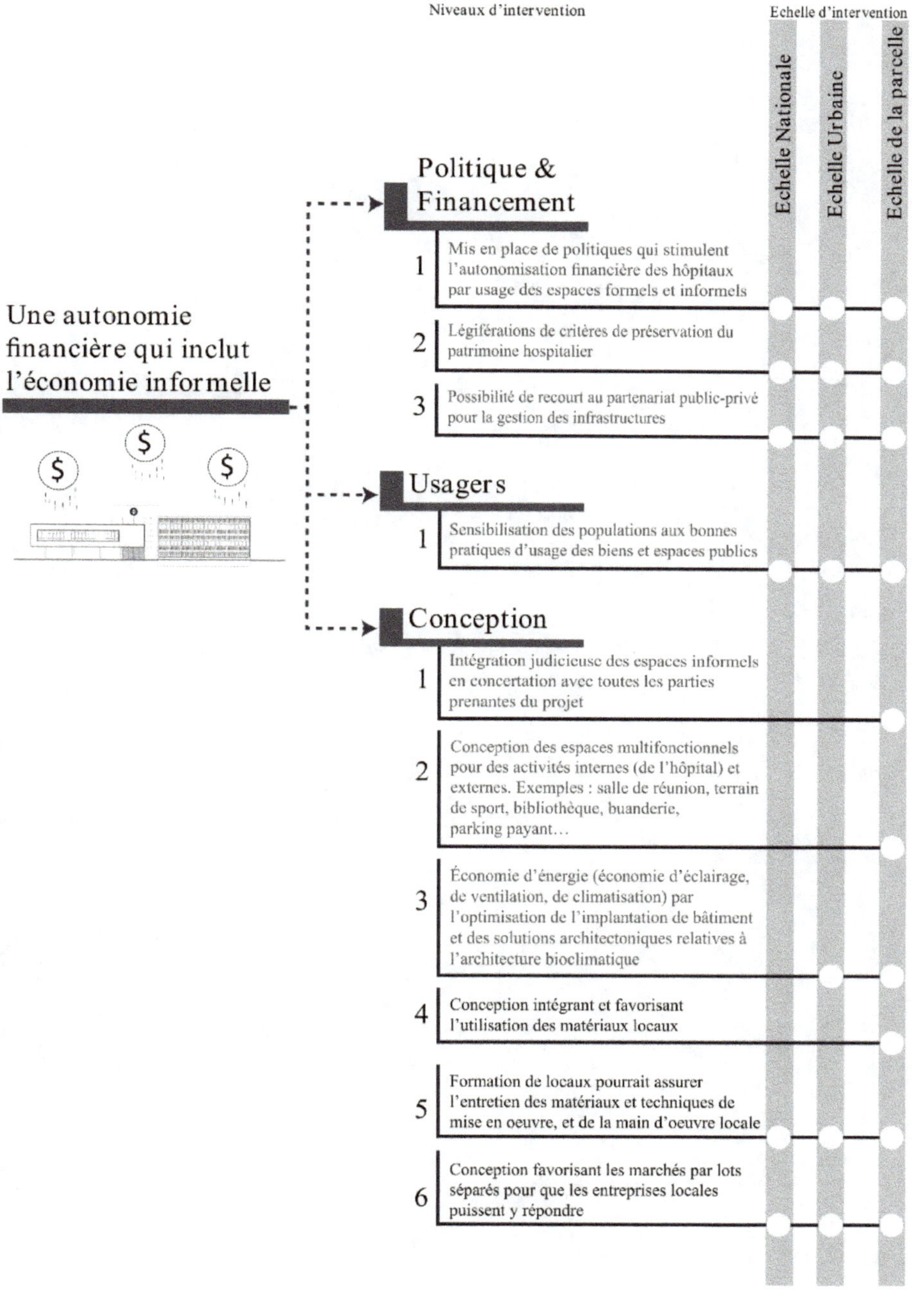

Conclusion

L'architecture hospitalière en République Démocratique du Congo

L'architecture hospitalière en RDC n'a que peu évolué depuis l'époque coloniale. L'évolution semble être restée figée dans les années 1960, période où la politique sanitaire bénéficiait de moyens financiers et techniques importants. Aujourd'hui, le pays peine à gérer les infrastructures publiques, dans un contexte de précarité des populations et de dégradation des bâtiments. Le modèle pavillonnaire, largement répandu, répond à trois défis principaux :

- *L'entretien de l'équipement* : Les hôpitaux en bloc présentent des défis majeurs pour l'entretien et les travaux de réhabilitation, ce qui pousse souvent les établissements à recourir à des financements privés ou étrangers. Les fonds publics, quand ils interviennent, ciblent généralement des actions spécifiques sur un bâtiment ou des travaux nécessitant des budgets modestes.
- *L'accessibilité financière :* Le modèle pavillonnaire permet aux concepteurs de diviser les projets en plusieurs phases, en fonction des ressources disponibles. Cette flexibilité permet de faire évoluer les infrastructures selon les besoins et les budgets, tout en facilitant l'ajout de services.
- *La facilité technique :* Le modèle pavillonnaire favorise le développement des entreprises de construction locales, souvent modestes. Chaque pavillon peut faire l'objet d'un lot distinct, permettant ainsi aux petites entreprises de contribuer au projet. En revanche, le modèle monobloc nécessite des compétences techniques avancées, souvent au-delà des capacités des entreprises locales.

La problématique de la restructuration de l'infrastructure hospitalière en RDC

Face aux nouvelles pratiques d'usage et aux évolutions des soins médicaux, il est essentiel d'adapter l'architecture hospitalière, les techniques et les normes dans ce secteur. Étant donné les nombreuses contraintes, notamment financières, il est nécessaire de développer de nouvelles approches et des alternatives de financement pour les infrastructures hospitalières. Des projets pilotes pourraient enclencher le processus de restructuration et orienter la conception des infrastructures selon les besoins des usagers et les intérêts de chaque acteur du projet.

Les marqueurs du *care* identifiés dans cette étude fournissent des éléments de réflexion pour la problématique de l'infrastructure hospitalière en Afrique subsaharienne, en particulier en RDC. L'infrastructure hospitalière congolaise, bien qu'elle montre des signes de résilience, est marquée par une ségrégation nouvelle. Sa redynamisation devrait s'accompagner d'une approche sociale plus inclusive, prenant en compte non seulement les patients, mais aussi le personnel de santé et la communauté. Certains chercheurs suggèrent la collectivisation de certains équipements (laboratoires, centres d'imagerie) : « Dans la situation de sous-équipement que connaît la RDC, il est nécessaire de réfléchir à une utilisation collective de certains équipements médicaux. Ceci procède de la politique des soins de santé » (Tshiamala P, 2008). Cette hypothèse, déjà débattue à l'époque coloniale, reste pertinente et mérite des recherches approfondies.

Le rôle de l'État et des bailleurs de fonds dans le développement de l'architecture hospitalière

En RDC, un État défaillant dans son rôle normatif et régulateur laisse un vide en matière de réglementation du secteur de l'urbanisme et de la construction. De nombreux projets sont réalisés dans un contexte de laxisme vis-à-vis des normes d'urbanisme, ce qui donne aux bailleurs de fonds et aux maîtres d'ouvrage une grande latitude dans l'orientation des projets, tant au niveau de la programmation que de l'aménagement des espaces. Dans ce contexte, les cadres législatifs et réglementaires susceptibles de favoriser ou de contraindre l'intégration du *care* dans la conception et la construction sont rarement appliqués. Ainsi, les architectes congolais, souvent limités à des rôles techniques, se voient contraints de suivre des cahiers des charges rigides établis par les bailleurs de fonds étrangers. Quelles seraient donc les orientations possibles pour redresser cette situation ?

Analyse critique de la maîtrise d'ouvrage, de la maîtrise d'œuvre et des pratiques des bailleurs de fonds internationaux

Cet ouvrage n'a pas abordé en détail la question de la maîtrise d'ouvrage, qui semble orientée principalement vers le *cure*, au détriment du *care*. Il serait pertinent d'explorer, dans des recherches futures, comment la maîtrise d'ouvrage et la maîtrise d'œuvre influencent la conception, la réhabilitation et la construction des hôpitaux publics en RDC. Cette analyse pourrait porter sur les cahiers des charges, les normes et indicateurs imposés par les bailleurs de fonds internationaux et nationaux, et la manière dont ils limitent ou favorisent le *care*.

D'un côté, il serait intéressant d'examiner l'organe de régulation des marchés publics, qui depuis 2010 produit les « Cahiers des charges » pour les marchés publics, encadrant les contraintes environnementales, économiques et sociales spécifiques. De l'autre, une analyse critique des pratiques des bailleurs de fonds internationaux permettrait de mieux comprendre leurs logiques et approches, et d'évaluer si l'architecture est considérée au-delà de ses aspects techniques et économiques.

Former les architectes au « care » dans l'architecture hospitalière

Les programmes actuels semblent davantage orientés vers une approche de *cure*, au détriment du *care*. D'autres recherches pourraient analyser dans quelle mesure le cursus de formation prépare les architectes à intégrer une dimension de *care* dans la conception des infrastructures hospitalières. Cela nécessite de repenser les programmes éducatifs en intégrant des modules sur la conception d'infrastructures de santé, la prise en compte des pratiques culturelles locales, et des ateliers collaboratifs avec des experts en anthropologie et sociologie. Des spécialisations postuniversitaires pourraient approfondir les normes hospitalières et la gestion des flux hospitaliers. Le transfert de compétences dans les collaborations internationales, via des stages pratiques et des études de cas locaux, aiderait à former des architectes capables de concevoir des infrastructures adaptées aux réalités locales et aux défis spécifiques de la RDC.

Rénover ou réhabiliter un hôpital colonial : enjeux et défis

Rénover ou réhabiliter un hôpital colonial est un processus complexe, non seulement sur le plan technique et organisationnel, mais aussi en termes de préservation du *care* et du *cure* existants. Dans un contexte où les travaux doivent se faire sans interrompre les services hospitaliers, la collaboration entre les différents acteurs est essentielle pour mutualiser les savoirs. Durant les phases de programmation et d'étude, il serait avantageux de tirer parti des expériences passées, de transférer les connaissances et d'acquérir une maîtrise du processus dans le contexte spécifique de la RDC.

Bibliographie

Académie Royale des Sciences d'Outre-Mer. (1989). *Biographie Belge d'Outre-Mer.* Académie Royale des Sciences d'Outre-Mer, T. VII-C, col. 136-140.

Adams, A. (2008). *Medicine by Design: The Architect and the Modern Hospital, 1893–1943.* Minneapolis: University of Minnesota Press.

Al Salah, D. M., Ngweme, G. L., Otamonga, J.-P., Mulaji, C., & Poté, J. (2020). Hospital wastewaters: A reservoir and source of clinically relevant bacteria and antibiotic resistant genes dissemination. *in urban river under tropical conditions. Ecotoxicology and Environmental Safety, 200, 110767–. https://doi.org/10.1016/j.ecoenv.2020.110767.*

Albert, D. (1958). *Notice de la carte géologique du Congo belge et du Ruanda-Urundi.* Brussel: Ministère des colonies.

André, J. (1957). *Foreami : fonds Reine Elisabeth pour l'assistance médicale aux indigènes du Congo belge : rapport sur l'activité durant l'année 1957.* Bruxelles: FOREAMI.

Architecture Workroom Brussels. (2020, Novembre 12). *Atelier Series Take Care.* Récupéré sur architectureworkroom: https://www.architectureworkroom.eu/en/projects/2448/atelier-series-take-care

Assis, N. (2018). *De la scrofule à la tuberculose au Sanatorium de la Musse.* Paris: mémoires, faculté de médecine- Université Paris Descartes.

Atelier Utrecht, I. (2016). *From Cure to Care, Transitions in the healthy city of Utrecht.* Utrecht: IABR.

Ayimpam, S. (2014). *Économie de la débrouille à Kinshasa : informalité, commerce et réseaux sociaux.* Paris: Karthala.

Bataille, J. (2018). La flexibilité des établissements de santé. Dans F. Langevin, *Architecture et ingénierie à l'hôpital. Le défi de l'avenir* (pp. 143 - 150). Rennes: Presses de l'EHESP.

Bay, B., & Carrier, C. (2017). L'aménagement de l'espace dans les établissements de santé : une expérience d'innovation sociale hospitalière. *Réalités Industrielles*, 28-32.

Beaugé, F. (1996, Décembre). *Misère et dignité à l'hôpital Mama Yemo de Kinshasa.* Récupéré sur Le Monde diplomatique: https://www.monde-diplomatique.fr/1996/12/BEAUGE/5961

Becker, M. (1996, Avril-juin 11 septembre 2020). *Paysage perçu, paysage vécu, paysage planifié. Le cas de Belle-lle-en-Mer.* Récupéré sur Persee.fr: https://doi.org/10.3406/noroi.1996.6719

Belgique Ministère des colonies. (1951). *L'urbanisme au Congo belge.* Bruxelles: De Visscher.

Benelli, N., & Modak, M. (2010). Analyser un objet invisible : le travail de care. *Revue française de sociologie, vol. 51, no. 1*, 39-60.

Bibeau, G. (2013). Un hôpital en forme de village : Au temps de la politique mobutiste de l'"authenticité" (1972-1977). *Anthropologie et Sociétés, 37 n°3*, 25-43.

Boesiger, W. (1965). *LLe Corbusier et son atelier rue de Sèvres 35. Vol. 7, Oeuvre complète 1957-1965.* Girsberger.

Boldron, B. (2016, septembre 27). *Maître d'usage : 10 questions à poser à votre urbaniste !* Récupéré sur Urbanews.fr: https://www.urbanews.fr/2016/09/27/51575-maitre-dusage-10-questions-a-poser-a-votre-urbaniste/

Bosselut, C. (2006). Patricia Paperman, Sandra Laugier, éds., Le souci des autres. Éthique et politique du care. *Archives de sciences sociales des religions, 136*, 115-283.

Branden, F. V., Fornara, L., & Staub, A. (1926). Rapport sur le fonctionnement du Lazaret des Tuberculeux de Léopoldville et sur l'infection tuberculeuse au Stanley-Pool. *Annales de la Societe Belge de Medecine Tropicale*, pp. Vol. 6, pp. 235-60.

Brassinne, J. (1985). La coopération belgo-zaïroise 1960-1985. *Courrier hebdomadaire du C.R.I.S.P 1099-1100, n° 34*, 1-78.

Bubien, Y. (2019). L'intimité à l'hôpital : quels enjeux éthiques ? Dans M. Jean, *L'intimité menacée ?Le souci de l'intimité dans la pratique du soin et de l'accompagnement : quels enjeux éthiques ?* (pp. 47-61). Toulouse: Érès.

Bukabau, R. (2021, juin 3). Pratiques des usagers dans l'hôpital public à Kinshasa. (B. T. Lumfuankenda, Intervieweur)

Cabinet du président de la République - Ordre des architectes. (2018). Loi n°18/034 du 13 décembre 2018 portant création, organisation et fonctionnement de l'ordre national des architectes. *Journal Officiel de la RDC, Numéro Spécial - Ordre des architectes*, 1-25.

Camphyn, R. (1955). Aspects actuels de la tuberculose du Noir. *Académie royale des Sciences coloniales. Mémoires in-8°*, pp. Nouvelle-série. Tome I, fasc.4.

Certeau, M. d., Luce, G., & Mayol, P. (1990). *L'invention du quotidien, tome 1. arts de faire.* Paris: Nouv. éd. / établie et présentée par Luce Giard. gallimard.

Chambre des représentants. (1956). *Rapport sur l'administration de la colonie du Congo Belge pendant l'année 1955 présenté aux chambres Législatives.* Bruxelles.

Chang, J.-H. (2016). *A Genealogy of Tropical Architecture: Colonial Networks, Nature and Technoscience (1ère édition).* Londres: Routledge.

Chang, J.-H., & King, A. D. (2011). Towards a genealogy of tropical architecture: Historical fragments of power-knowledge, built environment and climate in the British colonial territories. *Singapore Journal of Tropical Geography, vol. 32, no. 3, Blackwell Publishing Asia,* 283-300, doi:10.1111/j.1467-9493.2011.00434.x.

Charles, V. (2013). *L'Art déco.* Paris: Parkstone.

CNCD 11.11.11. (1989). *Pile et face: bilan de la coopération belgo-zaïroise.* Bruxelles: Revue nouvelle.

Conjoncture économique. (1969). *République du Zaïre : conjoncture économique n°9, 1969.*

Conjoncture économique. (1973). *République du Zaïre : conjoncture économique n°13, 1973.*

Conjoncture économique. (1980). *République du Zaïre : conjoncture économique n°19, 1979-1980 :.*

Conjonctures économique. (1984). *République du Zaïre ; conjoncture économique n°23, 1984.* Kinshasa.

Cremnitzer, J.-B. (2005). *Architecture et Santé: le temps du sanatorium en france et en Europe.* Paris: Picard.

Darras, T. (2012). L'Oeuvre médicale belge en Afrique centrale (Congo belge et Ruanda-Urundi). *Mémoire du Congo.*

Darras, T., Camphyn, R., & Halet, J. (1992). Tuberculose. Dans P. Janssesns, M. Kivits, & J. Vuylsteke, *Médecine et hygiène en Afrique centrale de 1885 à nos jours* (pp. 1537-1556). Bruxelles: Fondation Roi Baudouin.

De Hens, G., & Martiny, V.-G. (1992). *Une architecture des tendances 1766-1991 : cent-cinquante architects.* Bruxelles: [s.n.] Institut supérieur d'architecture Victor Horta; Académie royale des beaux-arts de Bruxelles.

De Maximy, R., Flouriot, J., & Pain, M. (1975). *Atlas de Kinshasa.* Kinshasa: Bureau d'Études, d'Aménagement et d'Urbanisme (BEAU).

De Nys-Ketels, S. (2021). *Myths and Realities of the Belgian Medical Model Colony : A Genealogy.* Gent: Ghent University.

De Nys-Ketels, S., Lagae, J., Geenen, K., Beeckman, L., & Lumfuankenda Bungiena, T. (2019). Spatial governmentality and everyday hospital life in colonial and postcolonial DR Congo. Dans D. E. Coslet, *Neocolonialism and Built Heritage : Echoes of Empire in Africa, Asia, and Europe* (pp. 147-167). London and New York: Routledge.

De Rochegonde, T. (2012). « Le souci des autres. Éthique et politique du care, Patricia Paperman, Sandra Laugier (dir.) nouvelle édition augmentée, Paris, EHESS, coll. "Raisons pratiques". *Recherches familiales, vol. 9, n°1*, 195-196.

De Sardan, J.-P. O. (2013). Interdisciplinarité et renouvellement de l'anthropologie : l'exemple de l'anthropologie médicale. *Anthropologie et Sociétés*, pp. 37 (1), 23–43. https://doi.org/10.7202/1016145ar.

Demaison, C. (2011, février 4). *Le concept de "care" : les soins liés aux fonctions de la vie.* Récupéré sur GRIEPS: https://www.grieps.fr/actualites-le-concept-de-care-les-soins-lies-aux-fonctions-de-la-vie-49

Denormandie, P., & Fortin, H. (2004). *Architecture et handicap : concevoir l'hôpital pour tous.* 2e édition, Assistance publique-Hôpitaux de Paris.

Depage, A., Vandervelde, P., & Cheval, V. (1912). *La construction des hôpitaux: étude critique.* Bruxelles: Misch & Thron.

Dequeker, P., & Kanene, M. (1992). *L'architecture tropicale: théorie et mise en pratique en Afrique tropicale humide.* Centre de recherches pédagogiques.

Dickstein-Bernard, C., Lelarge, A., Guilardian, D., & le Maire de Romsée, J. (2005). *Du monumental au fonctionnel: l'architecture des hôpitaux publics bruxellois (XIXe-XXe siècles). Ambitions et réalisations.* Bruxelles: CIVA pour le CPAS.

Diop, M., & Benoist, J. (2007). *L'Afrique des associations: entre culture et développement.* Paris: Karthala Editions.

Döcker, R. (1930). *Terrassentyp. Krankenhaus, Erholungsheim, Hotel, Bürohaus, Einfamilienhaus, Siedlungshaus, Miethaus und die Stadt.* Stuttgart: Stuttgart : J. Hoffmann.

Dongois, M. (2012). Architectes et urbanistes sont les médecins de demain. *Actualité Médicale*, 34-37.

Dubois, A. (1969). *La Croix-Rouge du Congo.* Bruxelles: Academie royale des Sciences d'Outre-Mer.

Dubois, A., & Duren, A. (1947). Soixante ans d'organisation médical au Congo Belge.

Duprez, A., Mundeleer, P., Sydranski, H., & Cittone, M. (1959). *La chirurgie d'exérèse dans le traitement de la tuberculose pulmonaire au Congo belge.* Bruxelles: Académie royale des Sciences coloniales, Mémoires in-8°. Nouvelle série, Tome IX, fasc. 2. .

Duren. (1955). *L'Organisation médicale belge en Afrique (1953).* Bruxelles: Academie royale des Sciences coloniales, 108 p.

F.B.I. (1964). *Une oeuvre de coopération au développement : quinze années d'activité du Fonds du Bien-Etre Indigène au Congo, au Rwanda et au Burundi, 1948-1963.* Brussel: F.B.I.

Fiessinger, J.-N. (2004). Innovations en médecine une expérience à l'hôpital Georges Pompidou. *Laennec, vol. tome 52, no. 2*, pp. 11-15.

Fitz, Angelika; Krasny, Elke; Wien, Architektursentrum. (2019). *Critical Care. Architecture and Urbanism for a broken Planet.* MIT Press.

Foucault, M., & al. (1979). *Les machines à guérir : aux origines de l'hôpital moderne.* Paris: Architecture+ Archives / Pierre Mardaga.

Fourchard, L., Goerg, O., & Gomez-Perez, M. (2009). *Lieux de sociabilité urbaine en Afrique.* Paris: L'Harmattan.

Fumunzanza, M. J. (2008). *Kinshasa, s'un quartier à l'autre.* Paris: l'Harmattan.

Galli, J. (2021). Hypochondria as a form factor. The role of colonial anxieties as shapers of buildings and urban spaces in British Africa. *Planning Perspectives*, DOI:10.1080/02665433.2021.1926314.

Gatta, F. (2013). tactiques et formes d'engagement des acteurs non instittutionneles de la transformation urbaine. Dans V. Biau, M. Fenker, & E. Macaire, *L'implication des habitants dans la fabrication de la ville : Métiers et pratiques en question* (pp. 71-87). Paris: Editions de la Villette - Réseau Ramau.

Geenen, K., & De Nys-Ketels, S. (2021). Pedestrian Itineraries in Kinshasa: On Shortcuts, Permeable Walls, and Welded Shut Gates in a Former Colonial Hospital. *Space and Culture, 24(1)*, 113-127.

Génard, J.-L. (2018). Pourquoi l'hospitalité ? *SociologieS [En ligne]*, consulté le 20 décembre 2021. URL : http://journals.openedition.org/sociologies/6918 ; DOI : https://doi.org/10.4000/sociologies.6918.

Gilligan, C. (2010). Une voix différente. Un regard prospectif à partir du passé. Dans V. Nurock, *Carol Gilligan et l'éthique du care* (pp. 19-38). Paris: Presses Universitaires de france.

Grandvoinnet, P. (2010). *Histoire des sanatoriums en France (1915-1945). Une architecture en quête de rendement thérapeutique.* Genève: Université de Versailles Saint Quentin en Yvelines (UVSQ); Université de Genève.

Guenther, R., & Vittori, G. (2013). *Sustainable Healthcare Architecture.* Hoboken, New Jersey: John Wiley & Sons, Inc.

Guha, R. (1982). *Subaltern Studies. vol 1.* Delhi: Oxford University Press.

Guillaume, P. (1991, avril-juin). Tuberculose et montagne. Naissance d'un mythe. *Vingtième Siècle, revue d'histoire, n°30*, pp. 32-39.

Hamel, J. (2012). La sociologie doit-elle changer afin de pouvoir étudier les sociétés en continuel changement ? *SociologieS.*

Hamman, P. (2018). Dynamiques et pratiques du deuil en Afrique subsaharienne au prisme des transactions sociales. Conflits, coutume et deuil en Afrique subsaharienne. Négociations, transactions sociales et compromis parmi les Bamiléké de l'Ouest Cameroun. *L'Harmattan, Logiques sociales. ⟨hal-03398245⟩*, , 9-16.

Hayat Kamal, I. (2020, Avril 15). *Réhabilitons l'hôpital de Ben Smim !* Récupéré sur L'Observateur du Maroc et d'Afrique: https://lobservateur.info/rehabilitons-lhopital-de-ben-smim/

Hebel, D. E., Heisel, F., & Wisniewska, M. H. (2018). *Addis Ababa. A Manifesto On African Progress.* Berlin: Ruby Press.

Hill, J. (2003). *Actions of Architecture: Architects and Creative Users.* London: Routledge Taylor & Francis Group.

Hjiej, G., Fourtassi, M., Ben Yakhlef, C., & Hajjioui, A. (2014). Ben Smim sanatorium : A medical and architectural legacy. *Journal of Medical and Surgical Research*, Vol I ; N°3 : 102-103.

Hoet, T. (1993). *L'hôpital confronté à son avenir : Actualiser l'hôpital et le préparer au XXIe siècle.* Paris: Editions Lamarre.

Ijambo, A. (2018, Janvier 5). Pourquoi l'eau fait autant de dégâts en RDC ? (S. Rolley, Intervieweur) RFI.

Ilito-Boozi, J.-P., & Moretto, L. (2021). Motivations to Co-produce Water, Hygiene and Sanitation Services in the Peri-urban Area of Kinshasa. Dans F. Giuseppe, A. Fisher, & L. (. Moretto, *African Cities Through Local Eyes. Experiments in Place-Based Planning and Design* (pp. 265-286). Cham, Suisse: Springer Nature.

Indring'i, A. N., & Bamuhiga, L. B. (1998). L'exploitation artisanale de l'or et du diamant dans le Haut-Zaire (1982-1995) : réponse à la crise, conséquences sur l'environnement. *Cahiers d'outre-mer 51, n° 202*, 157-170.

INS, I. N. (1969). *Etude socio-démographique de Kinshasa 1967, Rapport général.* Paris XV, 29 p: S.O.F.R.E.D.

Inst. roy. colon. belge. (1955). *Biographie Coloniale Belge.* Institut Royal Colonial belge, T. IV, col. 747-753.

Ipara Motema, J. (2014). *Initiation à l'anthropologie médicale et de la santé.* Paris: l'Harmattan.

Ipara, J. (2006). Les problèmes de santé en afrique centrale et l'aide au developpement : le cas de la RD Congo. *Conférence Tasok*, (pp. 1-11). Istambul.

Ipara, J. (2018, Mai 5). L'hôpital congolais et ses pratiques. (T. Lumfuankenda, Intervieweur)

J. Lagae, S.Boonen & M. Liefooghe. (2013). Fissures dans le "coordon sanitaire", Architecture hospitalière et ségrégation urbaine à Lubumbashi, 1920-1960. Dans M. A. Mpala-Lutebele, *Lubumbashi, Cent ans d'histoire* (pp. 247-261). Paris: L'Harmattan.

Jaffré, Y., & Olivier de Sardan, J.-P. (2003). *Une médecine inhospitalière : Les difficiles relations entre soignants et soignés dans cinq capacités d'Afrique de l'Ouest.* Paris: Karthala.

Janssens, P., Kivits, M., & Vuylsteke, J. (1992). *Médecine et Hygiène en Afrique Centrale de 1885 à nos jours.* Bruxelles: Fondation Roi Baudouin.

Jewsiewicki, B. (1976). L'expérience d'un Etat-Providence en Afrique noire. *Historical Reflections / Réflexions Historiques, 3(2)*, 79-103. Retrieved from http://www.jstor.org/stable/41298686.

Johan, L. (2017). Cracks in the ''cordon sanitaire''. Hospital architecture, urban planning and colonial policy in the Belgian Congo, 1920-1960. (p. 84). Gent: Ghent University.

Joseph Mbembe, A. (2016). Delonizing the university : ne directions. *Arts & Humanities in Higher Education, Vol. 15.1*, 29-45.

Kambamba, D. (2013, Juin 2). Private medical institutions in Kinshasa:. *Munich Personal RePEc Archive (MPRA), N° 83169*, p. 9 p.

Kankole, L. (2016, Avril 4). Des centres médicaux privés : un véritable danger social à Kinshasa. *Forum des As*, Consulté le 16-09-2018, http://www.forumdesas.org/spip.php?article7152.

Kayembe Wa Kayembe, M. D. (2009). Cartographie de la croissance urbaine de Kinshasa (RD Congo) entre 1995 et 2005 par télédétection satellitaire à haute résolution. *Revue belge de géographie, (3-4)*, 439-456.

Keeton, R., & Provoost, M. (2019). *To build a city in Africa : a history and a manual* . Rotterdam : Nai010 uitgevers.

Kindombe Luzolo, E. (2016, Décembre). Les conséquences sociales de la tuberculose au Congo Belge. *Annales Africaines de Médecine. Vol 10, N° 1*, pp. 2500-2501.

Kivits, M. (1971). Le Fonds Reine Elisabeth pour l'Assistance médicale au Congo (FOREAMI) 1930-1960 : Pionnier de la santé publique rurale en Afrique. *Annuaire Sociologie belge Médécine Tropicale, 51, 4-5*, pp. 389-407.

Kristien, G., & De Nys-Ketels, S. (2016). Historique des bâtiments de l'Hôpital Provincial Général de Kinshasa (ex Mama Yemo). *Conférence "Historique de l'HPGK" de la Faculté des Lettres et Sciences Humaines, Département Sciences Historiques.* Kinshasa: Print.

Lagae, J. (2002). *Kongo Zoals Het Is : Drie Architectuurverhalen Uit de Belgische Kolonisatiegeschiedenis (1920-1960).* Universiteit Gent. Faculteit Ingenieurswetenschappen en Architectuur.

Lagae, J., & Toulier, B. (2013). De l'outre-mer au transnaSonal. Glissements de perspecSves dans l'historiographie de l'architecture coloniale et post-coloniale. *Revue de l'Art, no. 4*, 45-56.

Lagae, J., Beeckmans, L., & Boonen, S. (2010). Decolonizing spaces: A (visual) essay on strategies of appropriation, transformation and negotiation of the colonial built environment in postcolonial Congo. Hagar : International Social Science Review, vol. 9, no. 2.

Lagae, J., Beeckmans, L., Kennivé, R., & Van Coster, R. (2016). Vers une radioscopie de la ville coloniale : episodes dans la génèse de l'Avenue Kasa-Vubu, Kinshasa. *La Société Congolaise Face à La Modernité (&700-2010) : Mélanges Eurafricains Offerts à Jean-Luc Vellut, edited by Pamphile Miabiala Mantuba-Ngoma and Mathieu Zana Etambala, vol. 89, Musée Royal de l'Afrique Centrale / L'Harmattan,*, 309-343.

Lagae, J., Robert, Y., Gemoets, M., Metzger, F., Sabakinu Kivilu, J., & Toulier, B. (2013). *Kinshasa.* Bruxelles: CIVA.

Laget, P.-L., & Salaün, F. (2004). Aux origines de l'hôpital moderne, une évolution européenne. *Les Tribunes de la santé, vol. n° 3, n°. 2*, 19-28.

Lambrichts, G. (1952). *Considérations sur les formes les plus communes de la tuberculose rencontrées chez l'indigène au Congo Belge; epidémiologie, clinique, thérapeutique.* Léopoldville: -.

Laroche, C. (2017). Quelques réflexions sur l'architecture hospitalière. *In Situ. Revue des patrimoines 31*.

Laugier, S. (2010). L'éthique d'Amy : le care comme changement de paradigme en éthique. Dans C. V. Nurock, *Carol Gilligan et l'éthique du care* (pp. 57-77). Paris: puf.

Laugier, S. (2011). Le care, le souci du détail et la vulnérabilité du réel. *Grammaires de la vulnérabilité*, 39-59.

Le Dû, M. (2019). Synthèse entre cure et care : les sages-femmes déboussolent le genre. *Clio (Toulouse, France), 49*, 137–151. https://doi.org/10.4000/clio.16300.

le Maire, J. (2005). Démolition / Reconstruction des hôpitaux du CPAS au XXe siècle. Dans C. L. Dickstein-Bernard, *Du monumental au fonctionnel: l'architecture des hôpitaux publics bruxellois (XIXe-XXe siècles). Ambitions et réalisations* (pp. 117 - 139). Bruxelles: CIVA pour le CPAS.

le Maire, J. (2009). *La grammaire participative : Théories et pratiques architecturales et urbanistiques 1904-1968.* Paris: Université Paris I Panthéon Sorbonne- ENSA Paris Malaquais.

le Maire, J. (2014). La restitution créative. biens et lieux communs de la grammaire participative dans l'architecture et l'urbanisme.

Le Phare. (2014, Octobre 8). *Résurgence de la tuberculose : le Sanatorium de Makala : un souvenir lointain !* Récupéré sur https://www.lephareonline.net/: https://www.lephareonline.net/resurgence-tuberculose-sanatorium-makala-souvenir-lointain/

Lefebvre, J. (1956). Plan Décennal du Congo Belge. *Civilisations*, Vol. 6(3), 357-370.

Lelo Nzuzi, F. (2008). *Kinshasa, Ville et Environnement.* Paris: L'Harmattan.

Leloutre, G. (2018). Décrire pour agir.: De la nécessité de problématiser le territoire de la ville congolaise. Dans P. Vigano, & P. Mantzarias, *Urbanisme de l'espoir, projeter des horizons d'attente* (pp. 7-30). Genève: MētisPresses.

Lepik, A., & Bainbridge, S. (2013). *Afritecture : Construire le changement social.* Hatje Cantz.

Lusamba Kibayu, M. (2008, Janvier). La typologie des quartiers dans l'histoire du développement de Léopoldville-Kinshasa en République Démocratique du Congo. *Territoires et Développements Durables - Notes de Recherche 2008-1.*

Lüthi, D. (2005). L'influence du bon air sur l'architecture. Une «guérison formelle»? Apparition du sanatorium alpin en Suisse 1880-1914. *Revue de géographie alpine, 93(1)*, 45-52.

Malleghem, N. v. (1950). *Technique hospitalière tropicale.* s.n.

Malsch, E. (2017, mars 14). *Démultiplier les usages de l'espace public.* Récupéré sur urbanews.fr: https://www.urbanews.fr/2017/03/14/51913-demultiplier-les-usages-de-lespace-public/

Margolin, V., & Margolin, S. (2002). A 'Social Model' of Design: Issues of Practice and Research. *Design Issues, vol. 18, no. 4, MIT Press,*, pp. 24–30, doi:10.1162/074793602320827406.

Maublanc, F. (2018). *Competition, Interdisciplinarity and Teams in Science.* Economics and Finance. Université de Bordeaux. English. ffNNT : 2018BORD0354ff. fftel-02076695f.

Mawete, J. (2020). *Rapport global des activités du projet 95569 / Subvention GAVI RSS2 - Projet d'appui au Programme RSS2 du ministère de la Santé : réhabilitation des sites sanitaires en République Démocratique du Congo.* Kinshasa: np.

Mbenga, Lopembe, Kimfumu, & al., K. e. (2019, juillet 10). Rapport d'entretien sur l'hôpital général de réference de Makala. (L. B. Trésor, Intervieweur)

Médecins Sans Frontières. (2002). *RD Congo, Silence on meurt : Témoignages.* Paris: L'Harmattant.

Mens, N., & Wagenaar, C. (2010). *Health care architecture in the Netherlands.* Rotterdam: NAi .

Min.Plan-RDC. (2011). *Document de la stratégie de croissance et de réduction de la pauvreté (DSCRP2) 2011-2015.* Kinshasa, 152 p.: Ministère du Plan RDC.

Ministère des affaires africaines. (1949). *Plan Décennal pour le développement économique et social du Congo belge.* Bruxelles: De Visscher.

Ministère du Plan, R. (2005). Monographie de la ville de Kinshasa. Kinshasa.

Mobutu. (?). *Mobutu : discours, allocutions et messages, Tome 3.* Kinshasa: Bureau MPR.

Mobutu. (1975). *Mobutu : discours, allocutions et messages 1965-1975, Tome1.* Kinshasa: Bureau MPR.

Mol, A., Moser, I., & Pols, J. (2010). *Care in Practice: On Tinkering in Clinics, Homes and Farms.* Transcript.

Molinier, P. (2010). Au-delà de la féminité et du maternel, le travail du care. *Champ Psy, n°58*, 161-174.

Molinier, P., Laugier, S., & Paperman, P. (2009). *Qu'est-ce que le care? : souci des autres, sensibilité, responsabilité.* Paris: Payot & Rivages.

Montandon, A. (2001). *Lieux d'hospitalité : Hospices, Hôpital, Hostellerie.* Clermont-Ferrand: Presses Universitaires Blaise Pascal.

Morvillers, J.-M. (2015). Le care, le caring, le cure et le soignant. *Recherche en soins infirmiers, 122(3)*, 77-81 , https://doi.org/10.3917/rsi.122.0077.

MSP-RDC. (2006). *Recueil des normes de la zone de santé.* Kinshasa: Secretariat general,ministère de la Santé publique.

MSP-RDC. (2006). *Stratégie de renforcement du système de santé (SRSS).* Kinshasa: Ministère de la Santé.

MSP-RDC. (2016). *Rapport sur les comptes de la santé RDC 2014.* Kinshasa: Secrétariat Général - Ministère de la Santé Publique RDC: Programme National des Comptes de la santé.

Mudaba Y., L., & Jacquemot, P. (2019). Kinshasa, la fabrique urbaine, Gestes et langages de la résilience. *Afrique contemporaine; 1-2 (N° 269-270)*, 109 - 134.

Murphy Jr, M. P., Mansfield, J., & Mass Design, G. (2021). *The Architecture of Health : Hospital Design and the Construction of Dignity.* New York: Cooper-Hewitt, Smithsonian Design Museum.

Musenge, G. M. (2018, avril 30). Les pratiques sociales dans l'hôpital public en RDC. (T. Lumfuankenda, Intervieweur)

Nicole Drancourt, C., & Jany Catrice, F. (2008). Le statut du care dans les sociétés capitalistes. Introduction. *Revue Française de Socio-Économie, 2(2)*, 7-11.

Nord, C., & Högström, E. (2017). *Caring Architecture: Institutions and Relational Practices.* . Newcastle: Cambridge Scholars Publishing.

Noret, J. (2017). Sociologie actuelle des funérailles. *Cahiers d'études africaines*, 1011-1033.

Nurock, V. (2010). *Carol Gilligan et l'éthique du care.* Paris: PUF, collection « Débats Philosophiques ».

Nurock, V. (2010). *Carol Gilligan et l'éthique du care.* Paris: Press Universitaire de France.

Nurock, V. (2010). Le berceau du care : être et devoir être. Dans C. p. Nurock, *Carol Gilligan et l'éthique du care* (pp. 39-55). Paris: puf.

OCHA, Kayembe, Muhindo. (2011). *Etude auprès des infrastructures sanitaires des facteurs à la base de la mortalité à Kinshasa : Essai d'explication.* Kinshasa: OCHA.

OMS. (1978). *Les soins de santé primaires : rapport de la Conférence internationale sur les soins de santé primaires - Alma-Ata (URSS).* Geneve: Organisation Mondiale de la Santé.

Pain, M. (1984). *Kinshasa : La ville et la cité.* Paris: Editions de l'Orstom.

Paperman, P., & Laugier, S. (2006). *Le souci des autres : Éthique et politique du care.* Paris: Éditions de l'École des hautes études.

Paperman, P., & Laugier, S. (2011). *Le souci des autres : Éthique et politique du care (Nouv. ed. augm.).* Paris: EHESS.

Pascal, J.-C., & Hanon, C. (2014). Architecture, théorie du soin en psychiatrie et politique. de la forme au sens. . *Annales Médico-Psychologiques, Revue Psychiatrique, 172(1)*, 52-55.

Paugam, S. (2013). *Le lien social.* 3e éd. Presses Universitaires de France.

Paugman, S. (2018). *Le lien social.* Paris: Presses Universitaires de France.

Perrin, D., & Schœnstein, F. (2017, février 28). Protéger le patrimoine hospitalier au titre des monuments historiques. *In Situ [En ligne], 31, consulté le 21 juillet 2021*, p. n. pag. Web.

Persyn, P., & Ladrière, F. (2004). The Miracle of Life in Kinshasa : New Approaches to Public Health. Dans T. Trefon, *Reinventing Order in the CONGO : How people respond to state failure in Kinshasa* (pp. 65-81). New York - Kampala: Zed Books - Fountain Publishers.

Pesqueux, Y. (2012). L'économie informelle, une bonne « mauvaise pratique » ? *Revue française de gestion, vol. 228-229, no. 9-10*, 217-229.

Pétillot, a. (2001). Brève historique des formes hospitalières. Dans A. g. Paris, *Patrimoine hospitalier : un parcours à travers l'Europe* (pp. 5-15). Paris: Editions du Patrimoine.

Pierre, G. (1991). Tuberculose et montagne. Naissance d'un mythe. *Vingtième Siècle, revue d'histoire, n°30.*

Plattner, H., Meinel, C., & Leifer, L. (2018). *Design Thinking Research Making Distinctions: Collaboration versus Cooperation (1st ed. 2018.).* Récupéré sur https://doi.org/10.1007/978-3-319-60967-6

Prignot, I., & Leloutre, G. (2018). *Aménager la parcelle durable : outil d'aide à la conception.* Bruxelles: Faculté d'Architecture La Cambre Horta.

Prud'homme, J., Larivière, V., & Gingras, Y. (2017). Interdisciplinarité. *Presses de l'Université de Montréal*, 133-135.

Quintin, F. (1897). *Rapport sur la climatologie Belge.* Bruxelles: Académie royale de medecine.

Radio Okapi . (2014, août 4). *RDC : récurrence d'accidents mortels sur les routes de Kinshasa.* Récupéré sur radiookapi.net: https://www.radiookapi.net/actualite/2014/08/04/rdc-recurrence-daccidents-mortels-sur-les-routes-de-kinshasa

Radio Okapî. (2020, 02 14). *www.radiookapi.net*. Récupéré sur Radio Okapi: https://www.radiookapi.net/2020/02/14/actualite/sante/kinshasa-des-pharmacies-transformees-en-chambres-coucher

Raid, L. (2011). Baier et la critique du libéralisme moral. Dans P. Paperman, & S. Laugier, *Le souci des autres. Éthique et politique du care (Nouvelle édition augmentée)* (pp. 285-300). Éditions de l'École des hautes études en sciences sociales.

Raymond, G. (2010). Qu'est-ce que le care ? Souci des autres, sensibilité, responsabilité, sous la direction de Pascale Molinier, Sandra Laugier et Patricia Paperman. *Sociétés et jeunesses en difficulté [En ligne], hors série*, URL : http://journals.openedition.org.ezproxy.ulb.ac.be/sejed/6658.

RDC, Ministère de la Santé publique. (2006). *Recueil des normes de la zone de santé, Kinshasa.55 p.* Kinshasa, 55 p.: Secretariat general .

RDC-PNDS. (2016). *Plan NAtional de developpement sanitaire 2016-2020.* Kinshasa: Ministère de la santé publique.

Ricquier, G. (1949, juin 15). Plan général de projet d'aménagement des voieries (carte). Bruxelles, Belgique: Archives Africaines, fond 3DG (196).

Robert, Y. (2010). L'architecture coloniale en République démocratique du Congo: vers la patrimonialisation d'un héritage ambivalent ? *Les Cahiers de l'Urbanisme N°75*, 38-51.

Robin, J.-M. (2016). Art Déco: une époque, un style, un art universel. (pp. 97-109). Académie des Sciences et Lettres de Montpellier.

Rothier Bautzer, E. (2012). *Entre cure et care : les enjeux de la professionnalisation infirmière* . Rueil-Malmaison: Lamarre.

Rubbers, B. (2003). *Devenir médecin en République démocratique du Congo : La trajectoire socioprofessionnelle des diplômés en médecine de l'Université de Lubumbashi.* Paris, 130 p: L'Harmattan.

Ruppol, J. (2006). Apports de la Belgique en Afrique Centrale, dans le domaine médical de 1885 à ce jour. ??: Centre Royal Africain d'Outre-Mer.

S. Wembonyama, S. Mpaka, L. Tshilolo. (2007). Médecine et santé en République démocratique du Congo : de l'indépendance à la 3è République. *Medecine Tropicale*, pp. 67 : 447-457.

Sabakinu, K. (1984, janvier 1). Population et santé au Zaïre à l'époque de la fin du XIXe siècle à 1960. *Transafrican Journal of History, Studies on Southern-Central Africa, 13*, pp. 74-91.

Sabouri, S., & Zain, M. F. (2011). Cooling energy and passive energy saving strategies for master bedroom of a tropical bungalow house. *Journal of Surveying, Construction & Property Vol. 2 Issue 1*, 11-31.

Saint Moulin, L. d. (1971). Les anciens villages des environs de Kinshasa. *Etudes d'histoire africaine, II*, pp. 83-119.

Saint Moulin, L. d. (2010). *Villes et organisation de l'espace en République démocratique du Congo*. Paris: L'Harlattan.

Saint-Moulin, L. d. (1976, Octobre). Contribution à l'Histoire de Kinshasa. *Zaïre-Afrique*, pp. 108-109.

Schnitzler, M. (2014). Le rôle de l'entourage au sein de l'hôpital africain : une thématique négligée ? *Sciences sociales et santé [En ligne] 32 (1)*, pp. 39 - 64.

Secchi, B., & Viganò, P. (2009). *Antwerp, territory of a new modernity*. Amsterdam: SUN.

Secrétariat Plan décennal. (1960). *Investir c'est prospérer. Le plan décennal pour le Développement Economique et Social du Congo Belge, 1950-1959*. Bruxelles: Ministère des Colonies.

Severo, D. (2010). *L'Hôpital de Saint-Lô : du projet à l'usage (1946-1999)*. Thèse de doctorat, Pais 1.

Severo, D. (2012). Dépendances environnementales, architecture et psychiatrie : L'asile est-il de retour ? *Architecture et soins en psychiatrie 33(280)*, 14-19.

Shomba Kinyanba, S., Olela Nonga, D., Develtere, P., & Ongevalle, J. V. (2014). *Mutation du secteur informel en économie sociale en R.D. Congo*. Kinshasa: M.E.S. - Kinshasa.

Sofowora, A. (2010). *Plantes médicinales et medecine traditionnelle d'Afrique*. Paris: Karthala.

Stavo-Debauge, J. (2017). *Qu'est-ce que l'hospitalité ? Recevoir l'étranger à la communauté*. Montréal: Liber.

Stavo-Debauge, J. (2020). De quoi (et pour qui) l'hospitalité est-elle une qualité ? Dans S. Bourgault, S. Cloutier, & S. Gaudet, *Éthiques De l'Hospitalité, Du Don Et Du Care: Actualité, Regards Croisés* (pp. 61-84). University of Ottawa Press.

Tayob, H. (2018). Subaltern Architectures: Can Drawing "Tell" a Different Story ? *Architecture and Culture, 6(1)*, 203-222.

T'jonck, P. (2018). Sanatorium Tombeek. *Architecture in Belgium*.

Tollet, C. (1894). *Les hôpitaux modernes au XIXe siècle. Description des principaux hôpitaux français et étrangers les plus récemment édifiés*. Paris: Auteur du texte.

Toulier, B., Lagae, J., & Gemoets, M. (2010). *Kinshasa, Architecture et paysage urbains*. Paris: Somogy.

Trefon, T. (2004). *Reinventing order in the Congo: how people respond to state failure in Kinshasa*. Londres: Zed Books.

Trefon, T., Sumata, C., & Cogels, S. (2004). *Ordre et désordre à Kinshasa : réponses populaires à la faillite de l'Etat.* Paris: L'Harmattan.

Tronto, J. C. (1993). *Moral Boundaries. A Political Argument for an Ethic of Care.* New York, London: Routledge.

Tronto, J. C. (2013). *Caring Democracy. Markets, Equality and Justice.* New York: New York University Press.

Tronto, J. C. (2019). Caring Architecture. Dans A. Fitz, & E. A. Krasny, *Critical Care. Architecture and urbanism for a Broken Planet* (pp. 26-32). Vienne, Cambridge: The MIT Press, Architekturzentrum Wien.

Tshiamala P. (2008). *Problématique et stratégies pour la redynamisation des hôpitaux en RDC.* Bruxelles: Tshela asbl.

Tshisuaka Ngalula Kanyinda, M. (2019). *Déclin socioéconomique de la Ville de Mbuji-Mayi (RD Congo): Essai d'applicabilité du concept de Shrinking city.* Universite Libre de Bruxelles: Print.

Van Balen, H. (1989). Les soins de santé au Zaïre. Dans C. 11.11.11, *Pile et Face,Bilan de la coopération belgo-zaïroise* (pp. 203-214). Bruxelles: Revue nouvelle.

Van den Berg, A., & Wagenaar, C. (2006). Healing by architecture. *The architecture of hospitals*, 254-7.

Vandewoude, E. (1990). *Le voyage du Prince Albert au Congo en 1909.* Bruxelles: Académie royale des sciences d'outre-mer, Classe des sciences morales et politiques, Mémoires in-8°, nouvelle série, Tome 50, fasc. 4.

Vellut, j.-L. (1992). La médecine européenne dans l'Etat indépendant du Congo (1885-1908). Dans P. G. Janssens, M. Kivits, & J. Vuylsteke, *Médecine et hygiène en Afrique centrale de 1885 à nos jours* (pp. 61-81). Bruxelles: Fondation Roi Baudouin.

Verderber, S. (2010). *Inovations in Hospital Architecture.* Routledge.

Verderber, S. (2014). Residential Hospice Environments, p. Evidence-Based Architectural and Landscape Design Considerations. *Journal of palliative care 30.2*, 69-82.

Vervloesem, E., & Wessels, R. (2019). *From Cure to Care : Transition in the healthy city of Utrech.* Utrecht: IABR, Atelier Utrecht : the healthy city.

Vincent, G. (2018). La flexibilité de l'architecture hospitalière. Dans F. Langevin, *Architecture et ingénierie à l'hôpital. Le défi de l'avenir* (pp. 9 - 10). Rennes: Presses de l'EHESP.

Visscher, L. D. (2020). Take Care ! *Architecture in Belgium*, A +, n°283.

Wagnaar, C. (2006). *The Architecture of Hospitals.* NAi Publishers.

Wamba, N. (2019, juillet 10). Comment repenser l'infrastructure de l'hôpital général de réference de Makala ? (L. Bungiena, Intervieweur)

Wauters, A.-J. (1893). *Le Congo illustré : voyages et travaux des Belges dans l'Etat indépendant du Congo.* Bruxelles: P. Weissenbruch.

Wauters, A.-J. (1895). *Le Congo illustré : voyages et travaux des Belges dans l'Etat indépendant du Congo.* Bruxelles: P. Weissenbruch.

White Arkitekters. (2018, Novembre 29). Récupéré sur https://whitearkitekter.com: https://whitearkitekter.com/news/white-arkitekters-work-with-panzi-hospital-highly-commended-at-waf-2018/

Zaman, S. (2013). L'hôpital comme microcosme de la société : Ethnographie d'un hôpital du Bangladesh. *Anthropologie et Sociétés, vol. 37, n° 3*, pp. 45-62. https://doi.org/10.7202/1024078ar.

Zetlaoui-Léger, J. (2009). La programmation architecturale et urbaine. Emergence et évolutions d'une fonction (En ligne), 24/25 /2009.

Zielinski, A. (2010). L'éthique du care Une nouvelle façon de prendre soin. *Etudes (Paris. 1897), 413(6)*, 631-641.

Table des matières

Structures éditoriales du groupe L'Harmattan

L'Harmattan Italie
Via degli Artisti, 15
10124 Torino
harmattan.italia@gmail.com

L'Harmattan Hongrie
Kossuth l. u. 14-16.
1053 Budapest
harmattan@harmattan.hu

L'Harmattan Sénégal
10 VDN SICAP AMITIE 3
BP 45034 Dakar-Fann
direction@senharmattan.com

L'Harmattan Cameroun
Tsinga/Derrière polyclinique FECAFOOT
BP 11486 Yaoundé
Jacques.koukam@harmattan.fr

L'Harmattan Burkina Faso
Villa 281, secteur 23 623, rue 14.32
Ouagadougou
zagbie@outlook.fr

L'Harmattan Guinée
Almamya, rue KA 028 OKB Agency
BP 3470 Conakry
harmattanguinee@yahoo.fr

L'Harmattan RDC
185, avenue Nyangwe
Commune de Lingwala – Kinshasa
matangilamusadila@yahoo.fr

L'Harmattan Congo
219, avenue Nelson Mandela
BP 2874 Brazzaville
deunovmikhael@gmail.com

L'Harmattan Mali
Immeuble Mgr Jean Marie Cissé
Aci Hamadallaye
BP 145 Bamako
syllaka@yahoo.fr

L'Harmattan Togo
Djidjole – Maison Amela
face EPP BATOME
02 BP 20680 Lomé
didieramela11@gmail.com

L'Harmattan Côte d'Ivoire
Résidence Karl – Cité des Arts
Abidjan-Cocody
03 BP 1588 Abidjan
harmattan.ivoire@gmail.com

L'Harmattan Bénin
Rue 604, (Immeuble à l'entrée
de la rue UCAO- Cite de Saint-Jean)
Cotonou
stepcorpus@gmail.com

Nos librairies en France

Librairie internationale
16, rue des Écoles
75005 Paris
librairie.internationale@harmattan.fr
01 40 46 79 11
www.librairieharmattan.com

Librairie des savoirs
21, rue des Écoles
75005 Paris
librairie.sh@harmattan.fr
01 46 34 13 71
www.librairieharmattansh.com

www.ingramcontent.com/pod-product-compliance
Lightning Source LLC
LaVergne TN
LVHW080931071026
849535LV00013B/4165